全国医药卫生类院校精品教材

药理学

YAOLIXUE

主　编　刘金义　李　融

副主编　高　雪　孟　磊　胡　波

编　者　丁春艳　陈银桂　金　洁

　　　　钱艳萍　熊艳芬

U0353659

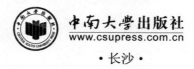

中南大学出版社
www.csupress.com.cn

·长沙·

图书在版编目（CIP）数据

药理学 / 刘金义，李融主编. — 长沙：中南大学
出版社，2019.9

ISBN 978-7-5487-3700-1

Ⅰ. ①药… Ⅱ. ①刘… ②李… Ⅲ. ①药理学 — 高等
职业教育 — 教材 Ⅳ. ① R96

中国版本图书馆 CIP 数据核字（2019）第 171759 号

药理学

刘金义 李　融　主编

□**责任编辑**　代　琴　陈海波
□**责任印制**　易红卫
□**出版发行**　中南大学出版社
　　　　　　　社址：长沙市麓山南路　　　　邮编：410083
　　　　　　　发行科电话：0731-88876770　　传真：0731-88710482
□**印　　装**　定州市新华印刷有限公司

□**开　　本**　787×1092　1/16　□**印张** 18　□**字数** 414 千字
□**版　　次**　2019 年 9 月第 1 版　□ 2019 年 9 月第 1 次印刷
□**书　　号**　ISBN 978-7-5487-3700-1
□**定　　价**　52.00 元

前言

　　《药理学》是全国普通医学院校护理类专业"十三五"规划教材，以培养护理专业人才目标为指导，以"必需、够用"为原则，在内容选择与编排上注重职业性和实践性，体现护理专业对药理学知识和技能的需求。

　　本教材共三十七章，主要包括药理学总论、传出神经系统药物、中枢神经系统药物、心血管系统药物、内脏和血液系统药物、内分泌系统药物及化学治疗药物。每章着重介绍该系统代表药物的药理作用、临床应用及不良反应等，简化了药物作用机制。

　　本教材改变了以往药理学教材偏重于理论知识阐述的状况，每章围绕学习目标、预习案例、学习内容、知识拓展、学习检测展开。预习案例加强了师生互动，有助于激发学生的学习兴趣；知识拓展开阔了学生知识视野，有助于学生接触知识前沿。

　　本教材第一章、第二章、第三章、第四章、第十四章、第三十章、第三十一章及第三十二章由刘金义编写，第五章、第六章、第七章及第二十四章由高雪编写，第八章、第十二章、第十六章及第十九章由孟磊编写，第九章、第十章、第十一章、第十三章及第十五章由李融编写，第十七章、第十八章、第二十章及第二十一章由金洁编写，第二十二章及第二十三章由陈银桂编写，第二十五章及第二十九章由钱艳萍编写，第二十六章、第二十七章及第二十八章由胡波编写，第三十三章、第三十四章及第三十五章由丁春艳编写，第三十六章及第三十七章由熊艳芬编写。

　　本教材在编写过程中，得到了编者所在单位的支持，特别是随州职业技术学院、仙桃职业学院、盘锦职业技术学院的领导的大力支持，在此一并致以衷心感谢。

　　由于我们的学识和水平有限，加之编写时间仓促，本书难免存在不足之处，恳请读者提出宝贵意见，以便及时勘正。

　　本教材提供的药物剂量及用法等仅供参考，应用时请遵照医嘱或查阅药品说明书。

刘金义　李　融

目录

第一章
概 论

1. 掌握护理药理学的概念及其学习目的。

2. 熟悉药物和药理学的概念。

3. 了解护士在临床用药中的作用。

预习案例

　　小李是职业学院足球队队员，身强体壮。他向同学小张说他长这么大从没生过病，没有用过药。小张一听马上反驳说，就算你没生过病，但也有可能用过药。

　　思考 ···

　　说说小李可能用过哪些药？

药品说明书包含内容

药物是指用于预防、治疗、诊断疾病和计划生育的化学物质，除诊断用药外，大多数药物能够影响机体的生理功能和（或）生化过程。毒物是指较小剂量即可产生毒性反应、损害机体健康的化学物质。绝大多数药物剂量过大时均可产生毒性反应，因此药物与毒物之间没有严格的界限，只有合理应用药物才能达到预期目的。

一、药理学及护理药理学的任务与性质

药理学是研究药物与机体（包括病原体）间相互作用规律及其机制的一门学科，是以生理学、生物化学、病理学等为基础，为临床合理用药、防治疾病提供基本理论的桥梁学科。其中，研究药物对机体的作用和作用机制，称药物效应动力学，简称药效学；研究机体对药物的处理过程及血药浓度随时间变化的关系，称药物代谢动力学，简称药动学。

药理学的基本任务是阐明药物对机体的作用及作用机制，同时也要阐明药物在机体内吸收、分布、生物转化及排泄等过程中药物效应及血药浓度随时间消长的规律，指导临床合理用药，为寻找新药或老药新用提供线索，为阐明生物机体的生物化学及生物物理现象提供科学依据。

护理药理学是以药理学理论为基础，以护理合理用药为切入点，阐明临床护理用药所必需的基本理论、基本知识和基本技能。其主要内容包括：药物的体内过程、药理作用、临床应用、不良反应、用药护理知识等。其任务是研究护理人员在全面掌握药理学基本理论和基本知识的基础上，运用护理程序和方法合理用药、观察药效和药物不良反应，防止和减少药源性疾病和医疗事故的发生，以确保临床用药安全有效，提高护理质量和医疗水平。

二、药理学在临床护理用药中的地位

药物治疗、预防或保健是临床控制疾病最重要的手段，作为护理人员要有足够的药理学理论知识与熟练的相关技能，才能更好地与医生及其他保健人员合作，达到安全、有效、合理用药的目的。因此，药理学在临床药物治疗及用药咨询中发挥着重要的作用。

（一）在药物治疗中的地位

护士在临床药物治疗过程中，既是药物治疗的实施者，也是用药前后的监护者。护理人员要有足够的药理学知识，才能明确医生的用药目的和正确实施药物治疗方案，积极主动地配合医生的治疗，提高执行医嘱的质量，避免盲目性和药疗事故的发生。熟悉所用药物的基本药理知识，在用药过程中才能及时准确观察和正确评价药物疗效。熟悉药物可能产生的不良反应，才能有目的地进行用药监护，有效防止不良反应的发生。

（二）在用药咨询中的作用

护理人员也担负着用药教育、用药咨询的责任，应具有全面的药理学知识，如药物

的主要成分、合理的用量及用法、正确的保存方法、起效时间、疗效特点及可能出现的不良反应等知识，才能担负起用药咨询的责任，正确地指导人群用药、药品保管、及时了解疗效产生的时间及不良反应的症状，才能真正为全社会的健康服务。

三、学习护理药理学的方法

护理药理学在医学知识和临床护理之间起着重要的桥梁作用，在学习方法上要注重以下几点。

（1）充分利用基础医学知识和逻辑推理的方法，从人体形态、功能等多个角度加深对药理学知识的理解和掌握。

（2）善于归纳、比较及分析本学科各章节的重点及难点，掌握药物的普遍性和特殊性，理解药物的双重性和量变与质变的规律性，提高学习效率和合理用药的能力。

（3）重视理论与实际相结合，有效利用药物实验手段巩固、验证理论知识，锻炼实际操作能力及观察、分析、解决问题的能力。

（4）联系护理专业实际，运用整体护理理念，将护理程序与护理用药知识紧密结合，提高自身的综合素质。

【知识拓展】◆……

毒物

在一定条件下，较小剂量就能够对机体产生损害作用或使机体出现异常反应的外源化学物称为毒物。毒物可以是固体、液体或气体，与机体接触或进入机体后，能与机体相互作用发生反应，引起机体功能或器质性的损害，严重的甚至会危及生命。毒物与非毒物没有绝对的界限，只是相对而言的。因此，确定所谓毒物或毒物衍生物必须考虑接触剂量、途径、时间及可能的影响因素。

■ 学习检测

单项选择题

1. 药物是（ ）。

　　A. 能干扰细胞代谢活动的化学物质

　　B. 具有滋补营养、保健康复作用的物质

　　C. 能用于疾病的诊断、预防与治疗或计划生育的特殊物质产品

　　D. 能影响机体生理功能的物质

　　E. 一种化学物质

2. 药理学研究（　　）。

    A. 药物的化学结构

    B. 药物作用的规律

    C. 药物作用、体内过程及其临床应用的基本规律

    D. 药物在体内的变化

    E. 药物的不良反应

3. 药物效应动力学（药效学）研究（　　）。

    A. 药物对机体的作用规律及其原理

    B. 药物的治疗作用

    C. 药物的作用机制

    D. 影响药物疗效的因素

    E. 药物在体内的变化

第二章
药物效应动力学

学习目标

1. 掌握药物的治疗作用及不良反应的类型、药物的量效关系、受体激动药、受体阻断药、部分激动药的概念。

2. 熟悉药物基本作用、药物作用的两重性、量反应、质反应、效价强度的概念。

3. 了解药物作用的机制。

预习案例

患者，女，48岁，因走路时感觉"胃痉挛"，在家自行口服阿托品治疗，用药后患者出现口干、畏光、心悸、体温升高等现象。

思考

1. 该患者服药后出现此现象的原因是什么？

2. 如何区分药物的治疗作用和不良反应？

药效学是研究药物对机体的作用及其机制、量效关系规律的科学，是临床应用药物防治疾病和合理用药的主要依据。

■ 第一节　药物作用的基本规律

一、药物的基本作用

药物的基本作用是调节机体器官原有功能的水平。凡是使机体器官或组织原有生理、生化功能增强的作用称为兴奋作用，反之为抑制作用。同一药物作用于机体不同器官，也可引起性质完全相反的效应；同一药物因剂量的不同可使药物作用发生由量变到质变的变化。如过度兴奋可以转为衰竭，是一种特殊性质的抑制。

二、药物的作用方式

1. 局部作用与吸收作用　局部作用是药物未吸收进入血液循环之前，在其用药局部所产生的作用；吸收作用是指药物从给药部位进入血液循环后，随体液分布到全身各部位所产生的作用。

2. 直接作用与间接作用　直接作用是药物与器官或组织直接接触后所产生的作用；间接作用又称继发作用，是指药物的某一作用通过神经反射或体液调节而引起的其他作用。

三、药物作用的选择性

大多数药物吸收进入机体后，并不是对所接触的器官或组织发生同等强度的作用，而是对某些组织器官产生明显作用，对其他组织器官的作用不明显或无作用。作用范围窄则选择性高；相反，作用广泛则选择性低。药物的选择作用是相对的，可因剂量的变化而变化。选择作用与药物的分布、组织生化功能、细胞结构的差异性等因素有关，是药物分类的基础，也是临床选择用药的依据。

四、药物作用的临床效果

1. 治疗作用　凡符合用药目的或能达到治疗效果的效应称治疗效果，也为药物的治疗作用。根据用药目的不同分为：消除原发致病因子，彻底治疗疾病的对因治疗（治本）；改善疾病症状，解除患者痛苦的对症治疗（治标）。一般情况下，对因治疗与对症治疗同等重要，应配合应用。在某些情况下，对症治疗比对因治疗更迫切，首先挽救生命，如高热引起的惊厥，剧痛引起的休克等。临床遵循中医学"急则治其标，缓则治其本，标本兼治"的原则。

2. 不良反应　不符合用药目的，甚至给患者带来痛苦的反应统称为不良反应。主要表现为以下几个方面。

（1）副作用
副作用指药物在治疗剂量时与治疗作用同时出现的、与治疗目的无关的痛苦或不适的反应。其特点是：①一般危害不大的，为可恢复的功能性变化；②治疗作用与副作用可因用药目的不同而转变；③副作用是药物固有的，其原因是药物的选择性低；④可以预知，并可通过合理用药使之减轻。

（2）毒性反应

毒性反应是指由于剂量过大或长期应用药物或机体对药物敏感性过高而引起的机体功能失调、组织病理性变化。一般是可以预知的，且比较严重。毒性反应可能立即发生，也可能在长期蓄积后逐渐产生。前者称为急性毒性，多影响呼吸、循环和神经系统功能；后者称为慢性毒性，主要损害肝、肾、骨髓及内分泌等功能。此外，某些药物还可引起特殊毒性反应，即致畸胎、致癌、致突变等作用，因此企图增加剂量以增强药物的疗效应该是有限度的，有时是十分危险的。

（3）后遗效应

后遗效应是指停药以后血浆药物浓度已降至阈浓度以下时残存的生物效应。后遗效应可能非常短暂，如服用巴比妥类催眠药后次晨的宿醉现象；也可能比较持久，如长期应用肾上腺皮质激素，由于对垂体前叶的负反馈作用引起肾上腺皮质萎缩，一旦停药后肾上腺皮质功能低下，数月内难以恢复；少数药物可以引起永久性器质性损害，如大剂量呋塞米、链霉素等可以引起永久性耳聋。

（4）停药反应

停药反应是指突然停药后原有疾病的加剧，又称回跃反应。

（5）变态反应和特异质反应

变态反应又称过敏反应，是与药物作用无关的病理性免疫反应。其特点是：①常发生于过敏体质的人；②致敏原是药物本身、药物体内的代谢产物或制剂中的杂质等；③变态反应与剂量无关；④反应性质因人而异，常有药热、皮疹、哮喘，甚至因过敏性休克而死亡。特异质反应是指患者对药物产生的遗传性异常反应。如葡萄糖 –6– 磷酸脱氢酶缺乏者，应用伯氨喹、奎宁、氯霉素、磺胺、维生素 K 后可发生溶血性反应。

（6）依赖性

依赖性是指长期应用具有依赖性的药物后，机体对这种药物产生了精神或生理性的依赖或需求。精神依赖性是指多次连续用药后，患者对药物产生精神（或心理）上的依赖，需要药物缓解精神紧张和情绪障碍。生理依赖性又称躯体依赖性或成瘾性，是指反复用药，若停药，可产生一种强烈的躯体症状，即戒断症状。

第二节　药物剂量与效应关系

药物剂量与效应的关系，简称量效关系。即在一定剂量范围内，随着药物剂量增加，药理效应也相应增强，二者成正比关系。当剂量超过一定限度时能引起中毒，甚至死亡。

一、药物的剂量

剂量即用药的分量。剂量的大小决定血药浓度的高低，与药物效应强度密切相关。

1. 最小有效量　指出现疗效的最小剂量。

2. 治疗量　指最小有效量与最大治疗量（极量）之间的剂量范围，既能对机体产生明显效应，又不引起明显毒性反应的剂量。

3. 极量（最大有效量）　是国家药典明确规定允许使用的最大剂量，是医护人员用药剂量的最大限度。超过极量易引起中毒反应。临床用药除特殊需要外，一般不采用极量。

4. 最小中毒量　超过极量，血药浓度继续升高，可引起毒性反应的最小剂量。

5. 致死量　引起死亡的量，是临床绝对不允许使用的量。

二、量效曲线

药物的量效关系常用量效曲线来反映。以药物剂量或浓度为横坐标，药物效应强度为纵坐标，对应作图即可得量效曲线。

（一）量反应型量效关系

药物的效应强度可用数字或量分级表示，如心率、血压、呼吸、尿量等，这种反应类型为量反应。药理效应可以用数或量分级表示，称为量反应，如心率、血压、排钠量等。量反应的量效曲线：纵坐标表示效应量，横坐标表示剂量。通常呈长尾 S 形曲线（直方双曲线）。如改用对数剂量，则使 S 形接近对称（图 2-1）。

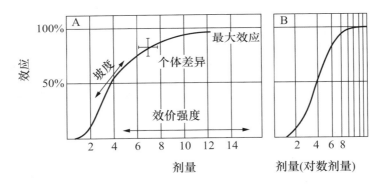

图 2-1　典型的药物量效曲线

1. 效价强度　也称等效剂量，当药物达到一定效应时所需要的剂量，其值越小效价强度越大。

2. 效能　也称为最大效应。即增加药物浓度或剂量，其效应不再继续增强时的药理效应极限。能引起相同药理效应的药物，其最大效应和效价强度并不一定相同。例如，在利尿药中，以排钠量为效应指标，氢氯噻嗪的效价强度较呋塞米强，环戊噻嗪又较氢氯噻嗪强 100 倍。但以最大效应比较，呋塞米较高，是高效利尿药，而氢氯噻嗪和环戊噻嗪相等为中效利尿药（图 2-2）。

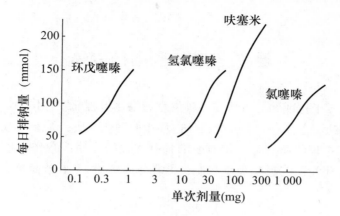

图 2-2 各种利尿药排钠量的比较

(二)质反应型量效关系

药理效应只能用有或无、阳性或阴性表示,如动物毒性实验中的死亡与生存、惊厥与不惊厥等。其研究对象为一个群体,在研究过程中,常将实验动物按用药剂量分组,以阳性反应百分率为纵坐标,以剂量或浓度为横坐标作图,也可得到与量反应相似的曲线。如果按照药物浓度或剂量的区段出现阳性反应频率作图得到呈常态分布曲线。如果按照剂量增加的累计阳性反应百分率作图,则可得到典型的 S 形量效曲线(图 2-3)。

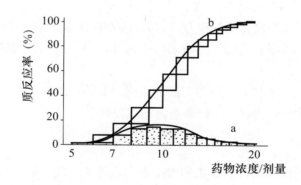

图 2-3 质反应型量效曲线

曲线a-区段反应率 曲线b-累计反应率

S 形曲线正中点的阳性率为50%,故可求得50%阳性率时的剂量。根据所用指标不同,可分别得到半数有效量(ED_{50}),即能引起 50% 的实验动物出现阳性反应的药物剂量;如果效应为死亡,则称为半数致死量(LD_{50})。如果某药的 ED_{50} 值越小,而 LD_{50} 越大,说明该药越安全。通常将 LD_{50} 与 ED_{50} 的比值来表示药物的安全性,称为治疗指数(TI)。

第三节 药物与受体

药物大多通过干扰或参与机体的各种生理和生化过程而发挥作用，各类药物的作用机制是多种多样的，主要有：①改变机体内环境的理化性质；②参与或干扰细胞物质代谢过程；③影响生理物质转运；④对酶的抑制或促进作用；⑤作用于细胞膜的离子通道；⑥影响核酸代谢；⑦影响免疫机制；⑧作用于受体。本节简单介绍药物作用的受体机制。

一、受体的概念与特性

1. 受体 是指与药物或生理活性物质结合并能传递信息，引起效应的细胞成分，它是存在于细胞膜上或胞质内的大分子蛋白质（糖蛋白或脂蛋白）。配体是能与受体结合的小分子物质。内源性配体一般是神经递质、激素或自体活性物质，能对相应的受体起激动作用，并引起特定的生理效应（兴奋或抑制）。

2. 受体特性 ①灵敏性：很低浓度的配体就可以与受体结合产生效应；②特异性：能作用于同一类型受体的配体化学结构非常相似；③可逆性：与配体的结合可以解离，而且配体不发生变化；④饱和性：受体的数目是有限的。

二、作用于受体的药物类型

1. 激动药 与受体有较强的亲和力，也有较强的内在活性的药物。

2. 拮抗药 与受体亲和力强，但缺乏内在活性，因占据受体而拮抗激动药作用的药物，也称为受体阻断药。

3. 部分激动药 有亲和力，但内在活性不强的药物。单独应用时产生较弱的激动作用，而与较强的激动药合用时，拮抗激动药的部分作用。

三、受体的调节

受体的调节是指受体的数目、亲和力与内在活性受生理、病理或药物等因素的影响而发生变化的现象，是维持机体内环境稳定的重要因素。包括以下两种类型。

1. 受体脱敏 是指长期使用一种激动药后，组织或细胞对激动药的敏感性和反应性下降的现象，是激动药耐受性产生的原因之一。

2. 受体增敏 是由于受体激动药水平下降或长期应用拮抗药造成的受体敏感性和反应性增强的现象，是某些药物停药后出现停药反应或反跳现象的原因之一。如长期用 β 受体阻断药，可使 β 受体敏感性增加，若突然停药，体内去甲肾上腺素强烈地激动反应，可引起心动过速、心律失常等。

> **【知识拓展】**
>
> **控释制剂**
>
> 控制药物按恒速释放，以保持恒速吸收，一般是先制成含药片芯，然后在片芯外包裹一定厚度的半透膜，再采用激光技术在膜上打若干小孔。患者服用后，药片与体液接触，水从半透膜进入片芯，使药物溶解，当药片内部的渗透压高于外部时，药物便从小孔中徐徐流出而起效。

■ 学习检测

单项选择题

1. 药物产生副作用的药理学基础是（　　）。

    A. 用药剂量过大 　　　　　　　　　　B. 药物作用选择性低

    C. 患者肝肾功能不良 　　　　　　　　D. 血药浓度过高

    E. 用药时间过长

2. 下述剂量中可产生副作用的是（　　）。

    A. 治疗量 　　　　　B. 极量 　　　　　C. 中毒量

    D. 阈剂量 　　　　　E. 无效量

3. 链霉素引起的永久性耳聋属于（　　）。

    A. 毒性反应 　　　　B. 过敏反应 　　　C. 不良反应

    D. 停药反应 　　　　E. 治疗作用

4. 与药物过敏反应有关的是（　　）。

    A. 剂量大小 　　　　　　　　　　　　B. 药物毒性

    C. 免疫功能 　　　　　　　　　　　　D. 年龄、性别

    E. 用药途径

第三章
药物代谢动力学 ——————————

学习目标

1. 掌握药物的体内过程及其影响因素；掌握药物半衰期及生物利用度等药动学参数的概念及意义。

2. 熟悉药物消除动力学过程及连续多次给药时血药浓度的变化规律。

3. 了解药物的转运方式。

预习案例

一患者为感染性疾病，在医生的指导下，患者服用阿莫西林胶囊。

思考 ·······································

简述阿莫西林胶囊在患者的体内过程。

药动学是研究机体对药物处置过程的科学，即研究药物在体内的吸收、分布、代谢及排泄过程和血药浓度随时间变化规律的科学。

第一节 药物的跨膜转运

药物在体内被吸收、分布、代谢和排泄都要通过各种脂质生物膜。药物通过生物膜的过程称药物的跨膜转运，大致可分为两种方式：主动转运和被动转运。大多数药物在体内的转运方式是被动转运。

一、被动转运

被动转运是药物依赖生物膜两侧的浓度差，从浓度高的一侧向浓度低的一侧扩散的过程，具有不消耗能量、不需要载体、无竞争抑制现象及无饱和现象等特点。大多数药物按被动转运方式通过生物膜。转运速度受药物分子大小、脂溶性、极性等因素影响。分子小、极性低、解离度小及脂溶性高的药物易通过生物膜，反之则不易（表3-1）。

表3-1 弱酸性和弱碱性药物在不同 pH 中被动转运的特点及意义

药物	pH	分子极性	脂溶性	解离度	被动转运	意义
弱酸性药	酸性 碱性	↓ ↑	↑ ↓	↓ ↑	易 不易	①在胃内易吸收； ②主要分布于细胞外液； ③碱化尿液加速排泄。
弱碱性药	酸性 碱性	↑ ↓	↓ ↑	↑ ↓	不易 易	①在肠液中易吸收； ②主要分布在细胞内液； ③酸化尿液促进排泄。

二、主动转运

主动转运是药物从生物膜低浓度一侧向高浓度一侧转运。其特点是：①消耗能量；②需要载体；③有饱和现象及竞争性抑制现象。药物的主动转运主要在神经元、肾小管和肝细胞中进行。

药物的体内过程

第二节 药物的体内过程

一、药物的吸收

吸收是指药物从用药部位进入血液循环的过程。药物吸收速度主要影响药物作用的快慢，药物吸收的程度主要影响药物作用的强弱。影响药物吸收的因素有：

药物的吸收

1. 药物的理化性质、剂型、给药局部的酸碱度、血流状况及药物的相互作用　这些因素主要影响被动转运。

2. 给药途径　不同给药途径药物吸收快慢的顺序是：吸入给药＞肌内注射＞皮下注射＞舌下给药＞直肠给药＞口服给药＞皮肤。不同给药途径的吸收部位和影响因素不同（表3-2）。

3. 首关消除　首关消除是指某些口服药物经胃肠黏膜吸收，进入肝脏，通过肝脏代谢后，进入血液循环的有效药量明显减少的作用，又称首关效应。舌下给药可在很大程度上避免首关消除。

表3-2　不同给药途径的吸收部位与影响因素

给药途径	吸收部位	影响因素
口服	胃肠黏膜、小肠	服药时饮水量、胃肠道内容物的多少与性质、胃肠蠕动、胃肠道 pH 值、胃肠道血液循环及药物颗粒大小等
舌下	毛细血管	药物脂溶性大小、药物剂量
直肠	直肠下段毛细血管	直肠下段血液循环状况
吸入	肺泡上皮细胞	肺泡面积、肺血流量、药物的挥发性
肌内注射	肌肉组织毛细血管	药物的性质、局部血液循环状况
皮下注射	皮下组织毛细血管	药物性质及透脂酶

二、药物的分布

药物的分布是指药物吸收后，随血液循环到达机体各个部位和组织的过程。大多数药物在体内分布不均匀，这取决于药物与血浆蛋白结合率、器官的血流量、药物与组织的亲和力、体液 pH 及组织的特殊屏障等。一般而言，血流丰富的组织分布快，亲和力高的组织分布多。

1. 药物与血浆蛋白结合　药物进入血液后不同程度地与血浆蛋白结合。结合的程度可以用结合反应平衡时药物与血浆蛋白结合的百分率表示，大小取决于药物与血浆蛋白之间的亲和力。因此，血液中的药物有两种存在形式，即结合型药物和游离型药物。

结合型药物的特点：①活性暂时消失；②结合是可逆的，并且处于动态平衡状态；③不易进行跨膜转运，暂时储存在血液中；④有饱和性，当血液中药物浓度过高结合达饱和时，游离药物浓度增多，药效增强，毒性增加；⑤结合特异性低，有竞争性。当同时应用两种结合率高的药物时，可发生竞争性置换现象，导致游离药物浓度增加。

胎盘结构及血液
循环模式图

2. 药物与组织细胞结合　某些药物对某些组织有特殊亲和力，聚集于某些器官，与其组织细胞结合，使药物分布具有一定的选择性。如碘浓度在甲状腺中远高于血浆中。

3. 特殊屏障　血脑屏障选择性地阻止多种物质由血液进入脑组

织，维持中枢神经系统内环境的相对稳定。脂溶性高、分子量小、极性低的药物易通过血脑屏障，从而对中枢神经系统产生作用。婴幼儿血脑屏障发育不完善，药物易通过血脑屏障，影响中枢神经的功能，甚至导致不良反应。胎盘屏障是指母体与胎儿血液之间的一种屏障，多数药物易通过胎盘屏障，母体用药可危及胎儿，甚至可引起畸胎或死胎。

血脑屏障图

4.体液 pH 值　血浆和细胞外液 pH 为 7.4，细胞内液 pH 为 7.0，弱酸性药物在细胞外液解离多，不易进入细胞内；弱碱性药物则相反，容易进入细胞。临床上，弱酸性药物苯巴比妥中毒时，可口服碳酸氢钠使血及尿碱化，提升血液 pH，使弱酸性药物向细胞外液转移，脑细胞中药物减少，血浆中药量增多，并促使药物自尿液排泄，是重要的救治措施之一。

三、药物的代谢

药物的代谢又称生物转化，是指药物在生物体内经酶的作用发生化学变化的过程。大多数药物经代谢后，药理活性和毒性减弱或消失，即灭活。也有少数药物经代谢仍有药理活性，甚至有的从无活性药物转化成为活性药物，即活化。还有少数药物不经过转化，以原型从肾脏排泄。

人体内参与药物代谢的酶有血浆胆碱酯酶、神经末梢中的单胺氧化酶等，最重要的是存在于肝细胞微粒体内的混合功能酶系统，简称肝药酶。肝药酶是一组多功能酶系统，能转化数百种药物。肝药酶特点是：①专一性低；②活性有限，可发生竞争性抑制；③个体差异大；④易受某些药物所诱导或抑制。凡能使肝药酶活性增强或合成加速的药物，称药酶诱导剂；凡使肝药酶活性降低或合成减少的药物称药酶抑制药（表 3-3）。

表 3-3　药酶诱导剂和药酶抑制药的特点

类别	对药酶作用	对药物的影响				药物
		代谢	血药浓度	药理活性	毒性反应	
药酶诱导剂	活性增加	加快	下降	减弱	减弱	苯巴比妥、保泰松
	合成加速					苯妥英钠、利福平
药酶抑制剂	活性减弱	减慢	上升	增强	增强	氯霉素、异烟肼
	合成减少					对氨水杨酸

四、药物的排泄

药物的排泄是药物或其代谢产物通过排泄器官或分泌器官排出体外的过程。机体排泄药物的主要器官是肾脏，其次是消化道、呼吸道、汗腺、乳腺等。

1.肾脏排泄　肾脏是药物排泄最重要的器官。肾脏排泄药物可以通过肾小球滤过或肾小管分泌。分子量小的药物分子可通过肾小球滤过排泄，滤过后的药物分子可再吸收并受尿液 pH 和药物脂溶性的影响。其中，尿液的 pH 对药物排泄的影响较明显，如弱酸性药在碱性尿液中解离度高，脂溶性低，重吸收少，排泄加快。临床上可根据需要改变尿液 pH 以促进或减慢药物排泄速度。如苯巴比妥钠中毒时，碱化尿液以加速排泄，缓解中毒症状。肾小管细胞可以主动转运方式排泄药物，其排泄具备主动转运特点。

2. 胆汁排泄　某些药物或其代谢产物可由胆管及胆总管进入肠腔，然后随粪便排泄。其中有些药物可经小肠上皮细胞吸收经肝脏进入血液循环，即肝肠循环。此时药物的消除缓慢，半衰期和作用时间明显延长。

3. 其他排泄途径　有些药物以简单扩散的方式随乳汁排出；有的药物经唾液腺和汗腺排泄；挥发性药物，如乙醇，可从肺排出等。

▌ 第三节　药动学基本概念、参数及其意义

一、时量关系及时量曲线

时量关系是指进入体内的药量随时间的推移而发生变化的规律。为了揭示这一规律，对实验动物单次血管外给药，分时取血，测定血药浓度，以时间为横坐标、血药浓度为纵坐标所绘制的血药浓度随着时间变化而升降的曲线，即为时量曲线，亦称药时曲线（图 3-1）。药时曲线可分为 3 个时期：潜伏期、持续期及残留期。潜伏期是指用药后到开始出现作用的时间，静脉注射一般无此期。持续期指药物维持有效浓度时间。残留期是指药物浓度已降至最小有效浓度以下，但尚未自体内完全消除的时间。

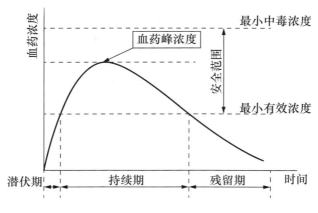

图 3-1　药时曲线

曲线中，升段反映吸收过程，此时消除过程已开始，只是吸收大于消除。其坡度反映吸收的速度。峰值，也称峰浓度，是给药后达到的最高血药浓度，此时吸收速度与消除速度相等。曲线的降段主要反映药物消除过程，此时仍有少量药物吸收，但消除大于吸收，其坡度反映消除的速度。从图中还可测量出最小有效浓度和最小中毒浓度，以此确定安全范围。

二、生物利用度

生物利用度指非血管途径给药，药物被机体吸收的速度和程度。它反映一个药物能

被机体吸收利用的多少，其计算方法为：

$$生物利用度（F）= \frac{进入血液循环的药量（A）}{给药总量（D）} \times 100\%$$

影响药物生物利用度的因素除给药途径和机体个体差异外，药物颗粒的大小、剂型、填充剂的紧密度、赋形剂的差异、生产工艺的不同都会影响药物的生物利用度。所以，不同剂型的药物，同一剂型不同厂家的药物，同一厂家不同批号的药物，其生物利用度都可能不同，临床用药为保证用药的有效性及安全性，尽可能用同一厂家同一批号的药。

三、表观分布容积

表观分布容积（Vd）是指假定所给的药物均匀分布于机体所需要的理论容积，其计算公式为：

$$Vd（L）= \frac{（体内药量\ mg）D}{（血药浓度\ mg/L）C}$$

表观分布容积虽然是一个理论容量，但可以反映药物在体内分布的情况，如一个正常成人 Vd 在 5 L 左右时，此容积与血浆的容量相似，表示药物大部分分布于血浆；Vd 为 10～20 L 时，此容积与全身体液的容量相似，表示药物分布于全身体液中。若大于生理总容积，则说明药物分布到了组织器官中。药物分布容积越小，排泄越快；分布容积越大，排泄越慢。Vd 值特别大的药物，一般与肌肉或脂肪组织有较大的亲和力，排泄慢，易在体内蓄积。

四、药物消除动力学

（一）一级动力学消除（恒比消除）

一级动力学消除，亦称恒比消除，指体内药物在单位时间内按恒定的比例消除，表明消除的速度与血药浓度高低相关，即血浆药物浓度高，单位时间内消除的药量多；血浆药物浓度低，药物消除量也按比例减少。大多数药物在治疗量时都按一级动力学消除。

（二）零级动力学消除（恒量消除）

零级动力学消除，亦称恒量消除，指药物在单位时间内以恒定的数量消除，即不论血浆药物浓度高低，单位时间内消除的药量不变。一般药物达到一定高浓度或高剂量，其消除能力饱和时，才按恒量消除。当药物下降到机体最大消除能力以下时，再转为恒比消除。

五、半衰期

半衰期（half-life time，$t_{1/2}$）通常指血浆半衰期，即血浆药物浓度下降一半所需要的时间，它反映了药物在体内消除的速度。

根据半衰期长短不同，可将药物分类，如短效（1～4 h）、中效（4～8 h）、长效（8～24 h）等，据此可确定药物的给药间隔时间。每一种恒比消除的药物，都有恒定的半衰期，如青霉素，从任何一个血浆浓度降低 50% 所需的时间均为 30 min。恒速静脉滴注或分次恒量给药，经过4～6个半衰期，体内药物消除速度与给药速度基本相等，达到血药稳态浓度。停药后，药物的消除也需要经过4～6个半衰期（表3-4）。

半衰期是一恒定值，不因血药浓度高低而变化，也不受给药途径的影响，但受肝肾功能的影响，肝、肾功能不全者，其半衰期延长，应及时调整给药剂量及给药间隔时间，以防止中毒。

六、稳态血药浓度

在临床治疗中，为了达到有效治疗效果，必须使药物达到并在一定时间内维持有效血药浓度至一定水平。恒比消除的药物都有一个恒定的半衰期，一般经过4～6个半衰期后，药物进入体内的药量与体内消除的药量达到平衡，血药浓度维持在一个相对稳定的水平，称为稳态浓度（Css）（表3-4）。稳态浓度的高低，取决于恒量给药的剂量，剂量大则稳态浓度高，剂量小则稳态浓度低。

表3-4　恒比消除药物的消除与累积

半衰期	一次给药		连续恒速恒量给药	
	消除总量/%	体内剩余药量/%	消除总量/%	累积量/%
1	50	50	50	50
2	75	25	75	75
3	87.5	12.5	87.5	87.5
4	93.75	6.25	93.75	93.75
5	96.87	3.13	96.87	96.87
6	98.44	1.56	98.44	98.44
7	99.22	0.78	99.22	99.22

分次静脉注射或血管外恒量给药，随着药物的吸收、分布和消除过程，血药稳态浓度也有一定的波动，药时曲线呈锯齿形上升。给药间隔时间越长，稳态浓度上下波动越大，静脉注射时，血药浓度无波动，直接达到稳态水平（图3-2）。

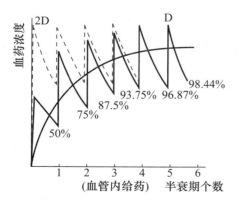 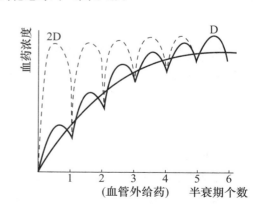

图3-2　连续恒量给药的药时曲线

（虚线部分为首剂加倍时的药时曲线）

病情紧急时，为了使血药浓度迅速达到稳态浓度，用药时可首剂加倍（图3-2）。即首次给药就能达到血药稳态浓度，如抗菌药治疗感染性疾病时，可采用此种用药方案。为了达到更好的治疗效果和减少不良反应，也可通过测定血药浓度对用药剂量进行调整。

[知识拓展] ◆

肝药酶诱导剂

苯妥英钠是肝药酶诱导剂，能加速华法林的代谢而降低药物的抗凝作用，需增加华法林的剂量，才能维持原来对凝血酶原时间的延长效果。如果患者停用苯妥英钠，肝药酶活性会恢复到诱导前的水平，需相应降低华法林的剂量，否则可引起大出血。

■ 学习检测

单项选择题

1. 药物或其代谢物排泄的主要途径是（　　　）。

    A. 肾　　　　　　B. 胆汁　　　　　　C. 乳汁

    D. 汗腺　　　　　E. 呼吸道

2. 大多数药物的跨膜转运方式是（　　　）。

    A. 主动转运　　　B. 简单扩散　　　　C. 易化扩散

    D. 滤过　　　　　E. 胞饮

3. 进行药物代谢的主要器官是（　　　）。

    A. 肠黏膜　　　　B. 血液　　　　　　C. 肝脏

    D. 肾脏　　　　　E. 肌肉

4. 影响药物血浆半衰期的主要因素是（　　　）。

    A. 剂量大小　　　B. 给药途径　　　　C. 给药次数

    D. 肝肾功能　　　E. 给药速度

第四章
影响药物作用的因素

1. 掌握药物和机体影响药物作用的因素。

2. 了解药物在药效学及药动学的相互作用。

患者，男，60岁，患高血压伴动脉粥样硬化15年，因搬运家具劳累过度，突然出现心前区压榨性疼痛并向左肩放射，曾诊断为劳累性心绞痛，此时该患者立即将硝酸甘油口服，服药30 min后患者症状未得到缓解，急送医院救治。

思考 ···

该患者服用硝酸甘油后未得到缓解的原因是什么？

药物作用是药物与机体相互作用的综合表现。影响药物作用的因素很多，除前述的因素外，还有机体、药物及药物相互作用等方面的因素。护理用药时应掌握药理作用和影响药物作用的因素的相关知识，以护理程序为主线、协同医师最大限度地发挥药物的防治作用和减少药物不良反应。

■ 第一节　机体因素

一、年龄

不同年龄的人代谢功能和整体反应功能均有差异性，可影响药物的体内过程和效应。尤其应该注意小儿和老年人的用药护理。

1. 小儿生理特点及用药护理　小儿各种生理功能和调节系统发育不完善对药物的处理能力差且敏感性高，对经肝脏代谢的药、肾脏排泄的药、影响中枢神经系统的药、利尿药、激素类药特别敏感，因此在用药剂量上应严格按药典规定的小儿用药的计算方法给药。

2. 老年人生理特点与用药护理　老年人生理功能和调节系统逐渐减退，对某些药物处理能力和敏感性发生了变化，对心血管药、中枢神经系统药等易出现异常反应，甚至出现不良反应，因此用药剂量一般为青中年人的 $1/2 \sim 2/3$。

二、性别

一般性别对药物作用的性质无明显影响。但在女性的月经、妊娠、分娩和哺乳的特殊生理时期，如用药不当，可能会引起不良反应或者造成严重不良后果（表4-1）。

表4-1　女性特殊生理时期的用药护理

特殊生理时期	不宜应用的药物	可能造成的后果
月经期	泻药	盆腔充血、肠蠕动增强，月经过多
	抗凝血药	影响血液凝固，经期延长
妊娠期	锂盐、苯妥英钠、地西泮	可通过胎盘屏障，致畸作用
	泻药	子宫兴奋，导致流产或早产
	四环素	影响胎儿骨骼和牙的发育
分娩期	吗啡	通过胎盘屏障，抑制胎儿呼吸
	麦角新碱	子宫强直性收缩，可致胎儿宫内窒息
	地西泮	抑制子宫平滑肌收缩，影响产程
哺乳期	吗啡	通过乳汁分泌，引起婴儿呼吸抑制
	利舍平	可致婴儿心率减慢

三、营养状态

营养不良者体重轻、脂肪少、血浆蛋白含量少，影响药物分布和药物血浆蛋白结合率；肝药酶含量少或活性较低，影响药物代谢；机体应激功能、免疫功能、调节功能降低，影响药物效应，增加不良反应。

四、精神因素

人的心理和精神状态，对药物效应可产生明显影响。乐观的情绪有利于药物作用的发挥，而恐惧或消极情绪不利于疾病的治疗。家属及医护人员的语言和态度也会影响患者的情绪。因此，医护人员应该以人为中心，从生物、心理、社会多方面热情服务，鼓励其建立战胜疾病的信心，以增加疗效。根据患者精神因素的特点，必要时可采取安慰剂疗法，消除其对药物效应的心理影响。安慰剂是指某些无药理活性、外观与有药理活性的药物完全一样的制剂，其对一些与精神活动有关的慢性疾病或一般的主观症状（如神经症）可取得相当的疗效。

五、昼夜节律

有些药物的体内过程和药物作用有明显的昼夜节律性，如人的肾上腺皮质激素分泌高峰在清晨（8～10 h），中午分泌下降，午夜分泌量达到最低值。因此，临床上对于某些须长期用肾上腺皮质激素治疗的慢性疾病，采取清晨一次顿服肾上腺皮质激素的方法，既有明显的治疗作用，也减少了不良反应。

六、病理状态

病理状态时，人体的生理生化功能发生了变化，从而对药物的反应也会发生变化。如小剂量升压药会给高血压患者带来严重后果；解热镇痛药只对发热患者有效；有机磷酸酯类药物中毒时能耐受较大剂量的阿托品；肝肾功能不全会影响药物的转化和排泄，使药物的半衰期延长，易造成蓄积中毒。相反，如需要在肝脏活化的可的松等药，则会因肝功能下降疗效减弱。另外，有的药物可增加或诱导自身潜在的疾病，如水杨酸类可诱发潜在性溃疡；氢氯噻嗪可加重糖尿病等。故用药过程中，要全面了解患者病理情况及药物的特点，避免病理因素影响药物疗效。

七、遗传因素

遗传基因组成的差别构成了人体对药物反应的差异性。表现在：①遗传因素对药动学的影响，如快乙酰化者，口服 1 次异烟肼后，$t_{1/2}$ 为 45～100 min，慢乙酰化者 $t_{1/2}$ 为 2～4 h；②遗传因素对药效学的影响，如高铁血红蛋白还原酶缺乏者，使用硝酸酯类可致组织缺氧、发绀等。

第二节 药物因素

一、药物的化学结构与理化性质

化学结构相似的药物其药理作用相似，如氨基苷类抗生素具有相似的化学结构，也有相似的抗菌作用；但有些化学结构相似的药物，却出现相互拮抗的作用，如磺胺类药与对氨基苯甲酸化学结构相似，可竞争性抑制二氢叶酸合成酶，使细菌二氢叶酸合成受阻，产生抗菌作用。药物化学结构的变化也可使其理化性质改变，影响药物吸收、分布、排泄，进而对药物作用快慢、强弱、维持时间的长短产生明显的影响。

二、药物的剂量

药物的剂量可以决定药物和机体相互作用的程度，在一定范围内，剂量越大，药物浓度越高，药物作用越强；剂量越小，则药物作用越弱。

三、药物制剂

药物制剂有多种形式，不同制剂其生物利用度不同，可影响药物的吸收与血药浓度，从而影响药物作用。

四、给药的因素

（一）给药途径

不同的给药途径对药物的吸收、分布、排泄均有很大影响，往往能改变药物作用的性质和强度（表4-2）。

表4-2 常用给药途径的特点及护理用药要点

给药途径	适宜的剂型	特点	护理用药要点
消化道给药			
口服	片剂、溶液、胶囊剂	①最常用，简便、安全、经济 ②吸收慢，易受消化液影响 ③对胃肠道有刺激性	①根据药物性质餐前（后）服用 ②有配伍禁忌的药避免同服 ③呕吐、昏迷、急危患者不用
舌下	脂溶性大的片剂	①无首关消除 ②吸收快，作用迅速	①硝酸甘油、硝苯地平、异丙肾上腺素 ②小剂量使用

给药途径	适宜的剂型	特点	护理用药要点
直肠	栓剂、溶液	①无首关消除 ②给药不方便 ③吸收快、刺激性小	①用前排空大便 ②栓剂应推至直肠括约肌以上 ③灌肠药温应与体温接近
呼吸道给药			
呼吸道	气雾剂、挥发性药	①吸收快、显效快 ②可产生局部和全身作用 ③需要特殊设备 ④对气雾剂颗粒大小有要求	①有配伍禁忌的药一次只给一种 ②蒸气吸入时防烫伤 ③氧气吸入时调节适宜后置入患者口腔
注射给药			
皮下注射	水溶性注射剂	①吸收均匀、缓慢 ②疼痛 ③消毒不严格，易感染	①严格无菌操作 ②刺激性大，油剂不宜使用 ③三角肌下缘30°～40°进针
肌内注射	注射剂、水溶液混悬剂、油剂	①吸收快、作用快 ②刺激性大、收缩血管 ③消毒不严格，易感染	①严格无菌操作 ②避免损伤神经、血管引起缺血、坏死 ③不误入血管 ④缓慢推注，观察用药后反应
静脉注射	注射剂、水溶液	①无吸收过程，作用快 ②剂量、速度易控制 ③刺激性大的药稀释后使用	①严格无菌操作，排出空气 ②注意药物渗透压、透明度、无热源 ③防止药液外漏，混悬剂、油剂禁用

（二）用药次数与给药时间

1. 用药次数与给药的间隔时间　应该参考药物的半衰期（$t_{1/2}$），重复给药时原则上每隔一个 $t_{1/2}$ 给药一次。间隔时间缩短，易导致药物蓄积；间隔时间过长，会加大血药浓度的波动，从而影响疗效；肝肾功能不良时，可以适当延长给药间隔时间。

2. 给药时间　根据药物及其适应证的特点选择适宜的给药时间，如催眠药应睡前服用；健胃药宜餐前服用；助消化药宜餐时服用；驱虫药宜空腹或半空腹时用；对胃肠有刺激性的药物宜餐后服用等。亦可参考人体生理活动的生物节律变化择时给药，既可充分调动人体抗病能力，又可较好地发挥药物疗效，减少不良反应。

（三）药物的相互作用

同时或间隔一定时间给予至少两种药物称为联合用药，其目的是增强疗效，减少药物的不良反应。但在联合用药时，在体外或体内，以直接或间接的方式改变另一种药物的药理作用，称为药物的相互作用。

1. 药物在体内的相互作用 药物在体内可发生药动学和药效学的相互作用。前者是指同时或连续使用至少两种药物时，药物在吸收、作用、代谢、排泄过程中被其他药物干扰，改变药物在作用部位的浓度，使药物效应增强或减弱。如四环素会影响铁剂在肠道吸收，从而减弱其药效；丙磺舒抑制青霉素在肾小管分泌，从而延长其作用时间。后者是指同时或连续使用至少两种药物时，机体器官或细胞对药物的反应被其他药物改变，导致药物效应增强或减弱。如阿托品阻断 M 受体对抗毛果芸香碱激动 M 受体的作用。

2. 药物在体外的相互作用 药物在体外的相互作用又称配伍禁忌，即至少两种药物调配在一起时，药物与药物、药物与溶媒之间发生理化反应（如混浊、沉淀、变色、减效、失效或产生有害物质）而使药效降低或毒性增强的现象。如青霉素 G 能与氯丙嗪、地塞米松、维生素 C 等药物发生相互作用，为静脉滴注配伍禁忌。

处方药与非处方药的区别

总之，应积极采用合理的联合用药，避免不合理的联合用药。只有根据疾病和机体的具体情况，选择最佳的药物及药物制剂，制定和调整适当的给药方案，配合生理、心理和社会等方面的综合医护措施，才能达到有效安全用药。

【知识拓展】◆⋮

缓释制剂

缓释制剂是先将药物制成小的颗粒，分作数份，少数不包衣为速释部分，其他分别包上厚薄不同的衣为缓释部分。取上述颗粒以一定比例混合，这样各种药物颗粒便像接力跑一样持续发挥作用，达到预期的效果。服用缓释片剂时须用水吞服，严禁嚼碎或击碎分次使用。如阿司匹林缓释制剂、酚麻美敏（泰诺）缓释制剂。

▌ 学习检测

单项选择题

1.长期应用某药后需要增加剂量才能奏效，这种现象称为（　　　　）。

A.耐药性　　　　　B.耐受性　　　　　　　C.成瘾性

D.习惯性　　　　　E.适应性

2.以下各项中不是机体对药物影响的是（　　　　）。

A.年龄　　　　　　B.性别　　　　　　　　C.遗传

D.生理状态　　　　E.剂量

第五章
传出神经系统药理概论

学习目标

1. 熟悉传出神经系统递质的分类、受体的类型及效应。

2. 了解传出神经系统药物的作用方式、分类。

预习案例

　　患者，男，15岁，因溺水导致呼吸心跳停止，此时，除积极进行心脏人工胸外按压外，还做了其他处理。

　　思考

　　心脏的兴奋性与哪些受体有关？

传出神经模式图

传出神经系统

传出神经系统药物是直接或间接影响传出神经化学传递过程，通过直接或间接激动或阻断受体，改变效应器官功能活动的药物，其作用表现为拟似或拮抗传出神经的功能。

第一节　传出神经系统的递质与分类

一、传出神经的主要递质

传出神经末梢释放传递神经信号的化学物质称为神经递质，简称递质。传出神经的主要递质有乙酰胆碱（acetylcholine, ACh）和去甲肾上腺素（noradrenaline, NA）。

（一）乙酰胆碱

ACh 是胆碱能神经的递质，主要在胆碱能神经末梢胞质内，由胆碱和乙酰辅酶 A 在胆碱乙酰化酶催化下合成，然后转运到囊泡中储存。当神经冲动到达末梢时，囊泡内的 ACh 以胞裂外排方式释放到突触间隙，并与突触后膜上的受体结合产生效应，然后迅速被突触间隙中的乙酰胆碱酯酶（acetylcholinesterase, AChE）水解为胆碱和乙酸，部分胆碱被神经末梢重新摄取利用。

（二）去甲肾上腺素

NA 主要在去甲肾上腺素能神经末梢合成。前体物酪氨酸，在酪氨酸羟化酶催化下生成多巴，再经多巴脱羧酶脱羧后生成多巴胺（dopamine, DA），DA 进入囊泡经多巴胺 β- 羟化酶催化生成 NA，储存于囊泡中。当神经冲动到达末梢时，囊泡内的 NA 以胞裂外排方式释放到突触间隙，与突触后膜上受体结合产生效应。然后绝大部分（75%～90%）NA 通过突触前膜经主动转运的方式重新摄取到神经末梢，小部分被单胺氧化酶（monoamine oxidase, MAO）及儿茶酚胺氧位甲基转移酶（catechol O-methyl transferase, COMT）破坏。

二、传出神经按递质的分类

按其释放的递质不同，将传出神经分为胆碱能神经与去甲肾上腺素能神经两大类。

（一）胆碱能神经

兴奋时末梢释放 ACh 的神经。包括：①交感神经和副交感神经的节前纤维；②副交感神经节后纤维；③运动神经；④极少数交感神经节后纤维（支配汗腺及骨骼肌血管）。

（二）去甲肾上腺素能神经

兴奋时末梢释放 NA 的神经。绝大部分交感神经节后纤维属于此类神经。

第二节 传出神经系统受体的类型及效应

在传出神经系统突触后膜和突触前膜上，都有能与递质相结合的受体。按其选择性相结合的递质或药物不同，将传出神经的受体分为胆碱受体、肾上腺素受体和多巴胺受体。

一、胆碱受体

能选择性与乙酰胆碱相结合的受体称为胆碱受体，按对药物敏感性的差异，又分为以下两种。

（一）毒蕈碱型胆碱受体

毒蕈碱型胆碱受体指能选择性与毒蕈碱相结合的受体，简称 M 受体，其主要位于节后胆碱能神经纤维所支配的效应器细胞膜上。如心脏、血管、胃肠道及支气管平滑肌、腺体和瞳孔括约肌等处。当激动时表现为心脏抑制、血管扩张、内脏平滑肌收缩、腺体分泌增加、瞳孔缩小等。M 受体又分为 M_1、M_2、M_3 3 种亚型。M_1 受体主要位于神经节细胞及胃腺等处；M_2 受体主要位于心脏和突触前膜；M_3 受体主要位于平滑肌和腺体细胞。哌仑西平选择性阻断 M_1 受体，阿托品对 M_1、M_2、M_3 受体均有阻断作用。

（二）烟碱型胆碱受体

烟碱型胆碱受体指能选择性地与烟碱相结合的受体，简称 N 受体。N 受体有 N_1 和 N_2 2 种亚型。N_1 受体主要位于自主神经节和肾上腺髓质细胞膜上，兴奋时表现为自主神经节兴奋和肾上腺髓质分泌；N_2 受体主要位于骨骼肌细胞膜上，兴奋时表现为骨骼肌收缩。

二、肾上腺素受体

能选择性地与 NA 和肾上腺素相结合的受体称为肾上腺素受体。肾上腺素受体可分以下两种。

（一）α 型肾上腺素受体

α 型肾上腺素受体简称 α 受体，α 受体又可分为 α_1 受体和 α_2 受体 2 种亚型。α_1 受体主要位于肾上腺素能神经所支配效应器官的突触后膜上，如皮肤、黏膜、内脏血管及瞳孔开大肌等处。当激动 α_1 时，表现为皮肤、黏膜、内脏血管收缩，瞳孔扩大等。α_2 受体主要位于肾上腺素能神经末梢的突触前膜上，当激动 α_2 受体时，负反馈抑制 NA 的释放。

（二）β 型肾上腺素受体

β 型肾上腺素受体简称 β 受体，β 受体又可分为 β_1 受体和 β_2 受体 2 种亚型。β_1 受体主要位于心脏，当激动时表现为心脏兴奋、心肌收缩力增强、心率加快、传导加速。β_2 受体主要位于支气管、骨骼肌血管和冠状血管，当激动时表现为支气管平滑肌松弛、骨骼肌血管及冠状血管扩张、糖原分解等效应。

三、多巴胺受体

能选择性地与 DA 结合的受体称为多巴胺受体（简称 DA 受体）。外周 DA 受体主要位于肾血管、冠状血管和肠系膜血管等处，激动后引起肾血管、冠状血管和肠系膜血管扩张。此外，中枢神经系统也存在 DA 受体。DA 受体又可分为 D_1 受体、D_2 受体 2 种亚型。

■ 第三节　传出神经系统药物作用的方式与药物分类

一、传出神经系统药物作用的方式

（一）直接作用于受体

药物直接与胆碱受体或肾上腺素受体结合，产生激动或阻断受体的效应，分别称为该受体的激动药（拟似药）或阻断药（拮抗药）。

（二）影响神经递质

药物通过影响递质的代谢、释放、转运和贮存，产生拟似或拮抗递质的作用。

1. 影响递质的代谢　如乙酰胆碱主要被胆碱酯酶水解破坏，而抗胆碱酯酶药新斯的明通过抑制胆碱酯酶的活性，阻碍乙酰胆碱的水解破坏，使其在突触间隙浓度增高，间接产生拟胆碱作用。

2. 影响递质的释放　如麻黄碱与间羟胺除直接激动肾上腺素受体外，还可促进肾上腺素能神经末梢释放 NA 而间接发挥拟肾上腺素作用。

3. 影响递质的转运和贮存　如利舍平通过抑制去甲肾上腺素能神经末梢囊泡对 NA 的摄取、贮存等环节，耗竭囊泡内递质而呈现降压效应。

二、传出神经系统药物分类

常用传出神经系统药物的分类（表 5-1）。

表 5-1　常用传出神经系统药物的分类

激动药		阻断药	
		（一）胆碱受体阻断药	
（一）胆碱受体激动药	卡巴胆碱	1. M 受体阻断药	
1. M、N 受体激动药	毛果芸香碱	（1）非选择性 M 受体阻断药	阿托品
2. M 受体激动药	烟碱	（2）M_1 受体阻断药	哌仑西平
3. N 受体激动药		（3）M_2 受体阻断药	戈拉碘胺
（二）抗胆碱酯酶药	新斯的明、毒扁豆碱	2. N 受体阻断药	
		（1）N_1 受体阻断药	樟磺咪芬
		（2）N_2 受体阻断药	筒箭毒碱
（三）肾上腺素受体激动药		（二）肾上腺素受体阻断药	
1. α、β 受体激动药	肾上腺素、麻黄碱	1. α、β 受体阻断药	卡维地洛
2. α 受体激动药		2. α 受体阻断药	
（1）α_1、α_2 受体激动药	NA	（1）α_1、α_2 受体阻断药	酚妥拉明

续表 5−1

激动药		阻断药	
(2)α$_1$ 受体激动药	去氧肾上腺素	(2)α$_1$ 受体阻断药	哌唑嗪
(3)α$_2$ 受体激动药	可乐定	(3)α$_2$ 受体阻断药	育亨宾
3.β 受体激动药		3.β 受体阻断药	
(1)β$_1$、β$_2$ 受体激动药	异丙肾上腺素	(1)β$_1$、β$_2$ 受体阻断药	普萘洛尔
(2)β$_1$ 受体激动药	多巴酚丁胺	(2)β$_1$ 受体阻断药	美托洛尔
(3)β$_2$ 受体激动药	沙丁胺醇		

【知识拓展】◆

传出神经药理学实验中的选择与应用——心血管实验

　　血压实验是检验传出神经药物极其敏感的方法，一般采用急性血压实验，动物中以狗、猫、兔和大白鼠常用。兔不适用于降压实验，因其易于死亡。实验可用麻醉或毁脑动物，因麻醉动物的血压常有三级波动（第一级波动，又称脉搏性波动，是每次心搏影响血压所致；第二级波动，又称呼吸性波动，即吸气时，血压微升，呼气时血压微降；第三级波动，系血管运动中枢以稍长间隔、兴奋性周期性改变），使血压升降不稳。如动物毁脑后，可排除脊髓以上的中枢神经对血压的影响，只出现第一级波动，血压曲线极不平衡。

学习检测

单项选择题

1. 能选择性地与烟碱结合的胆碱受体为（　　　）。
   A. M 受体　　　　　B. N 受体　　　　　C. α 受体
   D. β 受体　　　　　E. DA 受体

2. 中途不换神经元的传出神经是（　　　）。
   A. 交感神经　　　　B. 副交感神经　　　C. 运动神经
   D. 自主神经　　　　E. 以上都不是

3. 外周胆碱能神经结合与释放的递质是（　　　）。
   A. 胆碱　　　　　　B. 乙酰胆碱　　　　C. 琥珀胆碱
   D. 卡巴胆碱　　　　E. 烟碱

4. N$_1$ 受体存在于下列效应器中的（　　　）中。
   A. 骨骼肌　　　　　B. 膀胱　　　　　　C. 子宫
   D. 汗腺　　　　　　E. 肾上腺髓质

第六章
胆碱受体激动药和阻断药

1. 掌握毛果芸香碱、新斯的明及阿托品的药理学特性、临床应用及不良反应。

2. 熟悉东莨菪碱、山莨菪碱和丙胺太林的药理学特性、临床应用和不良反应。

3. 了解其他拟胆碱药、抗胆碱药的药理学特性及临床应用。

患者，男，50岁，两眼发胀，视物模糊1年左右，角膜稍有水肿，伴有头痛，视力下降，查眼底有静脉曲张，难见眼底。诊断为慢性单纯性青光眼。

思考 ···

在临床上应选什么药？

胆碱受体激动药是一类作用于胆碱受体，产生与胆碱能神经递质 ACh 相类似效应的药物。胆碱受体阻断药是一类能与胆碱受体结合，阻碍 ACh、拟胆碱药与胆碱受体结合，而产生抗胆碱作用的药物。

第一节　拟胆碱药

根据作用机制不同，又分为直接激动胆碱受体药与间接激动胆碱受体药两大类。直接激动胆碱受体药包括 M 受体激动药、N 受体激动药和 M、N 受体激动药；间接激动胆碱受体药主要为胆碱酯酶抑制药。

一、胆碱受体激动药

（一）M 受体激动药

毛果芸香碱（匹鲁卡品）

【药理作用】◆ …

直接激动 M 受体，产生 M 样作用。

1. 对眼部的作用（图 6-1）

毛果芸香碱对
眼睛的作用

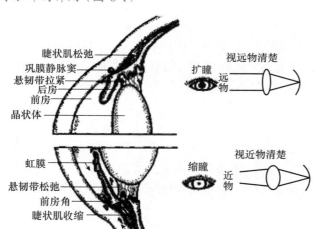

图 6-1　M 受体激动药和阻断药对眼的作用

上：胆碱受体阻断药的作用　下：胆碱受体激动药的作用
箭头表示房水流通及睫状肌收缩或松弛的方向

（1）缩小瞳孔

激动瞳孔括约肌上的 M 受体，使瞳孔括约肌收缩、瞳孔缩小。

（2）降低眼内压

房水是由睫状体上皮细胞分泌及虹膜血管内的液体渗出而产生的，通过瞳孔流入前房，到达前房角间隙，经滤帘流入到巩膜静脉窦再进入血液循环。毛果芸香碱通过激动 M 受体，使瞳孔括约肌收缩、虹膜向中心拉紧，虹膜根部变薄，前房角间隙扩大，房水易经滤帘流入巩膜静脉窦而降低眼压。

M 胆碱受体激动药、阻断药对眼睛的作用

（3）调节痉挛

兴奋睫状肌上的 M 受体，使睫状肌向瞳孔中心方向收缩，悬韧带松弛，晶状体变凸，屈光度增加而视远物模糊，形成暂时性近视，这一作用称为调节痉挛。

2. 对腺体的作用　毛果芸香碱皮下注射使唾液腺、汗腺分泌增加。

【临床应用】◆···

1. 青光眼　青光眼分为闭角型与开角型两型，前者是由于前房角间隙狭窄，妨碍房水回流，使眼内压增高；后者可能与巩膜静脉窦等变性或硬化导致房水回流障碍有关。毛果芸香碱对闭角型青光眼疗效较好，滴眼后迅速降低眼内压，而缓解或消除青光眼的各种症状。对开角型青光眼也有一定疗效。

2. 虹膜炎　与扩瞳药交替使用治疗虹膜炎，防止虹膜与晶状体粘连。

3. 胆碱受体阻断药中毒　皮下注射可对抗阿托品等胆碱受体阻断药中毒的外周症状。

【不良反应】◆···

局部应用不良反应少，但滴眼浓度过高可使睫状肌痉挛引起眼痛等症状。滴眼时应压迫内眦，防止流入鼻腔吸收而产生不良反应。

（二）N 受体激动药

烟碱（尼古丁）

由烟草中提取，可激动自主神经节 N_1 和神经肌肉接头处 N_2 胆碱受体，对 N 受体作用呈双相性，故对 N 受体作用表现为先短暂兴奋，随后持续抑制。由于烟碱作用广泛且复杂，故无临床实用价值，仅具有毒理学意义。

二、胆碱酯酶抑制药

抗胆碱酯酶药能抑制胆碱酯酶的活性，使 ACh 不能水解破坏，在体内大量蓄积而激动胆碱受体，表现 M、N 样作用。按其与胆碱酯酶结合后酶活性恢复的难易程度分为两大类：①易逆性抗胆碱酯酶药（如新斯的明）；②难逆性抗胆碱酯酶药（如有机磷酸酯类）。

（一）易逆性抗胆碱酯酶药

新斯的明

【体内过程】◆···

为季胺类化合物，脂溶性低、极性大、口服吸收少而不规则，一般口服量比注射量至少大 10 倍，不易透过血脑屏障及角膜，故对眼及中枢作用弱。

【药理作用】◆···

本药通过抑制胆碱酯酶的活性，使 ACh 在体内大量蓄积而呈现 M、N 样作用。其特点：①兴奋骨骼肌作用强大，这是因为新斯的明除抑制胆碱酯酶发挥作用外。还能直接兴奋骨骼肌运动终板膜上的 N_2 受体，并促进运动神经末梢释放 ACh。②对胃肠及膀胱平滑肌作用较强，可增加胃肠蠕动及膀胱逼尿肌张力，促进排气排尿。③对心血管、腺体及支气管平滑肌的作用较弱。

【临床应用】◆ ⋯

1. 重症肌无力　是一种神经肌肉接头传递功能障碍的自身免疫性疾病，主要特征是骨骼肌进行性肌无力。应用新斯的明后可明显改善肌无力症状。

2. 手术后腹气胀和尿潴留　兴奋胃肠平滑肌及膀胱逼尿肌，促进排气和排尿。

3. 阵发性室上性心动过速　通过拟胆碱作用使心率减慢。

4. 其他　用于非去极化型肌松药和阿托品类药过量中毒的解救；近年来，临床用于治疗轻度、中度阿尔茨海默病。

【不良反应】◆ ⋯

治疗量不良反应较少，过量可引起恶心、呕吐、心动过缓和肌肉颤动，中毒量可出现"胆碱能危象"，使骨骼肌由兴奋转入抑制，而导致肌无力加重。

机械性肠梗阻、支气管哮喘及尿路梗阻患者禁用。

毒扁豆碱（依色林）

毒扁豆碱作用与新斯的明相似，为易逆性抗胆碱酯酶药。口服及注射均易吸收，全身用药选择性低。局部滴眼，作用类似毛果芸香碱，但较强而持久，表现为缩小瞳孔、降低眼压、调节痉挛，主要用于治疗青光眼。本药滴眼后易致睫状肌痉挛，常引起眼痛、头痛等。

吡斯的明

吡斯的明作用较新斯的明弱，起效慢但维持时间长，不良反应较少，主要用于治疗重症肌无力，手术后腹气胀和尿潴留，尤其适用于不能耐受新斯的明的患者。

（二）难逆性抗胆碱酯酶药及解毒药

有机磷酸酯类（内吸磷、敌敌畏、敌百虫）多经皮肤、呼吸道、胃肠道吸收。进入机体后，与胆碱酯酶结合形成磷酰化胆碱酯酶复合物，使胆碱酯酶（AChE）失去水解ACh 的能力，使 ACh 在体内大量蓄积，引起一系列中毒症状（表 6-1）。

表 6-1　有机磷酸酯类急性中毒症状

作　用	症　状
M 样作用	多汗、流涎、流泪、鼻溢、肺部干湿啰音等；呼吸困难、恶心呕吐、腹痛腹泻、尿频尿急、大小便失禁，瞳孔缩小、视力模糊、抑制血管平滑肌，血压下降；皮肤苍白
N 样作用	心率加快、血压升高；骨骼肌先兴奋、后麻痹（肌颤、肌无力、肌麻痹）
中枢作用	轻症：头痛、头晕、情绪不稳 重症：烦躁、抽搐、意识不清；呼吸、循环衰竭

对有机磷中毒，除进行迅速清除毒物维持呼吸循环功能保持呼吸道通畅等一般中毒处理外，应及早使用 M 受体阻断药和胆碱酯酶复活药等特效解毒药。

1. M 受体阻断药

阿托品

阿托品通过阻断 M 受体，迅速解除 M 样症状，同时对呼吸

阿托品

中枢有兴奋作用，可对抗有机磷中毒引起的呼吸抑制；但对 N_2 受体无阻断作用，对骨骼肌震颤无效，也不能恢复胆碱酯酶活性，故必须与胆碱酯酶复活药合用。用药原则是早期、足量、反复给药、快速阿托品化（瞳孔较用药前散大、颜面潮红、口干、皮肤干燥、肺部湿性啰音明显减少或消失、心率加快、有轻度躁动不安等），随后逐渐减至维持量。两药合用时，胆碱酯酶恢复活性后，机体可恢复对阿托品的敏感性，易发生阿托品中毒，应严密观察。

2. 胆碱酯酶复活药　胆碱酯酶复活药使磷酰化胆碱酯酶恢复活力，对抗毒物所致的神经 - 肌肉接头阻断（抗 N 样症状）。

碘解磷定

本品可与磷酰化胆碱酯酶的磷酰基结合，形成磷酰化解磷定，同时使胆碱酯酶游离复活。也可直接和游离的有机磷酸酯类结合生成无毒的磷酰化解磷定由肾排出。临床用于中度或重度有机磷中毒解救。对中毒已久而磷酰化胆碱酯酶老化者疗效不佳，故应早期、足量、重复给药；对内吸磷、对硫磷中毒效果较好；对敌百虫、敌敌畏中毒疗效较差；而对乐果无效。本品缓解肌震颤作用最明显，对 M 样症状改善不明显，故应与阿托品等 M 受体阻断药合用。剂量超过 2 g 时，可出现轻度乏力、恶心、呕吐、心动过速、视力模糊、眩晕等。

氯解磷定

本品作用与碘解磷定相似，但使用更方便，可静脉滴注、静脉注射、肌内注射，特别适用于有机磷中毒早期的抢救。其不良反应较少，临床已逐渐取代碘解磷定。

第二节　抗胆碱药

按对 M、N 受体选择性的不同，分为 M 受体阻断药和 N_1、N_2 受体阻断药。

一、M 胆碱受体阻断药

阿托品

【体内过程】◆ …

口服吸收迅速，口服 1 h 后血药浓度达高峰，作用可维持 3～4 h；吸收后广泛分布于全身各组织，易透过血脑屏障及胎盘屏障，主要经肾脏排泄。

【药理作用】◆ …

选择性阻断 M 受体，拮抗乙酰胆碱或拟胆碱药对 M 受体的激动作用。大剂量还可阻断 N_1 受体。

1. 松弛内脏平滑肌　阿托品能松弛多种内脏平滑肌，其作用强度与平滑肌的功能状态有关，对过度活动或痉挛的平滑肌松弛作用最明显。其中，对胃肠道平滑肌作用最强，对膀胱逼尿肌作用较强，可减轻膀胱刺激症状，但对支气管、胆道、输尿管平滑肌解痉作用较弱。

2. 抑制腺体的分泌　对唾液腺及汗腺抑制作用最强，引起口干、皮肤干燥，大剂量因抑制出汗而使体温升高；对呼吸道腺体的抑制作用较强；较大量还可抑制胃液分泌，但对胃酸分泌影响较小，因胃酸的分泌受促胃液素的调节。

3. 对眼部的作用　①扩瞳：阻断瞳孔括约肌上的 M 受体，使瞳孔括约肌松弛，而瞳孔开大肌仍保持原有收缩状态，故瞳孔扩大；②升高眼压：由于瞳孔扩大，虹膜退向外缘，虹膜根部变厚，前房角间隙变窄，阻碍房水流入巩膜静脉窦，使得眼压升高；③调节麻痹：阻断睫状肌 M 受体，使睫状肌松弛而退向外缘，悬韧带拉紧，晶状体扁平，屈光度降低，视近物模糊不清，此作用称为调节麻痹。

4. 兴奋心脏　较大量的阿托品（1～2 mg）可阻断心脏 M 受体，解除迷走神经对心脏的抑制，加快心率，加速传导，改善心脏功能。

5. 扩张血管　大剂量阿托品扩张外周血管，解除小血管痉挛，改善微循环，纠正组织缺氧状态，增加组织血流灌注。此作用与阻断 M 受体无关，可能是阿托品直接扩张血管平滑肌所致。

6. 兴奋中枢神经系统　出现烦躁不安、多语、谵妄等症状。

【临床应用】◆ …

1. 缓解各种内脏绞痛　对胃肠绞痛疗效较好，对膀胱刺激症状也有效，但对胆绞痛及肾绞痛疗效较差，应与镇痛药哌替啶等合用。

2. 抑制腺体分泌　用于全身麻醉前给药，以减少呼吸道腺体及唾液腺分泌，防止分泌物阻塞呼吸道引起吸入性肺炎；还可用于严重盗汗和流涎症，以及消化道内镜检查前用药，预防喉痉挛。

3. 眼科应用　治疗虹膜睫状体炎，防止虹膜与晶状体黏连；用于验光配镜；也可用于眼底检查。但因扩瞳及调节麻痹持续时间长，视力恢复慢，临床上已被作用时间较短的后马托品、去氧肾上腺素代替。

4. 缓慢型心律失常　如窦性心动过缓、房室传导阻滞。

5. 多种感染中毒性休克的早期　如中毒性肺炎、中毒性痢疾等，用大剂量的阿托品，解除小血管痉挛，改善微循环。

6. 解救有机磷酸酯类中毒

【不良反应】◆ …

1. 副作用　治疗量常见口干、皮肤干燥、潮红、心悸、视近物不清、体温升高、排尿困难等，停药后可自行消失，无须特殊处理。

2. 中毒反应　用量过大（超过 5 mg）时，除上述症状加重外，还出现中枢神经系统兴奋症状，表现烦躁不安、幻觉、谵妄、呼吸加快，甚至惊厥，严重者出现昏迷及呼吸麻痹。

中毒解救主要是对症处理，可用毛果芸香碱或新斯的明对抗外周症状；中枢兴奋症状用地西泮或苯巴比妥对抗；呼吸衰竭时可采用人工呼吸、输氧等。

青光眼、前列腺肥大、心动过速者禁用。

其他常用 M 胆碱受体阻断药作用特点、临床应用及不良反应见表 6-2。

表 6-2　其他常用 M 胆碱受体阻断药作用特点、临床应用及不良反应

药物	作用特点	临床应用	不良反应
山莨菪碱（654）人工合成品（654-2）	①解除小血管痉挛和松弛内脏平滑肌选择性较高，作用较强 ②抑制腺体分泌、扩瞳、中枢作用比阿托品弱，不易透过血脑屏障	主要用于感染性休克；也用于内脏绞痛、血管痉挛性疾病等	较轻。颅内压增高、脑出血急性期及青光眼患者禁用
东莨菪碱	①外周作用与阿托品相似，但扩瞳、调节麻痹和抑制腺体分泌作用较阿托品强 ②中枢作用与阿托品相反，能抑制中枢，表现镇静、催眠作用，但对呼吸中枢有兴奋作用 ③防晕止吐及抗震颤麻痹作用	麻醉前给药优于阿托品，防治晕动病，震颤麻痹及有机磷酸酯类中毒	不良反应及禁忌证同阿托品
后马托品	对眼部作用与阿托品相似，但扩瞳、调节麻痹作用出现快，持续时间短	代替阿托品扩瞳作眼底检查，验光	青光眼禁用
丙胺太林（普鲁本辛）	为人工合成解痉药，对胃肠 M 受体选择性高，解痉及抑制胃液分泌作用强而持久	胃、十二指肠溃疡，胃肠绞痛及妊娠呕吐	同阿托品，但较轻，青光眼禁用
贝那替秦（胃复康）	解除平滑肌痉挛，抑制胃液分泌作用较强，还具有中枢抑制作用	适用于伴有焦虑症的胃溃疡、胃肠炎及膀胱刺激征	同阿托品，但较轻，青光眼禁用

二、N 胆碱受体阻断药

（一）N₁ 受体阻断药

N_1 受体阻断药又称神经节阻断药，能竞争性阻断神经节细胞膜上的 N_1 受体，从而阻断神经冲动在自主神经节中的传递。本类药物对交感神经节和副交感神经节都有阻断作用，选择性低，过去曾用于高血压急症的治疗，但由于不良反应多而严重，现已被其他降压药代替。目前，只有樟磺咪芬用于外科手术作控制降压，以减少手术区出血。

（二）N₂ 受体阻断药

N_2 受体阻断药是一类选择性地与神经肌接头运动终板膜上的 N_2 受体结合，阻断神经冲动向肌肉传递，导致骨骼肌松弛的药物。临床主要用于全身麻醉辅助用药。根据作用机制的不同可分为去极化型肌松药与非去极化型肌松药两大类。

1. 去极化型肌松药

琥珀胆碱（司可林）

【药理作用】◆ …

与 N_2 受体结合，产生与 ACh 相似但较持久的去极化作用，使骨骼肌运动终板膜对 ACh 的敏感性降低，而松弛骨骼肌。作用特点：①起效快，维持时间短，静注 1 min 出现

肌肉松弛作用，静滴 5 min 内肌肉松弛作用消失；② 用药后出现短暂的肌束颤动，连续用药易产生快速耐受性；③ 胆碱酯酶抑制药不能拮抗其肌松作用，反而能加强肌松作用。

【临床应用】 …

（1）气管内插管术及纤维内镜检查：如食管镜、胃镜等各种检查的短时操作，以便顺利插管。

（2）辅助麻醉：静脉滴注也可用于较长时间的手术，辅助麻醉，以减少麻醉药用量，提高手术安全性。

【不良反应】 …

常见术后肌痛、血钾升高，过量引起呼吸肌麻痹，一旦出现应立即进行人工呼吸。禁用新斯的明解救，因为新斯的明抑制胆碱酯酶，会使其症状加重。

青光眼、白内障晶状体摘除术者禁用。

2. 非去极化型肌松药

筒箭毒碱

【药理作用】 …

与运动终板膜上 N_2 受体结合，竞争性阻断 ACh 对 N_2 受体的激动作用而松弛骨骼肌。其特点：① 肌松前无肌束震颤；② 胆碱酯酶抑制药可对抗其作用，过量中毒可用新斯的明解救。

【临床应用】 …

临床主要用于外科麻醉辅助用药。因本药可促进体内组胺的释放，并有神经节阻断作用，可引起血压下降，大剂量可引起呼吸麻痹，故临床上已较少应用。

【不良反应】 …

可致短暂血压下降、支气管痉挛。支气管哮喘、重症肌无力及严重休克患者禁用。

【知识拓展】

阿托品

在文艺复兴时期的意大利，瞳孔大的女人被视为美丽的，颠茄的种加词以及俗名"belladonna"，即是意大利文"美丽女人"的意思。阿尔贝特·拉登堡发现，阿托品可由托品碱与托品酸经酯化反应而得，于是开始尝试利用各种羧酸制造不同的托品碱酯，其中以后马托品最为著名，因其比阿托品的作用时间短，所以在眼科诊治上有应用价值。阿托品的化学结构在 1889 年由里夏德·维尔施泰特确定。

学习检测

单项选择题

1. 毛果芸香碱滴眼可引起（　　　　）。

    A. 缩瞳、升高眼内压、调节痉挛　　　　　　B. 缩瞳、降低眼内压、调节麻痹

    C. 扩瞳、降低眼内压、调节麻痹　　　　　　D. 扩瞳、升高眼内压、调节痉挛

    E. 缩瞳、降低眼内压、调节痉挛

2. 新斯的明可用于治疗（　　　　）。

    A. 琥珀胆碱过量引起的呼吸麻痹

    B. 手术后肠麻痹

    C. 室性心动过速

    D. 支气管哮喘急性发作

    E. 有机磷农药中毒

3. 阿托品禁用于（　　　　）。

    A. 支气管哮喘　　　　　　B. 肠痉挛

    C. 虹膜睫状体炎　　　　　D. 中毒性休克

    E. 青光眼

4. 麻醉前常注射阿托品，其目的是（　　　　）。

    A. 增强麻醉效果　　　　　　B. 兴奋呼吸中枢

    C. 预防心动过缓　　　　　　D. 协助松弛骨骼肌

    E. 减少呼吸道腺体分泌

5. 直接激动 M 受体的药物是（　　　　）。

    A. 新斯的明　　　　　　B. 毒扁豆碱

    C. 吡斯的明　　　　　　D. 毛果芸香碱

    E. 加兰他敏

6. 毛果芸香碱激动 M 受体不可能出现（　　　　）。

    A. 心脏抑制　　　　　　B. 血管扩张

    C. 瞳孔扩大　　　　　　D. 胃肠平滑肌收缩

    E. 腺体分泌增多

常用药物制剂与用法

硝酸毛果芸香碱　滴眼剂或眼膏：1%～2%，滴眼次数按需要而定，晚上或需要时涂眼膏。

溴化新斯的明　片剂：每片 15 mg，1 日 3 次或按需要而定。极量：1 次 30 mg，1 日 100 mg。

甲硫酸新斯的明　注射剂：每支 0.25 mg（1 mL）、0.5 mg（1 mL）。皮下注射或肌内注射，1 次 0.25～0.5 mg。极量：1 次 1 mg。

水杨酸毒扁豆碱　滴眼剂或眼膏：0.25%，每 4 小时 1 次或按需要而定。

溴吡斯的明　片剂：每片 60 mg，口服，1 次 60 mg，1 日 3 次；极量：1 次 120 mg，1 日 360 mg。

氢溴酸加兰他敏　片剂：每片 10 mg，口服，1 次 10 mg，1 日 3 次；注射剂：每支 1 mg（1 mL）、2.5 mg（1 mL）、5 mg（1 mL），皮下注射或肌内注射，1 次 2.5～10 mg，1 日 1 次。

硫酸阿托品　片剂：每片 0.3 mg，口服，1 次 0.3～0.6 mg，1 日 3 次；注射剂：每支 0.5 mg（1 mL）、1 mg（1 mL）、5 mg（1 mL）、10 mg（2 mL），皮下注射、肌内注射或静脉注射，1 日 0.5～3 mg；滴眼：0.5%～1%，眼膏：1%。极量：口服，1 次 1 mg，1 日 3 mg；皮下注射或静脉注射，1 次 2 mg。用于有机磷酸酯类中毒时，可根据病情决定用量。

氢溴酸东莨菪碱　片剂：每片 0.3 mg，口服，1 次 0.3～0.6 mg，1 日 0.6～1.2 mg；注射剂：每支 0.3 mg（1 mL）、0.5 mg（1 mL），皮下注射或肌内注射，1 次 0.3～0.5 mg。极量：口服，1 次 0.6 mg，1 日 2 mg；静脉注射，1 次 0.5 mg，1 日 1.5 mg。

氢溴酸山莨菪碱　片剂：每片 5 mg，口服，1 次 5～10 mg，1 日 3 次；注射剂：每支 10 mg（1 mL）、20 mg（1 mL），肌内注射或静脉注射，1 次 5～10 mg，1 日 1～2 次。

氢溴酸后马托品　滴眼剂：1%～2%，滴眼次数按需要而定。

溴丙胺太林　片剂：每片 15 mg，口服，1 次 15 mg，1 日 3 次。

氯化琥珀胆碱　注射剂：每支 50 mg（1 mL）、100 mg（2 mL），静脉注射，1 次 50～100 mg。极量：1 次 250 mg。

氯化筒箭毒碱　注射剂：每支 10 mg（1 mL）、15 mg（1.5 mL），静脉注射，首次 6～9 mg，重复时用量减半。

第七章
肾上腺素受体激动药和阻断药 ——————————

学习目标

    1. 掌握肾上腺素、NA、DA 的药理作用、临床应用、不良反应。

    2. 熟悉麻黄碱、间羟胺、异丙肾上腺素及酚妥拉明的药理作用、临床应用、不良反应。

    3. 了解去氧肾上腺素、哌唑嗪及酚苄明的药理学特性及临床应用。

预习案例

    患者，男，18岁，因溺水导致心脏骤停，此时，积极进行人工呼吸及心脏胸外按压。

    思考 ·····························

    应选用哪种药物进行抢救？

肾上腺素受体激动药是一类化学结构和药理作用与肾上腺素（adrenaline, AD）相似的胺类药物，通过直接或间接激动肾上腺素受体，产生与肾上腺素能神经递质（NA）相似的作用，故也称拟肾上腺素药。肾上腺素受体阻断药是一类能选择性地与肾上腺素受体结合，阻断 NA 或肾上腺素受体激动药与受体结合而产生拮抗效应的一类药物。

■ 第一节　拟肾上腺素药

按其对受体选择性不同分为 α、β 受体激动药，α 受体激动药及 β 受体激动药 3 大类。

肾上腺素对血压的影响

一、α、β 受体激动药

AD

AD 是肾上腺髓质分泌的主要激素，药用的 AD 是从家畜肾上腺提取或人工合成的。化学性质不稳定，遇光、热、碱性溶液氧化失去药理活性，故忌与碱性药物配伍。

【体内过程】◆ ⋯

口服易被碱性肠液破坏，生物利用度低，宜注射给药。皮下注射因局部血管收缩，吸收缓慢，故作用维持时间较长，约 1 h；肌内注射吸收较快，一次用药可维持 15～30 min；静脉注射立即生效，因易被组织中的 MAO、COMT 破坏或被去甲肾上腺素能神经末梢再摄取，故作用仅维持数分钟。

【药理作用】◆ ⋯

AD 主要激动 α 和 β 受体，产生 α 和 β 型效应。

1. 兴奋心脏　激动心脏 β_1 受体，使心肌收缩力增强，心率加快，传导加速，心排血量增加；同时能舒张冠状血管，改善心肌的血液供应。其不利的一面是提高心肌代谢，增加心肌耗氧量，如剂量过大易引起心律失常，甚至引起心室颤动。

2. 舒缩血管　对血管的作用因受体分布不同而异。激动 α_1 受体使皮肤、黏膜、内脏血管收缩；激动 β_2 受体，使冠状血管及骨骼肌血管舒张。

3. 对血压的影响　① 治疗量的 AD，由于激动心脏的 β_1 受体，使心肌收缩力增强，心排血量增加，故收缩压升高。但因激动 β_2 受体，骨骼肌血管的舒张作用抵消或超过了激动 α_1 受体引起的皮肤、黏膜和内脏血管的收缩作用，故舒张压不变或稍下降。②大剂量的 AD 使收缩压及舒张压均升高。如先用 α 受体阻断药（酚妥拉明），再用原升压量的 AD，此时血压不但不升高，反而引起血压下降。这是因为 α 受体被阻断，AD 呈现 β_2 受体激动作用，导致骨骼肌血管舒张，故使原来的升压作用变为降压作用，此现象为肾上腺素升压作用的翻转。所以 α 受体阻断药引起的低血压不能用 AD 解救。

肾上腺素升压作用的翻转

4. 扩张支气管　激动支气管平滑肌上的 β_2 受体，并能抑制肥大细胞释放过敏介质，

还可激动 α 受体，使支气管黏膜血管收缩，减轻黏膜充血水肿，从而缓解哮喘症状。

5. 促进代谢　激动 α 和 $β_2$ 受体，促进糖原和脂肪的分解，使血糖升高，血中游离脂肪酸增加。

【临床应用】

1. 心脏骤停　对麻醉和手术意外、药物中毒、溺水、急性传染病等引起的心脏骤停，可用 AD 静脉注射或心内注射，以兴奋心脏，恢复窦性心率，同时进行心脏按压、人工呼吸和纠正酸中毒等。对电击伤所致的心跳骤停，应配合除颤器或利多卡因除颤后再用 AD。现临床多使用新三联针（AD、阿托品各 1 mg，利多卡因 100 mg）。

2. 过敏性休克　AD 通过兴奋心脏、收缩血管、升高血压、舒张支气管平滑肌、抑制过敏介质的释放，迅速缓解过敏性休克的症状，为临床治疗过敏性休克的首选药。

3. 支气管哮喘　控制哮喘急性发作。

4. 局部止血　用浸有 0.1%AD 溶液的纱布或棉球填塞局部，用于鼻黏膜或牙龈出血。

5. 与局麻药配伍　在局麻药液中加入少量的 AD，收缩局部血管，延缓局麻药吸收，延长局麻作用时间，减少吸收中毒。一般局麻药液中 AD 的浓度为 1∶250 000，一次用量不超过 0.3 mg。但手指、足趾、耳部、阴茎等部位的手术不宜加 AD，以免收缩血管，引起局部组织坏死。

【不良反应】

治疗量偶见心悸、头痛、烦躁、皮肤苍白、出汗等。剂量过大或静脉注射过快可出现血压骤升，搏动性头痛，严重者可致心律失常或心室纤颤。故应严格掌握剂量和控制给药速度。

器质性心脏病、高血压、冠心病、甲状腺功能亢进和糖尿病者禁用。

麻黄碱

麻黄碱是从中药麻黄中提取的生物碱，两千年前的《神农本草经》中即有麻黄能"止咳逆上气"的记载；麻黄碱现可人工合成，且性质稳定。

【药理作用】

直接激动 α、β 受体，并可促进肾上腺素能神经末梢释放 NA 间接发挥作用。特点：①化学性质稳定，可口服给药；②对心脏、血管、支气管平滑肌作用与 AD 相似，但弱、缓慢而持久；③中枢兴奋作用较强，并易产生快速耐受性。

【临床应用】

1. 防治腰麻和硬脊膜外腔麻醉所致的低血压。

2. 某些变态反应性疾病及鼻黏膜充血肿胀引起的鼻塞（用 0.5%～1% 溶液滴鼻）。

3. 预防支气管哮喘发作和治疗慢性轻症支气管哮喘。

【不良反应】

主要表现出中枢神经系统兴奋症状，如头痛、不安、失眠、震颤等。器质性心脏病、高血压、甲状腺功能亢进者禁用。

多巴胺（DA）

【体内过程】

口服后易在肠和肝中破坏而失效，在体内迅速经 MAO 和 COMT 催化而代谢失效，故作用时间短暂，一般采用静脉滴注给药。因 DA 不易透过血脑屏障，故无中枢作用。

【药理作用】◆ …

激动 α、β 受体和外周多巴胺受体，并促进肾上腺素能神经末梢释放 NA，间接发挥拟肾上腺素作用。

1. 兴奋心脏　激动心脏 β₁ 受体，使心肌收缩力增强，心排血量增加。但对心率影响小，较少引起心律失常。

2. 舒缩血管　治疗量的 DA 激动多巴胺受体，使肾、肠系膜、脑血管和冠状血管扩张；大剂量激动 α₁ 受体，使皮肤、黏膜、内脏血管收缩。

3. 升高血压　治疗量的 DA 使收缩压升高，舒张压不变或稍升高；大剂量激动 α 受体占优势，使收缩压及舒张压均升高。

4. 改善肾功能　治疗量的 DA 激动肾脏多巴胺受体，扩张肾血管，增加肾血流量而改善肾脏功能；还可直接抑制肾小管对钠离子的重吸收，产生排钠利尿作用。大剂量 DA 可兴奋肾脏 α 受体，使肾血管收缩，肾血流量减少，加重肾衰竭。

【临床应用】◆ …

1. 抗休克　主要用于感染性、心源性、出血性休克等，特别适用于伴有心肌收缩力减弱，尿量减少的休克患者，为临床常用较理想的抗休克药。用药时注意补充血容量，纠正酸中毒。

2. 治疗急性肾衰竭　与利尿药合用可增加尿量，改善肾功能。

【不良反应】◆ …

治疗量不良反应较轻，剂量过大或滴速过快可出现心动过速、头痛、心律失常和肾功能下降等。

二、α 受体激动药

去甲肾上腺素（NA）

NA 是肾上腺素能神经末梢释放的主要递质，药用的为人工合成品。性质不稳定，遇光和碱性溶液易氧化失效。因强烈收缩血管，易引起局部组织坏死，故禁止皮下和肌内注射，一般采用静脉滴注给药。

【体内过程】◆ …

在肠内易被碱性肠液破坏，皮下注射时，因血管剧烈收缩，不仅吸收很少，且易发生局部组织坏死，故禁止皮下及肌内注射，宜静脉给药。进入体内后迅速被 COMT 和 MAO 破坏而失活，故作用短暂，静脉注射后仅维持数分钟，一般采用静脉滴注给药以维持有效血药浓度。

【药理作用】◆ …

主要激动 α 受体，对 β₁ 受体有较弱的兴奋作用。

1. 收缩血管　激动 α₁ 受体，除扩张冠状血管外，还可使全身小动脉、小静脉收缩。以皮肤、黏膜血管收缩最明显，其次是肾、脑、肠系膜、骨骼肌血管。

2. 兴奋心脏　激动心脏的 β₁ 受体，使心肌收缩力增强，心率加快，传导加速，心排血量增加。但在整体情况下，因血压升高反射性兴奋迷走神经而减慢心率。

3. 升高血压　因兴奋心脏，增加心排血量；且收缩血管，增加外周阻力，故使收缩压及舒张压均升高。

【临床应用】◆ …

1. 休克　因 NA 易引起肾衰竭，故抗休克治疗已被间羟胺代替。

2. 低血压　对抗 α 受体阻断药（如氯丙嗪、酚妥拉明等）过量中毒引起的低血压。

3. 上消化道出血　用 1～3 mg NA 稀释后口服，使食管和胃黏膜血管收缩，产生局部止血作用。

【不良反应】◆ …

1. 局部组织坏死　静脉滴注时间过长、浓度过高或药液漏出血管以外，可引起局部血管强烈收缩而致局部组织缺血坏死。

2. 肾功能衰竭　剂量过大或滴注时间过长，使肾血管强烈收缩，肾血流量减少，出现少尿、无尿或肾实质性损伤。故用药期间密切观察患者尿量的变化，尿量至少要保持在 25 mL/h。

高血压、动脉硬化、器质性心脏病、少尿、尿闭者禁用。

间羟胺（阿拉明）

间羟胺为人工合成的拟肾上腺素药，既直接激动 α 受体，又可促进肾上腺素能神经末梢释放递质而间接发挥作用。其主要特点是：升压作用较 NA 弱而持久，对心率影响小，很少引起心律失常；对肾血管收缩作用弱，较少引起急性肾衰竭；化学性质稳定，使用方便，可肌内注射、静脉注射或静脉滴注。故临床上为 NA 的替代品，用于各种早期休克及防治低血压。

去氧肾上腺素（新福林）

本药直接激动 α_1 受体，收缩血管，升高血压，升压作用较 AD 弱而持久，由于血压升高，致使反射性兴奋迷走神经引起心率减慢，因此，临床用于治疗阵发性室上性心动过速。去氧肾上腺素还能激动瞳孔开大肌的 α 受体，使开大肌收缩而产生扩瞳作用。与阿托品比较，其扩瞳作用弱、起效快、维持时间短、不升高眼压、不调节麻痹，临床常用 2.5% 溶液滴眼，扩瞳做眼底检查。

三、β 受体激动药

异丙肾上腺素（喘息定）

异丙肾上腺素（喘息定）为人工合成品，口服易被消化酶破坏而失效，常用其气雾剂吸入给药、舌下给药或静脉滴注。

【体内过程】◆ …

口服时，易在肠黏膜与硫酸基结合而失效。气雾剂吸入给药作用较快，给药后 2～5 min 起效，维持 0.5～2 h。吸收后主要在肝及其他组织中被 COMT 所代谢，不易透过血脑屏障。异丙肾上腺素较少被 MAO 代谢，也较少被去甲肾上腺素能神经所摄取，故其作用维持时间较 AD、NA 略长。

【药理作用】 ◆ ⋯

主要激动 β_1、β_2 受体，对 α 受体几乎无作用。

1. 兴奋心脏 激动心脏 β_1 受体，使心肌收缩力增强，心率加快，传导加速，心排血量增加。与 AD 比较，该药对窦房结的作用强，而对异位起搏点影响小，故较少引起心律失常。

2. 舒张血管 激动 β_2 受体，使骨骼肌、冠状血管舒张，外周阻力下降，但对肾和肠系膜血管舒张作用较弱。

3. 对血压的影响 由于心排血量增加和外周阻力下降，故使收缩压升高而舒张压下降，脉压增大。

4. 扩张支气管平滑肌 激动支气管平滑肌上的 β_2 受体，并抑制过敏介质的释放而舒张支气管平滑肌，特别对痉挛状态的支气管平滑肌作用更明显。但对支气管黏膜的血管无收缩作用，故消除支气管黏膜充血、水肿作用不如 AD。

5. 促进代谢 促进糖原和脂肪的分解，使血糖和血中游离脂肪酸升高，组织耗氧量增加。

【临床应用】 ◆ ⋯

1. 心脏骤停 主要用于窦房结功能衰竭、心室自身节律缓慢或高度房室传导阻滞而并发的心脏骤停。常与间羟胺、阿托品合用，做心内注射，以兴奋心脏，使停搏的心脏恢复跳动。

2. 房室传导阻滞 治疗 II、III 度房室传导阻滞，以加速心脏传导，采用舌下含服或静脉滴注。

3. 支气管哮喘 用于控制支气管哮喘的急性发作，常舌下给药或气雾吸入。

4. 抗休克 在补足血容量基础上，通过兴奋心脏、增加心排血量及扩张血管，来治疗中心静脉压升高和心排血量低的感染性休克。

【不良反应】 ◆ ⋯

常见有心悸、头痛，用量过大可引起心律失常和诱发/加重心绞痛。久用可产生耐受。冠心病、心肌炎及甲状腺功能亢进者禁用。

▌第二节 抗肾上腺素药

根据药物对受体选择性不同，可分为 α 受体阻断药和 β 受体阻断药两大类。

一、α 受体阻断药

α 受体阻断药能选择性地与 α 受体结合，妨碍神经递质 NA 或肾上腺素受体激动药与 α 受体结合，从而拮抗 α 受体激动所产生的一系列效应。根据药物对 α_1、α_2 受体的选择性不同可将药物分为非选择性 α 受体阻断药、选择性 α_1 受体阻断药和选择性 α_2 受体阻断药 3 大类。

（一）非选择性 α 受体阻断药

本类药物与 α 受体结合较疏松，易于解离，起效快而作用维持时间短。由于该类药与 NA 竞争同一受体，故此类药又称竞争性 α 受体阻断药。常用药物有酚妥拉明、妥拉唑林等。

酚妥拉明（立其丁）

【体内过程】◆ …

本品口服生物利用度低，作用维持 3～4 h；肌内注射作用持续 30～45 min。

【药理作用】◆ …

1. 舒张血管　通过阻断血管平滑肌上的 α_1 受体和直接松弛血管平滑肌，而使血管舒张，外周阻力下降，血压下降。

2. 兴奋心脏　因血管扩张，血压下降反射性兴奋交感神经，引起内源性儿茶酚胺释放增加，同时又阻断突触前膜上 α_2 受体，反馈性增加 NA 的释放，从而增强心肌的收缩力，加快心率，增加心排血量。

3. 拟胆碱及组胺样作用　使胃肠平滑肌兴奋，胃酸分泌增加。

【临床应用】◆ …

1. 抗休克　利用其舒张血管降低外周阻力及兴奋心脏增加心排血量，而增加组织灌流量，改善微循环。适用于感染性、神经源性和心源性休克，用药前宜先补充血容量。

2. 外周血管痉挛性疾病　如肢端动脉痉挛症（雷诺综合征）、血栓栓塞性脉管炎及冻伤后遗症。

3. 难治性心力衰竭　酚妥拉明通过扩张小动脉、小静脉，降低心脏前后负荷，使左室舒张末压下降；同时能增强心肌收缩力，增加心排血量，而改善心衰症状。

4. 嗜铬细胞瘤　用于嗜铬细胞瘤的鉴别诊断和预防手术高血压危象。

【不良反应】◆ …

1. 直立性低血压　给药后，嘱患者静卧 30 min 且起床时逐渐改变体位。一旦发生体位性低血压，应让患者平卧，取头低脚高位，进行补液，同时用间羟胺或 NA 升压。

2. 胃肠道反应　常见恶心、呕吐、腹痛、腹泻等。可诱发/加重消化道溃疡，故消化道溃疡患者慎用。

3. 组胺样反应　使胃酸分泌增加，皮肤潮红等。

妥拉唑林

本品的药理作用、持续时间及临床应用与酚妥拉明相似，但对 α 受体阻断作用较弱，而拟胆碱和组胺样作用较强。临床主要用于血管痉挛性疾病的治疗，不良反应与酚妥拉明相似，但发生率较高。

酚苄明

本品与 α 受体以共价键式牢固结合，阻断 α 受体作用强大而持久，故又称为非竞争性 α 受体阻断药。药理作用同酚妥拉明，但起效慢、作用强而持久。适用于外周血管痉挛性疾病、不宜手术的嗜铬细胞瘤或恶性嗜铬细胞瘤患者的治疗等。不良反应常见体位性低血压，静注过快引起心动过速、心律失常和心绞痛。其他尚有消化道反应及皮肤潮红等。冠心病、消化性溃疡慎用。

（二）选择性 α_1 受体阻断药

哌唑嗪

哌唑嗪选择性地阻断 α_1 受体，而对 α_2 受体的阻断极少，因此不促进 NA 的释放，加快心率的副作用较轻，口服有效。近年来，合成了不少哌唑嗪的衍生物，成为一类新型降压药。

（三）选择性 α_2 受体阻断药

育亨宾

本品选择性阻断 α_2 受体，可促进去甲肾上腺素能神经末梢释放 NA，增加交感神经的张力。主要用作实验研究中的工具药，也可用于治疗男性性功能障碍及糖尿病患者的神经病变。

二、β 受体阻断药

β 受体阻断药可与去甲肾上腺素能神经递质或肾上腺素激动药竞争 β 受体，从而产生拮抗 β 受体效应。

β 受体阻断药

（一）β_1、β_2 受体阻断药

本类药物包括有普萘洛尔、噻吗洛尔、吲哚洛尔、索他洛尔等。

普萘洛尔（心得安）

【体内过程】◆ ⋯

脂溶性高，口服吸收快而完全，但首关消除明显，口服生物利用度较低。体内分布广，与血浆蛋白结合率高。口服血浆高峰浓度存在明显个体差异，故从小剂量开始逐渐增加到适当的剂量。

【药理作用】◆ ⋯

1. β 受体阻断作用

心血管系统

通过阻断心脏 β_1 受体，使心肌收缩力减弱，心率减慢，心排血量减少，心肌耗氧量降低；并阻断肾脏 β 受体，抑制肾素的分泌而降低血压。

支气管平滑肌

阻断支气管平滑肌上 β_2 受体，导致支气管平滑肌收缩，气道阻力增加，易诱发 / 加重哮喘发作。

对代谢的影响

非选择性 β 受体阻断药可抑制交感神经兴奋引起的脂肪分解；延缓恢复糖尿病患者用胰岛素治疗后血糖水平，掩盖低血糖反应的症状，如心悸等；抑制甲状腺素（T_4）转变为三碘甲状腺原氨酸（T_3）。

2. 膜稳定作用　普萘洛尔在高浓度时能降低细胞膜对钠、钾离子的通透性，故称为膜稳定作用。产生此作用的血药浓度比临床有效血药浓度高 50～100 倍，所以临床应用意义不大。

3. 其他　抑制血小板聚集作用；降低眼内压。

【临床应用】◆ ⋯

主要用于治疗心绞痛、高血压、快速型心律失常、心肌梗死、甲状腺功能亢进、肥厚型心肌病、偏头痛及肌震颤等。

【不良反应】◆ ⋯

1. 一般反应　常见有头晕、乏力、恶心、呕吐、腹痛、腹泻等，停药后可自行消失。

2. 抑制心脏　可使心率减慢、房室传导阻滞，诱发心力衰竭。

3. 诱发/加重支气管哮喘　因阻断 β_2 受体，使支气管平滑肌收缩，增加呼吸道阻力。

4. 反跳现象　久用突然停药可使原来病情加重。这是由于长期应用 β 受体阻断后，使 β 受体数目增多，对递质敏感性增高所致。

窦性心动过缓、支气管哮喘、严重房室传导阻滞、低血压者禁用。

噻吗洛尔（噻吗心安）

噻吗洛尔是作用最强的非选择性 β 受体阻断药。临床常用其 0.25% 滴眼剂滴眼，抑制房水的生成，降低眼内压，治疗青光眼。与毛果芸香碱比较，无缩瞳及调节痉挛等不良反应。

（二）β_1 受体阻断药

本类药物选择性阻断 β_1 受体，临床广泛用于治疗高血压、心力衰竭、心绞痛、肥厚性心肌病等。常用药物有阿替洛尔、美托洛尔等。

（三）α、β 受体阻断药

本类药物是第三代非选择性 β 受体阻断药，对 β 受体及 α 受体都有阻断作用，临床应用广泛，常用药物如拉贝洛尔、卡维地洛等。

【知识拓展】◆ ⋯

嗜铬细胞瘤

嗜铬细胞瘤是由于嗜铬细胞的肿瘤或增生并分泌过多的儿茶酚胺所致的一种疾病。90% 的嗜铬细胞瘤位于肾上腺髓质内（少数无肿瘤，仅表现为嗜铬细胞增生），主要产生和分泌 AD。高血压为其主要的特征性表现，可呈间歇性或持续性发作。嗜铬细胞瘤的诊断主要依据临床症状、酚妥拉明试验、B 超检查和 CT 扫描。临床上，对于高血压伴心悸、头痛、多汗，用一般降压药无效，应用酚妥拉明后 2～3 min，血压较用药前至少降低 35/25 mmHg 且持续至少 3 min，则为阳性反应，高度提示嗜铬细胞瘤的可能。

学习检测

单项选择题

1. 抢救过敏性休克首选药是（　　）。

 A. 多巴酚丁胺　　　　　　　　　B. 异丙肾上腺素

 C. 去甲肾上腺素　　　　　　　　D. 多巴胺

 E. 肾上腺素

2. 肾上腺素与局麻药配伍的目的是（　　）。

 A. 防止过敏性休克

 B. 中枢镇静作用

 C. 局部血管收缩，促进止血

 D. 延长局麻作用时间及防止吸收中毒

 E. 防止出现低血压

3. 上消化道出血时，局部止血可用（　　）。

 A. 去甲肾上腺素口服　　　　　　B. 去甲肾上腺素肌内注射

 C. 去甲肾上腺素静脉注射　　　　D. 去甲肾上腺素静脉滴注

 E. 间羟胺肌注

4. 溺水、麻醉和手术意外所致的心脏骤停宜选用（　　）。

 A. 肾上腺素　　　　　　　　　　B. 去甲肾上腺素

 C. 异丙肾上腺素　　　　　　　　D. 多巴胺

 E. 麻黄碱

5. 防治硬膜外和蛛网膜下隙麻醉引起的低血压宜选用（　　）。

 A. 肾上腺素　　　　　　　　　　B. 去甲肾上腺素

 C. 异丙肾上腺素　　　　　　　　D. 多巴胺

 E. 麻黄碱

6. 治疗外周血管痉挛性疾病的药物是（　　）。

 A. 拉贝洛尔　　　　　　　　　　B. 酚妥拉明

 C. 吲哚洛尔　　　　　　　　　　D. 美托洛尔

 E. 噻吗洛尔

常用药物制剂与用法

盐酸肾上腺素 注射剂：每支 0.5 mg（0.5 mL）、1 mg（1 mL），皮下注射或肌内注射，1 次 0.25～1 mg；必要时心室内注射，1 次 0.25～1 mg 用 0.9% 氯化钠注射液稀释 10 倍。极量：皮下注射，1 次 1 mg。

盐酸多巴胺 注射剂：每支 20 mg（2 mL），静滴，20 mg 加于 5% 葡萄糖 200～500 mL 中，每分钟 75～100 μg。极量：静滴，每分钟 20 μg/kg。

盐酸麻黄碱 片剂：每片 15 mg、25 mg、30 mg，口服，1 次 15～30 mg，1 日 3 次；注射剂：每支 30 mg（1 mL），皮下注射或肌内注射，1 次 15～30 mg；滴鼻剂：0.5%～1%，滴鼻次数按需要而定。极量：口服，1 次 60 mg；肌内注射，1 次 40 mg，1 日 150 mg。

重酒石酸去甲肾上腺素 注射剂：每支 2 mg（1 mL）、10 mg（2 mL）（2 mg 相当于去甲肾上腺素 1 mg），静脉滴注：2 mg 加于 5% 葡萄糖注射液 500 mL 中，4～8 μg/min。

重酒石酸间羟胺 注射剂：每支 10 mg（1 mL），皮下注射或肌内注射，1 次 10 mg，静脉滴注：10～20 mg 加于葡萄糖 100 mL 中。极量：静脉滴注，每次 100 mg，每分钟 0.2～0.4 mg。

盐酸去氧肾上腺素 注射剂：每支 10 mg（1 mL），皮下注射或肌内注射，1 次 2～5 mg；静滴：10 mg 加于 0.9% 氯化钠注射液或 5% 葡萄糖注射液 100 mL 中；滴眼液：2.5%。极量：肌内注射，每次 10 mg；静脉滴注，每分钟 0.18 mg。

硫酸异丙肾上腺素 注射剂：每支 1 mg（2 mL），静脉滴注：0.1～0.2 mg 加于 5% 葡萄糖注射液 100～200 mL 中，每分钟滴入 0.5～2 mL，或按需要而定。

盐酸异丙肾上腺素 气雾剂：0.25%，喷雾吸入，1 次 0.1～0.4 mg；片剂：每片 10 mg，舌下含化，1 次 10 mg，1 日 3 次。极量：吸入，1 次 0.4 mg，1 日 2.4 mg；舌下含化，1 次 20 mg，1 日 60 mg。

盐酸多巴酚丁胺 注射剂：每支 250 mg（5 mL），静脉滴注：250 mg 加于 5% 葡萄糖注射液 500 mL 中，每分钟 2.5～10 μg/kg。

甲磺酸酚妥拉明 注射剂：每支 5 mg（1 mL）、10 mg（1 mL），肌内注射或静脉注射，1 次 5～10 mg。

盐酸妥拉唑啉 片剂：每片 25 mg，口服，1 次 25 mg，1 日 3 次；注射剂：每支 25 mg（1 mL）；肌内注射，1 次 25 mg。

盐酸酚苄明 片（胶囊）剂：每片（粒）10 mg，口服，1 次 10～20 mg，1 日 2 次；注射剂：每支 10 mg（1 mL），抗休克，0.5～1 mg/kg 加于 5% 葡萄糖注射液 200～500 mL 中静脉滴注，最快应至少 2 小时滴完。

盐酸普萘洛尔 片剂：每片 10 mg，抗心绞痛及抗高血压，口服，1 次 10 mg，1 日 3 次，每 4～5 d 增加 10 mg，直至 1 日 80～100 mg，或至症状明显减轻或消失；抗心律失常，口服，1次10～20 mg，1日3次；注射剂：每支5 mg（5 mL）；静脉滴注，1次2.5～5 mg加于100 mL 5%葡萄糖注射液中静脉滴注。

　　吲哚洛尔　片剂：每片5 mg，口服，1次5 mg，1日3次；注射剂：每支0.4 mg（2 mL），加于100 mL 5%葡萄糖注射液中，稀释为0.4 mg/mL供静脉滴注。

　　噻吗洛尔　滴眼液：0.25%，1日2次。

　　美托洛尔　片剂：每片50 mg，口服，1次50～100 mg，1日2次；注射剂：每支5 mg（5 mL），急需时缓慢静脉注射，1次5 mg。

　　阿替洛尔　片剂：每片50 mg、100 mg，口服，1次50～100 mg，1日1～2次。

第八章
局部麻醉药

学习目标

1. 掌握普鲁卡因、利多卡因、丁卡因、丁哌卡因的药理学特性、临床应用、不良反应。

2. 熟悉局部麻醉药的应用方法。

预习案例

患者，男，20岁，因不慎高处坠落，数处骨折，急诊入院。在对患者进行清创等处理过程中，数处局部注射普鲁卡因，患者自觉头晕、恶心、心慌、胸前紧压窒息感和恐惧感。检查发现：T39℃、P110次／min、R24次／min，呼吸幅度加大、抽搐、瞳孔散大、神志不清、Bp80／50 mmHg。经停用局麻药，使用镇静抗惊厥药和物理降温后，患者生命指征恢复正常。

思考 ⋯⋯⋯⋯⋯⋯⋯⋯⋯⋯⋯⋯⋯⋯⋯⋯⋯⋯⋯

患者是否应诊断为局部麻醉药中毒？在使用局部麻药时应注意什么问题？

局部麻醉药简称局麻药，是一类应用在神经末梢或神经干周围，能可逆性地阻断神经冲动的产生和传导，在意识清醒的情况下使患者局部感觉暂时性消失，有利于手术等操作的药物。局麻作用消失后，神经功能可完全恢复，对各类组织无损伤性影响。

第一节 局部麻醉药的作用及其机制

一、局麻作用

局麻药在低浓度时就能阻断无髓鞘的感觉神经和无髓鞘的自主神经节后纤维冲动的产生和传导，较高浓度时对有髓鞘的感觉神经、运动神经和中枢神经均有阻断作用。传导痛觉冲动的神经纤维细胞无髓鞘，因此，感觉消失的顺序首先是痛觉，其次是冷觉、温觉、触觉和压觉，恢复则按照相反的顺序进行。

目前，认为局麻药主要作用于神经细胞膜上的 Na^+ 通道，抑制 Na^+ 内流，从而阻断动作电位的产生和神经冲动的传导，产生局部麻醉作用。

二、吸收作用

局麻药剂量过大或浓度过高，或误将药物注入血管时引起吸收作用，实际上是局麻药的毒性反应，主要表现为 3 个方面。

1. 中枢作用　局麻药对中枢神经系统的作用是先兴奋后抑制，前者表现为烦躁不安、震颤、抽搐，甚至惊厥，随后抑制中枢兴奋性神经元，引起中枢神经广泛抑制，致昏迷、呼吸麻痹。故局麻药中毒时，应注意维持呼吸。

2. 抑制心脏　局麻药能降低心肌兴奋性，使心肌收缩力减弱，传导减慢，不应期延长，甚至引起心脏停搏。如小剂量利多卡因对心脏的抑制，有利于纠正心律失常。

3. 扩张血管　各种局麻药通过抑制交感神经而致血管扩张。酯类局麻药（如普鲁卡因）还有直接扩张血管的作用，这会加速局麻药的吸收而增加中毒机会。因此，注射时，可加入 1：100 000～1：200 000 的 AD 溶液以收缩局部血管，从而延缓局麻药吸收，延长局麻作用时间和预防吸收中毒，亦可减少手术野的出血。

第二节 局部麻醉药的应用方法

一、表面麻醉

表面麻醉又称黏膜麻醉，选用穿透力强的药物喷或涂在黏膜表面，使黏膜下神经末梢麻醉。表面麻醉多用于口腔、鼻、咽喉、眼及尿道的黏膜手术或检查，常选用黏膜穿透力较强的局麻药，如丁卡因、利多卡因等。

二、浸润麻醉

浸润麻醉是将药液注入手术切口部位的皮内、皮下或手术野附近深部组织，使局部神经末梢被药液浸润而麻醉，适用于浅表的小手术。常选用毒性较低、安全性较高、穿透力小的普鲁卡因，其次是利多卡因。

三、传导麻醉

传导麻醉又称神经干阻滞麻醉，是将局麻药注射到外周神经干附近，阻断神经冲动传导，使该神经分布的区域麻醉，常用于四肢、面部、口腔等部位的手术。常用普鲁卡因、利多卡因、丁哌卡因。

四、蛛网膜下隙麻醉

蛛网膜下隙麻醉又称腰麻或脊髓麻醉，是将麻醉药从第 3～4 或第 4～5 腰椎间隙注入蛛网膜下隙，麻醉该部位的脊神经根，常用于下腹部和下肢手术，常用药物为普鲁卡因、丁卡因。麻醉时的主要危险是呼吸麻痹和血压下降，可取轻度的头低位（10°～15°）或用麻黄碱预防。

成人腰椎麻醉的部位

五、硬膜外麻醉

硬膜外麻醉是将局麻药注射到硬脊膜外腔，使其沿着脊神经根扩散而麻醉脊神经。硬脊膜外腔终止于枕骨大孔，不与颅腔相通，药液不扩散至脑组织，无腰麻时的头痛或脑脊液刺激征。本麻醉方法适用于从颈部及下肢的多种手术，特别是上腹部手术，常用药物为利多卡因、丁哌卡因等。麻醉时也可引起血压下降和心脏抑制，可用麻黄碱预防。

第三节 常用的局部麻醉药

普鲁卡因（奴佛卡因）

普鲁卡因属短效酯类局麻药，起效较慢、作用时间短、毒性相对较小。对黏膜的穿透力弱，一般不用于表面麻醉，常局部注射用于浸润麻醉、传导麻醉、蛛网膜下隙麻醉和硬膜外麻醉。有时可引起过敏反应，故用药前应做皮肤过敏试验，过敏者用利多卡因代替。

利多卡因（赛罗卡因）

利多卡因属酰胺类药物，是目前应用最多的局麻药。与相同浓度的普鲁卡因相比，利多卡因起效快、作用强而久、穿透力也较强、安全范围较大，适用于各种局麻方法，有全能麻醉药之称，主要用于传导麻醉和硬膜外麻醉，也可用于心律失常的治疗。

丁卡因（地卡因）

丁卡因是酯类化合物，其盐酸盐易溶于水。与普鲁卡因比较，具有麻醉作用强（为普鲁卡因的 10 倍）、毒性大（为普鲁卡因的 10～20 倍）、穿透力强、维持时间长、作用快（1～3 min 起效）等特点。该药由于毒性大、吸收迅速，故一般不用于浸润麻醉。主要用于眼科、耳鼻咽喉科和口腔科手术时做表面麻醉，也可用于传导麻醉、腰麻、硬膜外麻醉，但必须严格控制剂量。

丁哌卡因（布比卡因）

丁哌卡因属酰胺类化合物，是一种强效和长时效酰胺类局麻药，麻醉时间比利多卡因长 2～3 倍。因组织穿透力弱，故不适用于表面麻醉，其他麻醉均可以用。本品心脏毒性较强且复苏困难，应予以警惕。

罗哌卡因

罗哌卡因化学结构类似丁哌卡因，是新型长效局麻药。该药局麻作用比丁哌卡因强，对感觉神经的阻断作用明显强于运动神经，对中枢神经系统和心血管系统的毒性低，有明显的收缩血管作用，作浸润麻醉时无须加入 AD，还适用于硬膜外、臂丛阻滞，是丁哌卡因的理想替代药。此外，因该药对子宫和胎盘血流几乎无影响，故也适用于产科手术麻醉。

【知识拓展】

利多卡因对高调耳鸣的神奇疗效

1943 年，由 lofgren 首先合成利多卡因，作为局麻药用于局部镇痛。研究发现，向鼻甲注入该药可对耳鸣严重的患者出现神奇疗效。有一位受耳鸣折磨的女青年，当第一次使用利多卡因，在药物徐徐推入过程中，她的高调耳鸣戛然而止，她激动得热泪盈眶，且流露出了从饱受耳内噪声折磨的绝望处境中解脱出来的轻松、欣慰与感激之情。利多卡因对约 80% 的高调耳鸣患者疗效较佳，一般无不良反应，疗效持续时间 20～30 min，是耳鸣专科门诊的治疗方法之一。用高调耳鸣患者的话说："让我宁静片刻，就非常知足了。"坚信随着研究工作的深入开展，长效缓解耳鸣的药物必将问世。

学习检测

单项选择题

1. 局麻药中毒时的中枢症状是（　　）。

　　A. 出现兴奋现象　　　　　　　　B. 出现抑制现象

　　C. 先抑制后兴奋　　　　　　　　D. 先兴奋后抑制

　　E. 以上均不是

2. 下列局麻药中作用维持时间最长的是（　　　）。

    A. 丁卡因   B. 利多卡因

    C. 普鲁卡因   D. 丁哌卡因

    E. 可卡因

3. 下列常用局麻药中，毒性最大的是（　　　）。

    A. 丁卡因   B. 利多卡因

    C. 普鲁卡因   D. 丁哌卡因

    E. 辛可卡因

4. 可用于治疗心律失常的局麻药是（　　　）。

    A. 丁卡因   B. 利多卡因

    C. 普鲁卡因   D. 丁哌卡因

    E. 辛可卡因

常用药物制剂与用法

盐酸普鲁卡因　注射剂：25 mg／10 mL、50 mg／10 mL、40 mg／2 mL，浸润麻醉用 0.5%～1% 等渗液，传导麻醉、腰麻和硬膜外麻醉均可用 2% 溶液。极量：一次 1 000 mg；蛛网膜下隙阻滞麻醉一次不超过 200 mg。

盐酸利多卡因　注射剂：200 mg／10 mL、400 mg／20 mL，表面麻醉、硬膜外麻醉用 1%～2% 溶液，局部浸润麻醉用 0.25%～0.5% 溶液。极量：一次 500 mg；腰麻不宜超过 100 mg。

盐酸丁卡因　注射剂：50 mg／5 mL，表面麻醉用 0.25%～1% 溶液，传导麻醉、腰麻和硬膜外麻醉均可用 0.2% 溶液。极量：腰麻不宜超过 6 mg。

盐酸丁哌卡因　注射剂：12.5 mg／5 mL、37.5 mg／5 mL，浸润麻醉用 0.25% 溶液，传导麻醉 0.25%～0.5% 溶液，硬膜外麻醉用 0.5%～0.75% 溶液。极量：200 mg／次，400 mg／日。

依替卡因　注射剂：神经阻滞浓度为 0.5%，硬膜外阻滞浓度为 0.5%～1.0%。极量：一次用量可达 300 mg。

第九章
镇静催眠药

学习目标

1. 掌握地西泮的药理作用、临床用途、不良反应。

2. 熟悉氯氮䓬、氟西泮、硝西泮、氯硝西泮、三唑仑等苯二氮䓬类药物的药理学特性。

3. 了解巴比妥类药物的分类、特点、用途及中毒的抢救措施。

预习案例

患者，女，43岁。近3个月睡眠不佳，表现为入睡困难，夜里易醒，一夜醒来3～5次，有时很难再入睡，并伴有多梦，脑电图检查未见异常，诊断为失眠症。

思考 ···

该患者可否首选巴比妥类药物治疗？为什么？

镇静催眠药是一类通过抑制中枢神经系统缓解过度兴奋和产生近似生理性睡眠的药物。能使躁动不安、兴奋激动转为情绪安静的药物称为镇静药，能引起近似生理性睡眠的药物称为催眠药。镇静药和催眠药之间并无明显界线，小剂量呈现镇静作用，较大剂量可出现催眠作用。某些镇静催眠药（如巴比妥类）尚可引起麻醉作用，加大剂量可引起急性中毒，甚至致死。

常用的镇静催眠药分为：①苯二氮䓬类，如地西泮、硝西泮等；②巴比妥类，如苯巴比妥、异戊巴比妥等；③其他类，如水合氯醛等。

第一节 苯二氮䓬类

苯二氮䓬类（BDZ 或 BZ）药物除具有镇静、催眠作用外，尚可改善患者的不安、紧张、恐惧等焦虑症状，又属抗焦虑药。因疗效好、安全范围大，故临床常用。代表药为地西泮，其他常用药有氯氮䓬、硝西泮、三唑仑等。

地西泮（安定）

【体内过程】◆ …

镇静催眠药的作用原理

口服吸收迅速而完全，服药后 1 h 血药浓度达峰值。肌内注射时，受体液 pH 影响，吸收慢而不规则，血药浓度仅为口服同等剂量的 60%。本药脂溶性高，易透过血脑屏障，故急需发挥疗效时应口服或静脉注射。在肝内代谢，主要代谢产物为去甲西泮，经肾排泄，长期用药可致药物蓄积。可通过胎盘及乳汁排出，故产前及哺乳妇女忌用。

【药理作用】◆ …

1. 抗焦虑 小剂量即可明显改善焦虑患者的紧张、忧虑、恐惧及失眠等症状。

2. 镇静催眠 随着剂量的增加，可呈现镇静催眠作用，有暂时性记忆缺失，对快动眼睡眠（REMS）时相影响较小，能产生近似生理性睡眠，醒后无明显不良反应，不引起中枢麻醉，安全范围大。

3. 抗惊厥和抗癫痫 地西泮具有强大的抗惊厥作用和抗癫痫作用。

4. 中枢性肌肉松弛作用 地西泮可使骨骼肌张力降低，但不影响正常活动。通过抑制脑干网状结构中的多突触反射，抑制中间神经元的传递，减弱对脊髓反射的易化影响，呈现肌松作用。

【临床应用】◆ …

（1）用于治疗焦虑症。

（2）临床广泛用于失眠症、麻醉前给药等，也常作为心脏电击复律和内镜检查的辅助用药。

（3）可用于破伤风、子痫、小儿高热和药物中毒所致的惊厥。静脉注射是治疗癫痫持续状态的首选药。

（4）可用于缓解由中枢神经病变引起的骨骼肌张力增高或因局部病变所致的骨骼肌痉挛（如腰肌劳损等）。

【不良反应】◆⋯

1. 中枢神经反应 治疗量连续用药可出现嗜睡、头昏、乏力、记忆力减退等反应，大剂量偶致共济失调。

2. 耐受性和依赖性 长期应用可产生一定的耐受性和依赖性，久用骤停可出现戒断症状，表现为失眠、焦虑、噩梦、激动、震颤，甚至惊厥，故不宜长期使用。

3. 急性中毒 过量或注射过快时可致急性中毒，表现为运动功能失调，语言不清，甚至昏迷、呼吸及心跳停止，饮酒或同时应用其他中枢抑制药时更易发生。中毒反应可用苯二氮䓬受体阻断药氟马西尼救治。

老年人和儿童应慎用，孕妇、哺乳妇女、青光眼及重症肌无力者禁用。

其他常用苯二氮䓬类镇静催眠药有氟西泮、氯氮䓬、硝西泮、氯硝西泮、三唑仑等（表9-1）。

表9-1 常用苯二氮䓬类药物作用特点

类别	常用药物	作用特点	主要用途
长效	地西泮	镇静作用快而确实，对快动眼睡眠影响小，抗惊厥作用明显	抗焦虑、镇静、催眠、抗惊厥、麻醉前给药、癫痫持续状态
	氟西泮	缩短入睡时间，延长总睡眠时间，并减少觉醒次数，对快动眼睡眠影响小，无反跳现象	入睡困难、夜间易醒及早醒的各种失眠症
中效	氯氮䓬	作用与地西泮相似而较弱	焦虑性神经官能症、失眠症，抗癫痫
	硝西泮	催眠及抗癫痫作用较强	失眠症、抗癫痫
	氯硝西泮	抗惊厥和抗癫痫作用较强	癫痫持续状态，儿童癫痫小发作，婴儿痉挛性发作
短效	三唑仑	诱导入睡迅速，催眠作用强而短、依赖性较强	各型失眠症

■ 第二节 巴比妥类

巴比妥类是巴比妥酸的衍生物，常用药物有苯巴比妥、异戊巴比妥、司可巴比妥、硫喷妥钠等（表9-2）。

表9-2 不同时效巴比妥类药物作用特点比较

分类	代表药	显效时间（min）	作用持续时间（h）	主要用途
长效	苯巴比妥	30～60	6～8	抗惊厥、抗癫痫

续表 9-2

分类	代表药	显效时间（min）	作用持续时间（h）	主要用途
中效	异戊巴比妥	15～30	3～6	镇静催眠
短效	司可巴比妥	15	2～3	抗惊厥、镇静催眠
超短效	硫喷妥钠	静注后立即显效	0.25	静脉麻醉

【药理作用】

巴比妥类对中枢神经系统具有普遍的抑制作用，随着剂量的增加，中枢抑制作用依次呈现镇静、催眠、抗惊厥及中枢麻醉作用，过量可抑制延髓呼吸中枢和血管运动中枢，导致呼吸麻痹而死亡。

【临床应用】

因安全性不及苯二氮䓬类，且较易产生依赖性，故已很少用于镇静催眠，临床已被苯二氮䓬类取代。苯巴比妥仍用于抗惊厥、抗癫痫，硫喷妥钠用于静脉麻醉。

【不良反应】

1. 后遗效应　服药次晨可出现头晕、困倦、嗜睡、精神不振及定向障碍等，亦称"宿醉"。驾驶员或从事高空作业人员服用巴比妥类后应警惕后遗效应。

2. 耐受性与依赖性　反复或长期连续服用可产生耐受性和依赖性，突然停药易发生"反跳"现象，REMS 时程延长，伴有多梦，引起睡眠障碍。产生依赖性后，停药可出现戒断症状，表现为兴奋、失眠、焦虑、震颤、肌肉痉挛，甚至惊厥。

3. 急性中毒　催眠量的巴比妥类对正常人呼吸影响不明显，大剂量或静脉注射速度过快可引起急性中毒，对呼吸中枢有明显抑制作用。呼吸深度抑制是巴比妥类药物中毒致死的主要原因。对急性中毒者应积极采取抢救措施：①排除毒物。可用 1:2 000～1:5 000 高锰酸钾溶液或温生理盐水洗胃，静脉滴注碳酸氢钠或乳酸钠，以碱化血液和尿液，促使巴比妥类药物由神经组织向血液转移，并减少在肾小管的重吸收；也可静脉滴注葡萄糖注射液合用利尿药或甘露醇，以加速药物排泄；有条件时可进行血液透析。②支持疗法和对症治疗。维持呼吸、循环和肾功能。保持呼吸道通畅，可采用人工呼吸，给氧，必要时给予呼吸兴奋药和升压药。

4. 其他　少数人使用后可见荨麻疹、血管神经性水肿及哮喘等变态反应，偶见剥脱性皮炎。苯巴比妥可致肝功能损害及肝小叶中心坏死。

严重肝功能不全、支气管哮喘、颅脑损伤者禁用。妊娠和哺乳期、低血压、甲状腺功能低下、发热、贫血、出血性休克及心、肝、肾功能不全者慎用。

■ 第三节　其他镇静催眠药

1. 水合氯醛　性质较稳定，口服吸收快，催眠作用强而可靠，无"宿醉"现象，可用于顽固性失眠或使用其他催眠药效果不佳的患者。多灌肠给药用于抗惊厥，如子痫、破伤风及小儿高热惊厥。久用机体可产生耐受和依赖，有强烈的黏膜刺激性，易引起恶心、呕吐及上腹部不适等，不宜用于胃炎及溃疡患者。

2. 褪黑素（melatonin, MT）　是松果体分泌的主要激素，对机体影响广泛，具有调节生物节律及内分泌、抗炎、镇痛、镇静、催眠以及抗氧化、清除自由基等作用。可用于改善睡眠质量，如睡眠时相滞后，时差反常、倒班作业等引起的睡眠障碍。

【知识拓展】◆

睡眠

　　人的生命约有 1/3 是在睡眠中度过的，并且睡眠可以解除疲劳和恢复精神。睡眠是大脑的主动活动过程，而不是被动的觉醒状态的取消；脑内许多神经结构和递质参与睡眠的发生和发展（从而开展了梦的生理学研究以及临床睡眠紊乱症的鉴别诊断和治疗等）。但至今对睡眠的起源、发生和发展的机制，时相转换的生理基础，以及睡眠如何消除疲劳等仍不了解。

■ 学习检测

单项选择题

1. 地西泮的药理作用不包括（　　　）。

A. 抗精神分裂症作用　　　　　　　　B. 抗惊厥作用

C. 抗癫痫作用　　　　　　　　　　　D. 中枢性肌松作用

E. 抗焦虑作用

2. 下列作用中巴比妥类具有苯二氮䓬类没有的是（　　　）。

A. 镇静、催眠　　　B. 抗焦虑　　　　　C. 抗惊厥

D. 静脉麻醉　　　　E. 抗癫痫

常用药物制剂与用法

地西泮　片剂：2.5 mg、5 mg，抗焦虑、镇静 2.5～5 mg/次，3 次/日，催眠 5～10 mg/次。注射剂：10 mg/2 mL，癫痫持续状态，5～10 mg/次，缓慢静脉注射，再发作时可重复应用；心脏电复律，每 2～3 min 静脉注射 5 mg 至出现嗜睡、语言含糊或入睡。

氯氮䓬　片剂：5 mg，抗焦虑、镇静，5～10 mg/次，3 次/日，催眠，10～20/次，睡前服。

氟西泮　胶囊剂：15 mg，催眠，15～30 mg／次，睡前服。

硝西泮　片剂：5 mg，催眠，5～10 mg／次，睡前服；抗惊厥，5～20 mg／日；抗癫痫，5～30 mg／次。

氯硝西泮　片剂：0.5 mg、2 mg，催眠，2 mg／次，睡前服；抗癫痫，4～8 mg／日。极量：20 mg。

苯巴比妥　片剂：10 mg、25 mg、30 mg、60 mg、100 mg，抗癫痫，15～30 mg／次，3 次／日。注射剂：100 mg、200 mg，抗惊厥，肌内注射，100～200 mg／次，必要时，给药后 4～6 h 后重复给药 1 次。

水合氯醛　溶液剂：含水合氯醛 10%，口服，催眠，10% 的水溶液 5～15 mL，每晚 1 次，儿童 50 mg／kg／次；抗惊厥，10% 溶液 10～15 mL 加等量水稀释后灌肠。

第十章
抗癫痫药和抗惊厥药 ————————————

学习目标

> 1. 掌握苯妥英钠、卡马西平、苯巴比妥、苯二氮䓬类、乙琥胺、丙戊酸钠等抗癫痫药的药理学特性及临床应用。
>
> 2. 了解抗癫痫药的应用原则。

预习案例

> 患者，男，38岁，脑外伤史10余年。近5年来，经常出现突发意识丧失、神志不清、四肢抽搐、口吐白沫。脑电图检查中度异常。诊断为癫痫强直阵挛性发作（大发作）。
>
> 思考 ··
>
> 该患者可选用哪些抗癫药进行治疗？为什么？

癫痫是由多种病因所致的脑部病灶神经元过度兴奋，产生异常高频放电，并向周围正常脑细胞扩散，引起大脑功能失调的综合征。癫痫表现为突然发作、短暂运动、感觉功能或精神异常，伴有异常脑电图。由于放电神经元所在部位（病灶）和扩散范围不同，则表现出不同的临床症状和类型。

■ 第一节 抗癫痫药

常用抗癫痫药主要通过抑制病灶区神经元的异常放电或遏制异常放电向周围正常组织扩散，控制癫痫发作。作用机制多与干扰 Na^+、K^+、Ca^{2+} 等离子通道或增强 γ - 氨基丁酸（γ-aminobutyric acid, GABA）能神经作用有关。临床根据癫痫发作类型选用不同的药物治疗（表 10-1）。

表 10-1 癫痫发作类型及临床选药

癫痫类型		首选药	次选药
局限性发作	单纯局限性发作	卡马西平	苯妥英钠、扑米酮、氟桂利嗪
	精神运动性发作	卡马西平	苯妥英钠、扑米酮
全身性发作	小发作	乙琥胺	氯硝西泮、丙戊酸钠
	大发作	苯妥英钠	卡马西平、扑米酮、苯巴比妥
	肌阵挛性发作	糖皮质激素	氯硝西泮、硝西泮、丙戊酸钠
	癫痫持续状态	地西泮	氯硝西泮、苯巴比妥

一、常用抗癫痫药

苯妥英钠

【体内过程】◈ …

口服吸收慢而不规则，血浆蛋白结合率高，达 90%，易分布于脑组织。不同制剂生物利用度差别大，临床用药应个体化。

【药理作用】◈ …

苯妥英钠不抑制病灶放电，但能阻止病灶高频放电向周围正常组织扩散。作用机理与抑制 Na^+ 内流有关，可稳定细胞膜、降低神经细胞的兴奋性，高浓度苯妥英钠还能增强 GABA 的作用，Cl^- 大量进入细胞内引起细胞膜超极化，阻止癫痫病灶高频放电的扩散。

【临床应用】◈ …

1.治疗癫痫 对癫痫大发作疗效好，对局限性发作次之，但对小发作无效，有时甚至可加重小发作。

2.治疗神经痛 可治疗三叉神经痛、舌咽神经痛和坐骨神经痛等。

3.抗快速型心律失常 主要用于室性心律失常，常用于强心苷中毒的解救。

【不良反应】◆…

1.局部刺激 苯妥英钠碱性较强，口服对胃肠道有刺激性，宜饭后服用。不宜作肌内注射，静脉注射可引发静脉炎。长期应用可使牙龈增生，多见于儿童及青少年，经常按摩牙龈可以减轻牙龈增生，一般停药至少 3 个月才可自行消退，轻者可继续用药。用药时注意口腔卫生。

2.神经系统毒性 剂量过大可出现眼球震颤、语言障碍、精神错乱，甚至昏睡、昏迷等。

3.影响代谢 长期应用可导致叶酸缺乏，引起巨幼红细胞性贫血，用甲酰四氢叶酸治疗有效。可诱导肝药酶加速维生素 D 的代谢，长期应用可导致低钙血症，必要时可用维生素 D 预防。

4.变态反应 包括皮疹、药热、粒细胞缺乏、血小板减少、再生障碍性贫血和肝坏死。长期用药应定期检查血常规和肝功能。

5.其他反应 偶见男性乳房增大、女性多毛症、淋巴结肿大等。静脉注射过快可出现心脏抑制、血压下降和心律失常，故应在心电监护下进行。久服骤停可加剧癫痫发作，甚至诱发癫痫持续状态。

卡马西平

【体内过程】◆…

口服吸收良好，为肝药酶诱导剂，能加速自身代谢，连续用药 3～4 周后，$t_{1/2}$ 可缩小 50%。

【药理作用】◆…

作用与苯妥英钠相似，是一种有效、安全、广谱的抗癫痫药，对于各型癫痫均有不同程度的疗效，能改善精神异常。

【临床应用】◆…

1.治疗伴有精神症状的癫痫 适用于伴有精神症状的癫痫，精神运动性发作可首选，对小发作效果差。

2.治疗神经痛 卡马西平对三叉神经痛和舌咽神经痛的疗效优于苯妥英钠。

3.抗躁狂症 对躁狂症有一定疗效，尤其对用锂盐无效的躁狂症患者有效。

【不良反应】◆…

常见的不良反应有眩晕、视力模糊、恶心、呕吐等，偶见骨髓抑制、肝损害和变态反应等，一旦出现应立即停药。

苯巴比妥

苯巴比妥抗癫痫作用具有起效快、疗效好、广谱、毒性低和价廉的优点。但因其中枢抑制作用明显，不作为首选药，主要用于防治癫痫大发作及静脉注射治疗癫痫持续状态。

扑米酮

扑米酮为广谱抗癫痫药，对各种类型的癫痫均有不同程度的疗效，对局限性发作及大发作的疗效优于苯巴比妥。

乙琥胺

乙琥胺对小发作有效，疗效不及氯硝西泮，但不良反应及耐受性较少，为防治小发作的首选药，对其他类型癫痫无效。

丙戊酸钠

丙戊酸钠可用于对苯妥英钠、苯巴比妥无效时大发作的治疗，对小发作疗效优于乙琥胺，但其肝脏毒性大，一般不作首选药。

苯二氮䓬类

苯二氮䓬类常用于抗癫痫的药物有地西泮、硝西泮和氯硝西泮等。地西泮静脉注射是治疗癫痫持续状态的首选药，显效快，且较其他药物安全；硝西泮主要用于小发作、肌阵挛性发作及婴儿痉挛等；氯硝西泮的抗癫痫谱较广，对小发作疗效比地西泮好，静脉注射也可治疗癫痫持续状态。

二、抗癫痫药应用原则

癫痫是一种慢性病，需长期用药，甚至终生用药，所选药应具备毒性低、疗效高、价格低廉等优点。应用时应遵循以下原则。

1. 对症选药　根据不同类型的癫痫合理选择有效药物。

2. 剂量渐增　从小剂量开始，以控制症状发作又不产生严重不良反应为原则。

3. 先加后撤　在治疗过程中，不宜随意更换药物，如必须换药，应在原药基础上加用新药，待发挥疗效后，渐撤原药，若需两种或三种药物合用，应适当调整剂量。

4. 久用慢停　癫痫须长期坚持用药，待症状完全消失后至少维持 3~4 年，最后逐渐减量停药，大发作减药量过程至少 1 年，小发作 6 个月，有些病例须终生服药。

■ 第二节　抗惊厥药

惊厥是中枢神经系统过度兴奋的一种症状，表现为全身骨骼肌强烈地不自主收缩，呈强直性或阵挛性抽搐，多由高热、子痫、破伤风、癫痫大发作及某些药物中毒等引起。常用抗惊厥药除苯二氮䓬类药、巴比妥类药中的苯巴比妥及水合氯醛外，还可注射硫酸镁。

硫酸镁

硫酸镁给药途径不同，其药理作用则不同。口服难吸收，可产生泻下及利胆作用；肌内注射或静脉滴注给药，可引起中枢抑制和肌肉松弛，产生抗惊厥和降血压作用。

Mg^{2+} 与 Ca^{2+} 化学性质相似，能特异性竞争 Ca^{2+} 在效应器的结合位点，拮抗 Ca^{2+} 的作用，抑制肌肉收缩，使骨骼肌松弛、血管扩张、血压下降。同时，也产生中枢抑制作用。临床主要用于缓解子痫、破伤风等惊厥，也用于高血压危象的救治及先兆流产的治疗。

过量可引起呼吸抑制、血压剧降，甚至心脏骤停而死亡。腱反射消失是呼吸抑制的先兆，连续用药期间应经常检查腱反射。中毒时应立即进行人工呼吸，并缓慢静脉注射氯化钙或葡萄糖酸钙紧急抢救，同时进行对症治疗。

【知识拓展】

哪些癫痫患者宜手术治疗

药物治疗是癫痫患者首选的治疗方法，而对于那些难以用药物控制的顽固性和难治性癫痫患者可考虑手术治疗，但手术治疗需有严格的手术指征及明确而稳定的癫痫灶。

手术选择的对象是：①顽固性癫痫患者；②部分性发作的患者；③可以手术切除的脑病理性改变；④年龄在 14～40 岁；⑤智商不低于 60 分的患儿。

手术治疗可使约 50% 的患者停止发作或发作减少，但患者术后仍须服用抗癫痫药物 1～2 年，若无癫痫发作，脑电图正常后，方可逐步减量，而某些部位的手术还可能会出现偏瘫、偏盲、失语等术后并发症，因此是否采用手术治疗必须遵守严格的手术适应证和手术指征。对于年龄幼小脑发育尚不成熟者、有明显精神症状者（如偏执狂、忧郁症、精神分裂症等）及患者智商低于 60 分者，不宜考虑手术。

▊ 学习检测

单项选择题

1. 抗癫痫持续状态的首选药物是（　　）。

　　A. 地西泮　　　　　B. 氯氮平　　　　　C. 地尔硫䓬

　　D. 苯巴比妥　　　　E. 水合氯醛

2. 下列抗癫痫药物中具有明显肝毒性的是（　　）。

　　A. 苯巴比妥　　　　B. 丙戊酸钠　　　　C. 卡马西平

　　D. 苯妥英钠　　　　E. 扑米酮

3. 对癫痫小发作首选的药物是（　　　）。

    A. 乙琥胺   B. 卡马西平   C. 苯妥英钠

    D. 地西泮   E. 扑米酮

4. 兼有镇静、催眠、抗惊厥和抗癫痫作用的药物是（　　　）。

    A. 苯巴比妥   B. 硫酸镁   C. 苯妥英钠

    D. 司可巴比妥   E. 水合氯醛

常用药物制剂与用法

　　苯妥英钠　　片剂：50 mg、100 mg，50～100 mg/次，2～3 次/日，极量：300 mg/次，推荐每日给药 1 次，晚间服用，超大剂量时可每日 2 次，儿童 5～10 mg/kg/日，分 2 次给药；注射剂：250 mg/5 mL，粉针剂，100 mg、250 mg，静脉注射（小于 50 mg/min），10～15 mg/（kg·次），间隔 6～8 h 重复，儿童 5 mg/（kg·次），给药速度不超过 1～3 mg/（kg·min）。注射时须心电图监测。

　　卡马西平　　片剂：100 mg、200 mg，100～200 mg/次，2～3 次/日，逐渐增至 400 mg/次，2～3 次/日。儿童 10～20 mg/（kg·d），分次服。

　　扑米酮　　片剂：0.25 g，开始 0.05 g/次，1 周后渐增至 0.25 g/次，0.5～0.75 g/日。极量 1.5 g/日。儿童 12.5～25 mg/（kg·d），分 2～3 次服。

　　苯巴比妥　　片剂：10 mg、15 mg、30 mg、100 mg，抗癫痫，15～30 mg/次，3 次/日。

　　苯巴比妥钠　　粉针剂：100 mg，抗惊厥，肌内注射，100～200 mg/次；癫痫持续状态，缓慢静脉注射，200 mg/次。

　　乙琥胺　　片剂：0.2 g、0.4 g，0.2～0.6 g/次，3 次/日。儿童 15～35 mg/kg/日。

　　丙戊酸钠　　片剂：100 mg、200 mg；糖浆剂：50 mg/mL，200～400 mg/次，2～3 次/日。儿童 30～60 mg/日，分次给药，应该从低剂量开始。

　　地西泮　　注射剂：10 mg/2 mL，控制癫痫持续状态，5～10 mg/次，缓慢静脉注射，必要时可重复使用。

　　硝西泮　　片剂：5 mg，抗癫痫，5～30 mg/日，3 次/日。极量：200 mg/日。

　　氯硝西泮　　片剂：0.5 mg、2 mg，抗癫痫，小剂量开始根据病情逐渐增加剂量，起始剂量为 1.5 mg/日，最大剂量为 20 mg/日。儿童 0.01～3 mg/（kg·d），以后每 3 日增加 0.25～0.5 mg，维持剂量为 0.1～0.2 mg/（kg·d）。

　　硫酸镁　　注射剂：2.5 g/10 mL，静脉注射，1.25～2.5 g/次。静脉注射时用 10 mL 灭菌注射用水或 5%～10% 葡萄糖注射液稀释，静脉滴注时用 0.5% 葡萄糖注射液或 0.9% 氯化钠注射液稀释成 1% 浓度。

第十一章
治疗中枢神经系统退行性疾病药 —————————

学习目标

1. 掌握左旋多巴和卡比多巴合用的药理学特性。
2. 了解治疗阿尔茨海默病药物的作用。

预习案例

　　患者，男，73 岁，因右上肢、下颌部无法控制性颤动 3 个月入院治疗。检查：患者右上肢、下颌不由自主地抖动，静止时加重，同时手部有搓药丸的动作，呈慌张步态，面部表情呆滞，说话声音低且速度缓慢。头颅 CT 检查示大脑萎缩。诊断为帕金森综合征。给予复方卡比多巴片（卡比多巴 - 左旋多巴）每次 125 mg（含卡比多巴 25 mg、左旋多巴 100 mg），每日 3 次。

　　思考 ···

　　为什么左旋多巴和卡比多巴要联合用药？有什么优点？

中枢神经系统退行性疾病是指一组由慢性进行性中枢神经组织退行性变性而产生的疾病的总称。本章主要介绍治疗帕金森病和阿尔茨海默病的相关药物。

■ 第一节　抗帕金森病药

帕金森病（parkinson's disease，PD）又称震颤麻痹，是一种常见的以静止性震颤、肌肉僵直、运动迟缓和姿势步态异常为临床特征的中老年人中枢神经系统慢性退行性疾病。其病因不明，现认为帕金森病是因黑质、纹状体变性、坏死等，使黑质－纹状体通路多巴胺能神经的功能不足，而中枢胆碱能神经功能相对占优势所致。因此，抗帕金森病药可分为中枢拟多巴胺药和中枢抗胆碱药两类。

一、中枢拟多巴胺药

（一）多巴胺前体药

左旋多巴（L-dopa）

【体内过程】◆ …

左旋多巴口服吸收迅速，$t_{1/2}$ 为 1～3 h，大部分在肝和胃肠黏膜被外周多巴脱羧酶转变成 DA，后者不易透过血脑屏障。左旋多巴仅有 1% 进入中枢神经系统，在脑内脱羧转变为 DA 发挥中枢作用，其代谢产物经肾脏排泄。

【药理作用】◆ …

左旋多巴进入中枢后脱羧转变为 DA，补充纹状体中的 DA 递质，改善神经功能。

【临床应用】◆ …

对大多数帕金森病有显著疗效，起病初期用药疗效更好。左旋多巴起效慢，用药2～3 周后才出现体征的改善；用药 1～6 个月后才获得最大疗效。改善肌肉强直及运动困难效果较改善肌肉震颤好；对轻症及年轻患者效果较重症及年长患者好。

【不良反应】◆ …

1. 胃肠反应　治疗早期可出现厌食、恶心、呕吐或上腹不适，是由于多巴胺刺激延髓催吐化学感受区所致。继续用药，胃肠道不良反应可逐渐消失。偶见消化性溃疡出血和穿孔。

2. 心血管反应　可出现直立性低血压及心律失常。

3. 异常不随意运动　约有 50% 的患者在治疗第 2～4 个月内出现异常的不随意运动，包括舌面抽搐、怪相、摇头及双臂、双腿或躯干做摇摆运动及过度呼吸运动引起的不规则喘气或换气过度。长期服用左旋多巴的患者可出现对该药的耐受，表现为"开－关"现象，即患者突然多动不安（开），而后出现肌强直性运动不能（关），两种现象可交替出现。

4. 精神障碍　引起幻觉、妄想、躁狂、失眠、焦虑、噩梦和情感抑郁等。

（二）外周多巴脱羧酶抑制药

卡比多巴

卡比多巴不能透过血脑屏障，为外周多巴脱羧酶抑制药。与左旋多巴合用时，抑制左旋多巴在外周脱羧转变为 DA，使较多的左旋多巴进入中枢发挥作用，增强疗效，同时减轻其外周不良反应。卡比多巴自身不能转变为 DA，单用无效。与左旋多巴合用时按1∶10 或 1∶4 配伍，常用其复方制剂。

左旋多巴与卡比多巴联合应用机制

（三）选择性单胺氧化酶抑制药

司来吉兰

司来吉兰是选择性极高的单胺氧化酶抑制药，抑制纹状体中的 DA 降解，增强左旋多巴的疗效。司来吉兰还具有抗氧化作用，可阻滞多巴胺氧化应激过程中羟基自由基（–OH）的形成，保护黑质多巴胺神经元，延缓帕金森病症状的发展。与左旋多巴合用，可减少后者的剂量和不良反应，减轻"开–关"现象。

（四）多巴胺能神经递质促释药

金刚烷胺

金刚烷胺可促进纹状体中 DA 的释放、抑制、再摄取，并可直接激动 DA 受体，还具有较弱的中枢抗胆碱作用。缓解肌肉强直、震颤和运动障碍作用较强。起效快，持续时间短，与左旋多巴有协同作用。不良反应少、轻、短暂。但剂量大于 200 mg／日时，不良反应明显增加，表现为幻觉、焦虑、头晕及 M 受体阻断症状等，偶致惊厥，癫痫和精神病患者禁用。金刚烷胺还有抗病毒作用。

二、中枢抗胆碱药

苯海索（安坦）

苯海索通过阻断中枢胆碱受体而减弱黑质–纹状体通路中胆碱能神经功能。其抗震颤效果好，也能改善运动障碍和肌肉强直，对僵直及运动迟缓疗效差，对抗精神病药引起的帕金森综合征疗效好，外周抗胆碱作用为阿托品的 1／10～1／3，不良反应与阿托品相似。

■ 第二节　治疗阿尔茨海默病药

阿尔茨海默病（alzheimer's disease，AD）是一种以进行性认知障碍、记忆力损害及精神障碍为主的中枢神经系统退行性疾病。其病因及发病机制不明。现认为，阿尔茨海默病以脑内胆碱能神经病变为主。对于阿尔茨海默病的治疗仍在探索中，目前通过使用胆碱酯酶抑制药、M 受体激动药、促进脑代谢药、改善脑微循环药等调节中枢神经递质，改善中枢胆碱神经功能。部分患者可因此延缓病情进展，改善日常生活、行为和认知功能。加强护理及对症治疗是其治疗的重要内容。

一、胆碱酯酶抑制药

加兰他敏

选择性胆碱酯酶抑制药，对神经记忆细胞中乙酰胆碱酯酶抑制作用是血浆中的 50 倍，对学习能力、记忆力和认知功能的改善作用确切，药效持续时间长，不良反应较少。

石杉碱甲

石杉碱甲是我国科研人员从石杉属植物中分离到的一种新生物碱，能抑制胆碱酯酶活性，对认知功能低下、记忆障碍及情绪行为异常有明显改善。心动过缓及支气管哮喘者慎用。

二、M 受体激动药

占诺美林

占诺美林是 M 受体选择性激动剂，口服易吸收，易通过血脑屏障，大脑皮质和纹状体的摄取率高，能明显改善患者认知功能和动作行为，胃肠不适及心血管不良反应重。现拟改为皮肤给药。

【知识拓展】◆

神经干细胞治疗中枢神经退行性疾病

目前，已经能够从发育中的甚至成年的中枢神经系统中分离出具有多种潜能的祖细胞或干细胞特性的细胞，并可将其在体外培养成永生化的神经干细胞系。导入外源性癌蛋白基因是促使神经干细胞永生化最常用的手段，包括使用 myc、neu、p53、腺病毒 EIA 和 SV40 的大 T 抗原等基因，其中最常用的是 myc 和大 T 抗原基因。永生化神经干细胞系最大的生物学特点是能够自我复制并在体外增殖大量的细胞，在植入体内后仍可具有多分化潜能，可以被转染并稳定地表达外源性基因。

学习检测

单项选择题

1. 卡比多巴与左旋多巴合用的理由是（   ）。

    A. 提高脑内 DA 的浓度，增强左旋多巴的疗效

    B. 减慢左旋多巴肾脏排泄，增强左旋多巴的疗效

C. 卡比多巴直接激动 DA 受体，增强左旋多巴的疗效

D. 抑制 DA 的再摄取，增强左旋多巴的疗效

E. 卡比多巴阻断胆碱受体，增强左旋多巴的疗效

2. 左旋多巴不良反应较多的原因是（　　　）。

  A. 在脑内转变为 NA   B. 对 α 受体有激动作用

  C. 对 β 受体有激动作用   D. 在体内转变为 DA

  E. 在脑内形成大量多巴胺

3. 苯海索治疗帕金森病的机制是（　　　）。

  A. 补充纹状体中 DA   B. 激动 DA 受体

  C. 兴奋中枢胆碱受体   D. 阻断中枢胆碱受体

  E. 抑制多巴胺脱羧酶性

常用药物制剂与用法

左旋多巴　　片剂：250 mg，开始 125 mg/次，2～4 次/日，每 3～4 日增加 125 mg～500 mg 至疗效理想，维持量 3.0 g～6.0 g/日。

卡比多巴　　片剂：25 mg，25 mg/次，3 次/日。

司来吉兰　　片剂：5 mg，10 mg/日，早晨 1 次顿服；或 5 mg/日，早、晚 2 次服用。

苯海索　　片剂：2.0 mg，首次 1～2 mg，3 次/日，以后递增，每日不超过 20 mg。

丙环定　　片剂：5 mg，开始 7.5～15 mg/日，渐增至 15～30 mg/日，分 3～4 次，饭后服。

金刚烷胺　　片剂：0.1 g，0.1/次，2 次/日。

加兰他敏　　片剂：5 mg，5 mg/次，4 次/日。

第十二章
抗精神失常药

学习目标

1. 掌握氯丙嗪的药理作用、临床应用与不良反应。

2. 熟悉碳酸锂、丙咪嗪的药理作用、临床应用与不良反应。

3. 了解其他吩噻嗪类、硫杂蒽类、丁酰苯类、氯氮平的抗精神病作用的特点。

预习案例

患者，女，22 岁，因失恋陷入无限痛苦之中，近日终日呆坐床前，不洗脸，不梳头，今又喜怒无常，挤眉弄眼，行为幼稚。诊断为精神分裂症。

思考 ·····························

1. 你认为应给予哪些药物进行治疗？

2. 请分析促使该病发生的社会因素有哪些？

精神失常是多种原因引起的精神活动障碍性疾病，表现为思维、情感、知觉、智能、意志和行为等方面的障碍，可分为精神分裂症、躁狂症、抑郁症和焦虑症。其治疗药物统称为抗精神失常药，具体可分为抗精神病药、抗躁狂药、抗抑郁药和抗焦虑药。

精神失常的分类及
临床表现

■ 第一节　抗精神病药

精神病即指精神分裂症，是以思维、情感、行为之间不协调，精神活动与现实脱离为主要特征的一类常见的精神疾病。根据临床症状可将其分为两型，即Ⅰ型和Ⅱ型。前者以阳性症状（幻觉、妄想、思维紊乱）为主，后者则以阴性症状（情感淡漠、主动性缺乏）为主。

精神分裂症的具体病因不清楚，多数学者认为该病与脑内 DA 系统功能增强有关，但该学说尚存争议。脑内 DA 能神经纤维主要投射至纹状体、广泛的边缘系统和新皮质。人类中枢 DA 系统可分为 4 条通路：黑质 – 纹状体通路、中脑 – 边缘系统通路、中脑 – 皮质通路和下丘脑结节 – 漏斗通路。其中中脑 – 边缘系统通路和中脑 – 皮质通路主要调控人类的精神活动，前者主要调节情绪反应，后者则主要参与认知、思想、感觉、理解和推理能力的控制，目前认为精神分裂症（尤其是Ⅰ型）主要与这两条通路的 DA 功能失调（亢进）有关。脑内 DA 受体主要分为 D_1 样受体家族和 D_2 样受体家族，前者包括 D_1 和 D_s 受体，后者包括 D_2、D_3 和 D_4 受体。

抗精神病药的基本作用是阻断脑内 DA 受体，以拮抗 DA 系统的功能。根据化学结构的不同，可分为吩噻嗪类、硫杂蒽类、丁酰苯类和其他类。

一、吩噻嗪类

本类药物的化学结构中均含有吩噻嗪母核，根据侧链的不同，又分为哌嗪类、二甲胺类和哌啶类。哌嗪类药物的抗精神病作用最强，其次是二甲胺类，而哌啶类最弱。

氯丙嗪的药理作用

氯丙嗪（冬眠灵）

【体内过程】◆ …

口服吸收缓慢而不规则，2～3 h 达血药浓度高峰；肌内注射吸收迅速。血浆蛋白结合率为 90%，集中分布于脑、肺、肝脏、肾脏等器官，脑组织药物浓度可达血药浓度的 10 倍。该药半衰期约为 6 h，主要在肝脏代谢，由肾脏排泄。

【药理作用】◆ …

1.抗精神病作用　治疗量服用一定疗程后，能消除患者的幻觉、妄想、躁狂等阳性症状，减轻思维和情感障碍，使患者恢复理智、情绪安定、生活自理；但对阴性症状的治疗效果较差。对中枢神经系统具有特殊的抑制效果，称为"安定"作用。

氯丙嗪的抗精神病作用机制可能与阻断中脑 – 边缘系统通路和中脑 – 皮质通路的

D_2 样受体有关。

2. 镇静作用　正常人口服治疗量的氯丙嗪后，可出现安静、活动减少、情感淡漠和注意力下降，对周围事物缺乏兴趣，答话迟缓，但思考力不受影响。安静环境下易入睡，但易唤醒，醒后神智清楚。

氯丙嗪引起该作用的机制为通过阻断脑干网状结构上行激活系统外侧接受特异性感觉冲动传入的 α 受体，抑制冲动传入网状结构，使上行激活系统功能降低。

3. 镇吐作用　小剂量即可抑制延髓第四脑室底部极后区催吐化学感受区（CTZ），大剂量直接抑制呕吐中枢，能有效对抗阿扑吗啡的催吐作用。作用机制为阻断 CTZ 的 D_2 受体。氯丙嗪不能制止前庭刺激引起的呕吐，可对抗顽固性呃逆，其机制可能是通过抑制延髓 CTZ 旁的呃逆中枢调节部位起作用。

4. 体温调节作用　氯丙嗪对下丘脑体温调节中枢具有很强的抑制作用，可干扰其体温调节功能，使得体温随环境温度的变化而改变，不但降低发热机体的体温，也能降低正常体温。环境温度越低其降温作用越明显，若配合物理降温（如冰袋或冰水浴），可使患者体温降至 34℃，甚至更低；在炎热天气，氯丙嗪则可使体温升高。

5. 加强中枢抑制药的作用　氯丙嗪可加强麻醉药、镇静催眠药、解热镇痛抗炎药、镇痛药和乙醇的作用。

6. 对自主神经系统的作用　氯丙嗪具有 α 受体阻断作用，可翻转 AD 的升压效应，也能抑制血管运动中枢并直接舒张血管平滑肌，故用药后可导致血管扩张、血压下降，易发生直立性低血压。虽然 M 受体阻断作用较弱，也可引起口干、便秘、视物模糊等阿托品样作用。

7. 对内分泌系统的作用　下丘脑结节 - 漏斗通路中的 D_2 受体可促使下丘脑分泌多种激素，如泌乳素抑制因子、促性腺激素释放激素、促肾上腺皮质激素等。氯丙嗪阻断该通路的 D_2 受体，可增加泌乳素的分泌，抑制促性腺激素和促肾上腺皮质激素的分泌。氯丙嗪也抑制垂体生长激素的分泌，故可适用于巨人症的治疗。

【临床应用】

1. 精神分裂症　主要用于 I 型精神分裂症的治疗，尤其对急性患者效果显著，但不能根治，需长期用药甚至终身治疗；对慢性精神分裂症患者疗效较差；对 II 型精神分裂症患者无效，甚至会加重病情；对于控制躁狂抑郁症患者的躁狂症状及其他精神病伴有的兴奋、激动、紧张、幻觉和妄想等症状也有显著效果；对各种器质性精神病（如脑动脉硬化性精神病）和症状性精神病的兴奋、幻觉和妄想症状也有效，但剂量要小，且症状控制后须立即停药。

2. 呕吐和顽固性呃逆　用于治疗多种疾病（如尿毒症、恶性肿瘤、放射病等）或药物（如强心苷、吗啡、四环素等）引起的呕吐。对顽固性呃逆也有显著疗效，但对晕动病引起的呕吐无效。

3. 低温麻醉　氯丙嗪配合物理降温可降低患者的体温，用于低温麻醉，以减少心、脑等器官的耗氧量，有利于某些手术的进行。

4. 人工冬眠　氯丙嗪、哌替啶和异丙嗪配伍组成冬眠合剂，用于"人工冬眠"疗法。冬眠合剂可使患者体温、基础代谢率及组织耗氧量均降低，器官活动减弱，对缺氧和伤害性刺激的耐受力增强，有利于机体渡过危险的缺氧缺能阶段，为进行有效治疗争得时间。多用于严重创伤、感染中毒性休克、持续惊厥、中枢性高热及甲状腺危象等症的辅助治疗。

【不良反应】◆ ...

1. 一般不良反应　包括中枢抑制症状（如嗜睡、乏力、淡漠等）、M 受体阻断症状（如口干、无汗、便秘、视物模糊、眼压升高等）、α 受体阻断症状（如鼻塞、直立性低血压等）和内分泌系统症状（如乳房肿胀、溢乳、闭经、性功能障碍、儿童生长缓慢等）。

2. 锥体外系反应　长期大剂量服用氯丙嗪因黑质 – 纹状体通路 DA 功能减弱，胆碱能神经功能增强，患者可出现下列不良反应：①帕金森综合征，多见于中老年人，表现为肌张力增高、表情呆滞、动作迟缓、肌肉震颤、流涎等；②静坐不能，多见于中青年人，表现为坐立不安、反复徘徊；③急性肌张力障碍，多见于青少年，由于舌、面、颈及背部肌肉痉挛，表现为强迫性张口、伸舌、斜颈等怪异动作，并伴有呼吸运动障碍及吞咽困难；④迟发型运动障碍，比较少见，表现为口 – 舌 – 颊三联征（即吸吮、舔舌、咀嚼的不自主刻板运动）以及舞蹈样手足徐动症。

上述前三种反应通过减少药量或停药症状可减轻或消除，同时服用抗胆碱药亦可缓解。第四种反应即使停药也会长期不消失，抗胆碱药不但无效反而会使症状加重。其机制可能是因 DA 受体长期被阻断，受体数目增加及反馈性促进 DA 释放所致。非典型抗精神病药氯氮平可使之缓解。

3. 神经安定药恶性综合征　为以体温调节紊乱和严重锥体外系反应为特征的综合症状，由突触后膜 DA 受体快速、过度被阻断所致，是抗精神病药的致命不良反应。主要表现为高热、高血压、肌肉僵硬、妄想等。常伴有肌酸磷酸激酶升高，提示有肌肉损害，须停用全部抗精神病药，除给予支持疗法外，可用 DA 受体激动剂溴隐亭或促 DA 释放剂金刚烷胺治疗。

4. 心血管系统反应　可见直立性低血压或持续性低血压休克，多见于老年伴动脉硬化、高血压患者。冠心病患者易致猝死。心电图变化可表现为 Q–T 间期延长、ST 段异常及 T 波低平或倒置，亦可发生房室传导阻滞或室性心律失常。

5. 过敏反应　常见症状为皮疹和光敏性皮炎。少数患者可出现肝损害、黄疸，也可出现粒细胞减少、溶血性贫血或再生障碍性贫血等。

6. 药源性精神异常　氯丙嗪本身可以引起精神异常，如意识障碍、萎靡、淡漠、兴奋、躁动、消极、抑郁、幻觉、妄想等，应与原有疾病鉴别，一旦发生应立即减量或停药。

7. 惊厥或癫痫　少数患者用药过程中出现局部或全身抽搐，脑电图可见癫痫样放电，有惊厥或癫痫史者更易发生，必要时须加用抗癫痫药。

8. 急性中毒　一次服用大剂量氯丙嗪后，患者可出现意识不清、昏睡、血压下降至休克水平，并伴有心肌损害。此时应立即对症治疗，早期宜用 NA 提高血压。

其他吩噻嗪类药物

1. 奋乃静、氟奋乃静和三氟拉嗪　是吩噻嗪类中的哌嗪衍生物。奋乃静的药理作用较氯丙嗪温和，不良反应也较轻。氟奋乃静和三氟拉嗪的抗精神病作用较氯丙嗪强，锥体外系反应也较强，但镇静作用和心血管不良反应小。

2. 硫利达嗪　是吩噻嗪类中的哌啶衍生物，具有明显的镇静作用。抗精神病作用不及氯丙嗪，但锥体外系反应较少，因作用缓和易被患者接受。各种抗精神病药的作用特点如下表所示（表 12-1）。

表 12-1　常用抗精神病药作用特点比较

药物	抗精神病剂量（mg／日）	镇静作用	锥体外系反应	降压作用
氯丙嗪	50～600	+++	++	++
奋乃静	6～60	++	++	+
氟奋乃静	2～20	+	+++	+
硫利达嗪	100～600	+++	+	++
氯普噻吨	75～500	++	++	+
氟哌啶醇	10～40	+	+++	++
氯氮平	50～400	+++	-	+

二、硫杂蒽类

该类药物的化学结构与吩噻嗪类相似，其基本药理作用亦与吩噻嗪类相似。

氯普噻吨（泰尔登）

对幻觉、妄想等阳性症状的作用比氯丙嗪稍弱，但锥体外系不良反应较轻。对于调整情绪、控制抑郁和焦虑的作用较氯丙嗪强，适用于治疗带有强迫状态或抑郁情绪的精神分裂症、焦虑性神经症和围绝经期抑郁症。

三、丁酰苯类

氟哌啶醇

氟哌啶醇能够选择性阻断多巴胺 D_2 样受体，抗精神病作用很强，锥体外系反应也很强。用于治疗以阳性症状（幻觉、妄想、激动等）为主的精神病，同时具有明显的镇吐作用，可治疗顽固性呃逆。

氟哌利多

氟哌利多与氟哌啶醇相似，临床主要与芬太尼合用于神经安定镇痛术，以增强镇痛药的作用，可使患者痛觉消失、精神恍惚、对周围环境淡漠。作为一种外科麻醉药物，适用于小手术。

四、其他类

氯氮平

抗精神病作用较强，对其他药物无效的患者仍然有效。几乎没有锥体外系不良反应，且对精神病的阴性症状有明显改善作用，为广谱抗精神病药。

■ 第二节 抗躁狂症及抗抑郁症药

躁狂症的特点是患者烦躁不安，情绪高涨，活动过多以及思维、言语不能自制。其发生机制可能是脑内单胺类物质增多或活性过高。某些抗精神病药可以用来治疗躁狂症，抗癫痫药卡马西平和丙戊酸钠也具有抗躁狂的作用，目前临床最常用的抗躁狂药是碳酸锂。

抑郁症的临床表现与躁狂症恰好相反，患者通常少言寡语，思维减慢，情绪低落，甚至出现自杀倾向。其发生机制可能是由于特定脑区单胺类物质（主要为 NA 和 5- 羟色胺）功能降低所致。常用抗抑郁药包括三环类抗抑郁药、5- 羟色胺再摄取抑制药、去甲肾上腺素再摄取抑制药、选择性单胺氧化酶 –A 抑制剂等。

一、抗狂躁症药

碳酸锂

锂盐对躁狂症患者有显著疗效。碳酸锂通过抑制中枢去甲肾上腺素能神经和多巴胺能神经功能，消除躁狂症状。主要用于治疗躁狂症，也可用于精神分裂症的躁狂症状，对正常人的精神行为没有明显影响。碳酸锂口服吸收快，但显效较慢，安全范围较窄，有效血药浓度为 0.8～1.5 mmol／L，超过 2 mmol／L 即可引起中毒。主要影响中枢神经系统功能，不良反应表现为言语不清、意识紊乱、肌肉震颤、共济失调等，严重者可导致精神失常、惊厥、昏迷，甚至死亡。一旦中毒，须立即停药，除对症治疗外，还需静脉滴注氯化钠注射液以促进锂盐排泄。

二、抗抑郁症药

丙米嗪（米帕明）

丙米嗪属于三环类抗抑郁药。口服容易吸收，2～8 h 达到血药浓度高峰，但是个体差异明显。通过抑制突触前膜 NA、5- 羟色胺和 DA 再摄取，增加突触间隙内递质浓度，发挥抗抑郁作用，起效较慢，连续应用 2～3 周后才起效。连续服药后，可提高情绪、振奋精神、改善思维、增加活动，有明显的抗抑郁作用。主要用于各种原因引起的抑郁症。对内源性抑郁症、围绝经期抑郁症效果较好，亦可用于恐惧症、强迫症和遗尿症的治疗；对精神病的抑郁状态、反应性抑郁症疗效较差。常见口干、便秘、视物模糊、心动过速等不良反应，还可出现嗜睡、头痛、乏力、肌肉震颤等神经系统反应，严重不良反应包括心律失常、肝损害、粒细胞缺乏等。

氟伏沙明

氟伏沙明为一种强效 5- 羟色胺再摄取抑制药。口服吸收完全，在肝代谢，由肾排泄，半衰期为 15 h。由于对 5- 羟色胺的再摄取具有高度选择性抑制作用，对其他递质的影响很小，既保留了三环类抗抑郁药的疗效，又克服了诸多不良反应。能够改善患者的情绪、精神运动和注意力，镇静作用较弱，无自主神经和心血管系统的副作用。本药具有抗抑郁和抗焦虑的双重作用，主要用于治疗抑郁症和强迫症。

马普替林

马普替林为选择性去甲肾上腺素再摄取抑制药，对 5- 羟色胺的再摄取没有影响。口服吸收缓慢且完全，分布于全身组织，半衰期为 27～58 h。临床用于治疗抑郁症，给药后 2～3 周可发挥最大疗效。

吗氯贝胺

吗氯贝胺为选择性单胺氧化酶 –A 抑制药，通过可逆性抑制 A 型单胺氧化酶，减少 NA 和 5- 羟色胺的代谢，从而提高脑内 NA 和 5- 羟色胺的含量。适用于治疗内源性抑郁症、精神性或反应性抑郁症以及轻度慢性抑郁症。主要不良反应为头痛、失眠、恶心、便秘等。

[知识拓展]

神秘的电休克疗法

电休克疗法是以一定量的电流通过头部，导致全身抽搐，使患者产生暂时性休克，从而达到治疗疾病的目的。该疗法始创于 20 世纪 30 年代，是治疗精神疾病的一种有效方法。起初将它用于某些药物治疗无效的精神分裂症患者，以控制兴奋、躁动的症状和拒食、自伤、自杀等行为。后来发现此法对重度抑郁症的效果更好，尤其对女性患者的疗效，甚至优于抗抑郁药丙咪嗪。人们常常认为电休克疗法会对大脑造成严重损害，而且会带来难以承受的痛苦。其实不然，当电流通过人的大脑时，患者全身抽搐，意识丧失，基本没有痛苦。治疗结束后，部分患者会出现头痛、恶心、呕吐和暂时性记忆力下降，轻者不必处理，重者对症治疗即可。

■ 学习检测

单项选择题

1. 关于氯丙嗪的叙述，错误的是（　　　）。

    A. 增强中枢抑制药的作用　　　　B. 抑制生长激素的分泌

    C. 对晕动病呕吐有效　　　　　　D. 可降低正常体温

    E. 可引起直立性低血压

2. 长期应用大剂量氯丙嗪引起的锥体外系症状，是因为氯丙嗪阻断（　　　）。

　　A. 黑质-纹状体通路多巴胺受体　　　　B. 中脑-边缘通路多巴胺受体

　　C. 下丘脑-垂体通路多巴胺受体　　　　D. 催吐化学感受区多巴胺受体

　　E. 脑干网状结构上行激活系统侧支α受体

3. 治疗躁狂症应选用（　　　）。

　　A. 氯普噻吨　　　　B. 碳酸锂　　　　C. 丙米嗪

　　D. 阿米替林　　　　E. 地西泮

4. 丙米嗪主要用于治疗（　　　）。

　　A. 躁狂症　　　　B. 抑郁症　　　　C. 精神分裂症

　　D. 焦虑症　　　　E. 神经症

常用药物制剂与用法

　　盐酸氯丙嗪　片剂：12.5 mg、25 mg、50 mg，12.5~50 mg/次，3次/日，从小剂量开始，限量轻症300 mg/日，重症600~800 mg/日，好转后减至维持量50~100 mg/日；注射剂：10 mg/mL、25 mg/mL、50 mg/2 mL，拒绝服药者50~100 mg/次，加入25%葡萄糖注射液20 mL内，缓慢静脉注射；冬眠合剂I号：由盐酸氯丙嗪及盐酸异丙嗪各50 mg，哌替啶100 mg，加入5%葡萄糖注射液250 mL中配制而成。

　　奋乃静　片剂：2 mg、4 mg，2~4 mg/次，1~3次/日；注射剂：5 mg/mL、5 mg/2 mL，兴奋躁动者可先肌内注射，5~10 mg/次，2~3次/日。

　　三氟拉嗪　片剂：1 mg、5 mg，开始5 mg/次，2~3次/日，以后渐增至30~40 mg/日，最高剂量不超过80 mg/日，维持量5~15 mg/日。

　　氯普噻吨　片剂：12.5 mg、25 mg、50 mg，轻症150 mg/日，重症300~600 mg/日，分3~4次治疗失眠、焦虑，25~50 mg/次，3~4次/日；注射剂：25 mg/mL、50 mg/2 mL，拒绝服药者30~60 mg/次，加入25%葡萄糖注射液20 mL内，缓慢静脉注射。

　　氟哌啶醇　片剂：2 mg、4 mg，2~10 mg/次，2~3次/日；注射剂：5 mg/mL，肌内注射，5~10 mg/日，2~3次/日。

　　氯氮平　片剂：25 mg、50 mg，100~300 mg/日，分2~3次服用，开始25~75 mg/日，渐增至150~300 mg/日，个别可达500~1000 mg/日，维持量100 mg/日。

　　利培酮　片剂：1 mg、2 mg、3 mg、4 mg，初始剂量1 mg/次，2次/日，剂量渐增，第3天为3 mg，以后每周调整1次剂量，最大剂量为4~6 mg/日，老年患者起始剂量为0.5 mg/次，2次/日。

　　舒必利　片剂：100 mg，50~100 mg/次，2~3次/日；注射剂：50 mg/2 mL，精神病患者肌内注射，开始300~600 mg/日，1周内增至600~1 200 mg，维持量100~300 mg/日，2次/日。

碳酸锂　片剂: 0.125 g、0.25 g、0.5 g, 胶囊剂: 0.25 g/粒、0.5 g/粒, 躁狂症一般剂量为 0.125～0.5 g/次, 3 次/日, 开始可用较小剂量, 以后可逐渐加到 1.5～2 g/日, 维持量为 0.75～1.5 g/日。

米帕明　片剂: 12.5 mg、25 mg, 12.5 mg/次, 3 次/日。极量: 300 mg/日。小儿遗尿: 5 岁以上 12.5～25 mg/次, 睡前服。

阿米替林　片剂: 10 mg、25 mg, 治疗抑郁症 25 mg/次, 2～4 次/日, 以后递增致 150～300 mg/日, 分次服, 维持量 50～150 mg/日。老年患者和青少年患者 50 mg/日, 分次或夜间 1 次服。治疗小儿遗尿症 10～25 mg, 睡前服, 11 岁以上儿童患者 25～50 mg/次。

氟西汀　片剂: 10 mg, 抑郁症开始 20 mg/日, 后增至 20～80 mg/日, 症状减轻后减至维持量; 强迫症: 开始 20 mg/日, 早晨服用, 后增至 20～60 mg/日。

第十三章
镇痛药

1. 掌握吗啡、哌替啶的药理作用、临床作用、不良反应及禁忌证。

2. 了解镇痛药的合理应用。

预习案例

患者，女，33岁，出现右侧腰部剧烈疼痛，经尿常规及B超检查诊断为肾绞痛。

思考 ⋯⋯⋯⋯⋯⋯⋯⋯⋯⋯⋯⋯⋯⋯⋯⋯⋯⋯⋯⋯⋯

应选哪种药物止痛？

疼痛是因组织损伤或潜在的组织损伤产生的痛觉，是许多疾病的伴随症状。剧烈的疼痛不但可以使患者产生痛苦和紧张不安的情绪反应，还可引起机体生理功能紊乱，甚至诱发休克。药物治疗是临床缓解疼痛的措施之一。镇痛药为一类选择性作用于中枢神经系统特定部位，能消除或减轻疼痛，同时可缓解疼痛引起的不愉快情绪的药物。

镇痛机理一般认为，体内存在由脑啡肽神经元、脑啡肽和阿片受体共同组成的"抗痛系统"（图 13-1）。痛觉向中枢传导过程中，感觉神经末梢释放 P 物质等递质，这些递质作用于下一级神经元的相应受体，使痛觉传入中枢。内源性镇痛物质（如脑啡肽）由特定神经元释放后可激动感觉神经末梢上的阿片受体，抑制 P 物质释放，起到镇痛作用。吗啡等外源性阿片类镇痛药通过模拟内源性脑啡肽而产生镇痛作用。

镇痛药的作用原理

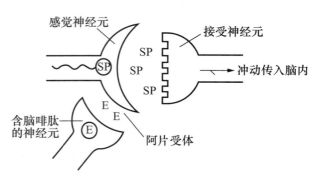

图 13-1　镇痛药作用机制示意图

SP：P物质　　E：脑啡肽

吗啡

第一节　阿片类镇痛药

阿片俗称鸦片，为罂粟科植物罂粟未成熟蒴果浆汁的干燥物，含有 20 多种生物碱。按化学结构可分为菲类和异喹啉类。前者以吗啡、可待因为代表，具有镇痛、镇咳作用；后者以罂粟碱为代表，具有松弛平滑肌的作用。

【体内过程】◆ …

口服易吸收，但首过消除明显，生物利用度低。故常采用注射给药。皮下注射 30 min 后即可吸收 60%，约 1/3 与血浆蛋白结合。游离型可迅速分布于全身组织，仅有少量通过血脑屏障，但足以发挥药理作用；也可通过胎盘屏障进入胎儿体内。主要在肝内与葡萄糖醛酸结合而失效，结合物及少量吗啡 24 h 内自肾排泄，$t_{1/2}$ 为 2.5～3 h；也有少量经乳汁排泄。一次给药，镇痛作用持续 4～6 h。

【药理作用】◆ …

吗啡为镇痛药的代表药，能激动阿片受体，对中枢神经系统、心血管系统及内脏平滑肌产生广泛的药理作用。

1. 中枢神经系统

（1）镇痛、镇静

吗啡镇痛作用强，对各种疼痛均有效，对持续性钝痛的效力强于间断性锐痛及内脏绞痛，用药后能缓解或消除痛觉，而对其他感觉（如触、听、视等）、运动、意识等无影响。吗啡不仅能镇痛，还有明显的镇静作用，能消除由疼痛所引起的焦虑、紧张、恐惧等情绪反应，提高患者对疼痛的耐受力；在安静环境时，患者易入睡。随着疼痛的缓解和情绪稳定，部分患者出现欣快感，渴望再次用药，容易促成药物滥用或成瘾。研究证实，吗啡的作用机制是通过激动脊髓胶质区、脑室及导水管周围灰质和丘脑内侧的阿片受体而产生镇痛作用。

（2）抑制呼吸

治疗量吗啡即可抑制呼吸，使呼吸频率变慢，肺通气量和潮气量降低，作用较持久，随着剂量增加，对呼吸中枢的抑制程度加深，用量过大可致呼吸衰竭，这是死亡的主要原因。

（3）其他

吗啡可抑制咳嗽中枢，产生强大镇咳作用，但因其易产生依赖性，临床常用可待因代替；可改变体温调定点，使体温略有降低；具有缩瞳作用，中毒时可出现针尖样瞳孔，对吗啡中毒有诊断意义；能兴奋延髓催吐化学区引起恶心、呕吐。

2. 心血管系统　吗啡可引起直立性低血压。其降压机制：①使中枢交感张力降低，致外周血管扩张；②促进组胺释放，使血管扩张，吗啡通过抑制呼吸引起 CO_2 潴留，继发性地扩张脑血管，导致颅内压升高。

3. 平滑肌　①吗啡能兴奋胃肠道平滑肌和括约肌，使张力增加，使得胃肠内容物，蠕动减慢通过延缓、抑制消化液分泌及排便反射，引起便秘；②吗啡可引起胆道平滑肌和肝胰壶腹括约肌（奥狄括约肌）收缩，使胆囊内压升高，引起上腹部不适，甚至诱发胆绞痛；③吗啡还能提高膀胱括约肌张力，引起尿潴留；④大剂量吗啡对支气管平滑肌也有收缩作用，可加重哮喘；⑤吗啡还可对抗缩宫素，兴奋子宫，使产程延长。

4. 免疫系统　吗啡对免疫系统有抑制作用，可抑制淋巴细胞增殖，减少细胞因子的分泌，减弱自然杀伤细胞的细胞毒作用；也可抑制人类免疫缺陷病毒（HIV）蛋白诱导的免疫反应，这可能是吗啡吸食者易感 HIV 病毒的主要原因。

【临床应用】◆ ···

1. 镇痛　①吗啡适用于各种疼痛，但因久用易产生依赖性，除癌症剧痛外，一般仅短期应用于其他镇痛药无效的锐痛，如严重创伤、战伤、烧伤等，钝痛不宜应用；②对于心绞痛和心肌梗死引起的剧痛，如血压正常，应用吗啡不仅可以止痛，而且可扩张血管及使患者镇静，有利于消除患者恐惧、焦虑不安等情绪，减轻心脏负担，利于治疗；③内脏绞痛（如胆绞痛和肾绞痛）则应与阿托品合用。

2. 心源性哮喘　急性左心衰竭突发肺水肿所致的呼吸困难称为心源性哮喘。治疗时除采用吸氧及注射强心苷、氨茶碱外，静脉注射吗啡效果也显著。其作用机制：①抑制呼吸，降低呼吸中枢对 CO_2 敏感性，缓解急促浅表呼吸；②扩张外周血管，减轻心脏前、后负荷，有利于肺水肿的消除；③镇静作用，能消除患者紧张不安情绪，减少耗氧量。

3. 止泻　可用于非细菌性、消耗性腹泻，以减轻症状。常用阿片酊或复方樟脑酊。

【不良反应】◆ ···

1. 常见不良反应　治疗量吗啡可引起眩晕、嗜睡、恶心、呕吐、便秘、排尿困难、呼吸抑制、胆绞痛等，也可见直立性低血压和颅内压增高。

2. 耐受性和依赖性　连续应用3～5日即可产生耐受性，1周以上可致依赖性。一旦突然停药即出现戒断症状，表现为烦躁不安、失眠、出汗、流泪、流涕、打呵欠、呕吐、腹泻、虚脱和意识丧失等，注射吗啡后，症状迅速消失。吗啡耐受性、依赖性形成机制尚未明确。出现依赖性者为获得欣快感，减轻戒断症状带来的痛苦，常不择手段获取吗啡，对社会危害极大，故吗啡应严格控制使用。

3. 急性中毒　用量过大可致急性中毒，表现为昏迷、呼吸深度抑制、针尖样瞳孔三大特征，并常伴有体温下降、发绀、血压降低，甚至休克。中毒致死的主要原因是呼吸麻痹，抢救可采用吸氧、人工呼吸、静脉注射阿片受体阻断药纳洛酮等。

颅脑外伤致颅内高压、肺心病、支气管哮喘、不明原因的疼痛、肝功能严重减退、分娩和哺乳期者禁用。

可待因（甲基吗啡）在阿片中含量较低（约0.5%），口服易吸收，在肝代谢，约15%的可待因脱甲基后转变为吗啡，使其活性增高，其药理作用与吗啡相似但较弱。镇痛作用为吗啡的1/12～1/10，镇咳作用为吗啡的1/4，对呼吸中枢抑制也较轻，无明显的镇静作用，欣快感及依赖性也低于吗啡，但仍属于麻醉药品，被限制使用。临床主要用于中等程度疼痛和剧烈干咳。与解热镇痛药合用有协同作用，如氨酚待因片。

■ 第二节　人工合成镇痛药

吗啡镇痛作用虽然很强，但是较强的依赖性和呼吸抑制作用，一定程度上限制了它的临床应用，因此人工合成了许多吗啡代用品，如哌替啶、喷他佐辛等。此类药物化学结构虽与吗啡不同，但能激动或部分激动阿片受体，产生与吗啡相似的药理作用。

哌替啶（杜冷丁）

【体内过程】◆ …

口服吸收快，但生物利用度低，皮下或肌内注射吸收更快，给药后10 min起效，故一般注射给药。可通过血脑屏障或胎盘屏障，主要在肝代谢，$t_{1/2}$约为3 h，经肾排泄。

【药理作用】◆ …

作用与吗啡相似但较弱。

1. 中枢神经系统　其特点：①镇痛、镇静作用持续时间较吗啡短，仅2～4 h，镇痛强度为吗啡的1/10～1/8，镇静、欣快作用较吗啡弱；②有抑制呼吸和引起恶心、呕吐作用；③无明显镇咳、缩瞳作用；④药物依赖性较吗啡轻，发生较慢。

2. 心血管系统　治疗量可致直立性低血压及颅内压增高，原因与吗啡相似。

3. 内脏平滑肌　对胃肠平滑肌、胆管、泌尿道、支气管平滑肌作用均较吗啡弱。因对胃肠平滑肌作用持续时间较短，故不引起便秘，无止泻作用。不影响缩宫素对子宫的兴奋作用，故不延长产程。

【临床应用】◆ ⋯

1. 镇痛　镇痛作用虽比吗啡弱，但依赖性较轻，故临床上常用。哌替啶对各种剧痛，如创伤、术后、晚期癌症等，均有镇痛效果。缓解内脏剧烈绞痛（胆绞痛、肾绞痛），需与阿托品合用。新生儿对哌替啶抑制呼吸作用非常敏感，故临产前 2~4 h 不宜使用。

2. 心源性哮喘可替代吗啡　其机制与吗啡相同。

3. 麻醉前给药及人工冬眠　利用其镇静作用可消除患者术前紧张恐惧的情绪，减少麻醉药用量并缩短诱导期。与异丙嗪、氯丙嗪等组成冬眠合剂用于人工冬眠。

【不良反应】◆ ⋯

1. 常见不良反应　治疗量可引起眩晕、恶心呕吐、口干、心悸、直立性低血压，甚至发生晕厥等。

2. 耐受性及依赖性　虽较吗啡轻，但连续应用仍可产生，故须控制使用。

3. 急性中毒　过量中毒时可发生昏迷、呼吸明显抑制、瞳孔散大、震颤、肌肉痉挛、反射亢进、谵妄，甚至惊厥。纳洛酮能解除其呼吸抑制，但不能消除中枢兴奋症状，可配合使用抗惊厥药。其禁忌证与吗啡相同。

芬太尼属强效麻醉性镇痛药。其镇痛强度为吗啡的 100 倍，奏效快，但持续时间短，肌内注射后约 7 min 起效，维持 1~2 h，主要用于各种剧痛。作为麻醉的辅助用药，可减少麻醉药的用量。与氟哌利多配伍制成"神经安定镇痛合剂"，适用于外科小手术。现有芬太尼透皮吸收贴膜剂用于止痛，贴一次疗效可维持 5 日。不良反应主要有眩晕、恶心、呕吐等，有弱的药物依赖性，仍应警惕；大剂量可引起肌肉强直，纳洛酮可对抗。静脉注射过速可出现呼吸抑制。禁用于支气管哮喘、2 岁以下儿童颅脑外伤或脑部肿瘤及其引起的昏迷患者。

美沙酮（美散痛）镇痛效果与吗啡相似或略强，起效慢，给药后 3 min 左右起效，持续时间长。其优点是口服与注射效果相似，耐受性和依赖性发生较慢，戒断症状较轻且易于治疗。适用于创伤、癌症、手术后所致的剧痛，也用于阿片、吗啡及海洛因成瘾的脱毒治疗。因有呼吸抑制作用，故孕妇及分娩期、呼吸中枢功能不全者及幼儿禁用。

曲马朵口服、注射均易吸收，且镇痛功效相同。口服后 20~30 min 起效，作用维持 4~8 h，镇痛强度为吗啡的 1/10~1/8，镇咳强度为可待因的 1/2，无明显呼吸抑制及致平滑肌痉挛作用，不产生便秘，也不影响心血管功能。临床用于中重度急慢性疼痛、术后痛、创伤痛、癌性痛、心脏病突发性痛等。药物依赖性小，但长期用药也可成瘾。

喷他佐辛（镇痛新）为阿片受体部分激动药。其镇痛和呼吸抑制作用均比吗啡弱，分别为吗啡的 1/3 和 1/2。镇静作用、兴奋胃肠平滑肌作用也较吗啡弱。对心血管系统的作用不同于吗啡，大剂量使血压升高及心率加快，此作用可能与其能提高血浆中儿茶酚胺含量有关。本药虽依赖性小，属非麻醉药品管理范畴，但个别患者连续用药至少 1 年后，会出现成瘾现象，因此，应用时须注意不可滥用。临床用于各种慢性钝痛。不良反应有眩晕恶心、呕吐、出汗等，大剂量可引起呼吸抑制、血压上升及心动过速等。

■ 第三节　其他镇痛药

本类药物的作用机制与阿片受体无关，镇痛作用较弱，不抑制呼吸，无药物依赖性，故称为非依赖性镇痛药，属非麻醉药品管理范畴。

四氢帕马丁（延胡索乙素）是我国科研人员从罂粟科植物延胡索中提取的生物碱。具有镇痛、镇静、催眠及安定作用。镇痛作用比哌替啶弱，但强于解热镇痛抗炎药。口服 10～30 min 后出现镇痛作用，持续 2～5 h。镇痛机制未明，但已知与阿片受体及减少前列腺素合成及释放无关。适用于胃肠、肝胆系统疾病所致的钝痛，对外伤等剧痛效果差，也用于头痛、分娩止痛及痛经。临床可治疗失眠症，尤其适用于因疼痛所致失眠的患者。久用无耐受性和依赖性。常见不良反应有眩晕、恶心、呕吐，大剂量可抑制呼吸中枢，少数人可见锥体外系反应。

■ 第四节　阿片受体拮抗药

纳洛酮为阿片受体完全阻断剂，对多种受体亚型可同时阻断。口服易吸收，首过消除明显，故常注射给药。小剂量（0.4～0.8 mg）注射能迅速翻转吗啡的效应，1～2 min 即可解除吗啡中毒所致的呼吸抑制。对吗啡产生依赖性者，纳洛酮可迅速诱发戒断症状（催瘾）。临床主要用于：①阿片类药物急性中毒，解救呼吸抑制和改善中枢症状，使昏迷患者意识清醒；②阿片类药物成瘾者的鉴别诊断；③试用于休克和急性酒精中毒的救治。

纳曲酮结构和作用与纳洛酮相似，但生物利用度较高，作用持续时间达 24 h。临床主要用于治疗对阿片类药物及海洛因等毒品产生依赖性的患者，也可治疗酒精依赖。

【知识拓展】◆

三阶梯止痛法

三阶梯止痛法是一种以患者的疼痛程度不同而分别使用不同等级止痛药物为治疗原则的止痛方法。作为一种最常用且非常有效的止痛方法，为世界卫生组织（WHO）大力推荐，已被广泛地应用于治疗各类慢性疼痛。

1～4 级为轻度疼痛，患者虽有痛感但可忍受，能正常生活；5～6 级为中度疼痛，患者疼痛明显，不能忍受，影响睡眠；7～10 级为重度疼痛，疼痛剧烈，不能入睡，可伴有被动体位或自主神经功能紊乱表现。

明确患者的疼痛等级后，再按照 WHO 提出的癌症疼痛治疗的 5 个主要原则给药。

（1）口服给药。简便、无创，便于患者长期用药，对大多数疼痛患者都适用。

（2）按时给药。注意是"按时"给药，而不是疼痛时才给药。

（3）按三阶梯原则给药。按患者疼痛的轻、中、重不同程度，给予不同阶梯的药物。需适当增加剂量以克服耐受现象。以往认为用吗啡止痛会成瘾，所以不愿给患者用吗啡，现在证明这个观点是错误的，其实使用吗啡的疼痛患者极少产生成瘾性。三阶梯原则常用药物有吗啡片、美菲康（吗啡缓释片）、美施康定（吗啡控释片，可直肠给药）等。但是，哌替啶这一常用的止痛药，由于其代谢产物毒性大等因素，未被推荐用于控制慢性疼痛。

（4）用药个体化。用药剂量要根据患者个体情况确定，以无痛为目的，不应对药量限制过严而导致用药不足。

（5）严密观察患者用药后的变化，及时处理各类药物的不良反应，观察评定药物疗效，及时调整药物剂量。

▌学习检测

单项选择题

1. 下列镇痛药中可主要用于剧烈干咳的是（　　　）。

　A. 塞来昔布　　　　B. 对乙酰氨基酚　　　C. 芬太尼

　D. 吗啡　　　　　　E. 可待因

2. 吗啡禁用于（　　　）。

　A. 晚期癌症疼痛　　　　　　　　B. 分娩止痛

　C. 心源性哮喘　　　　　　　　　D. 剖宫产分娩后止痛

　E. 心肌梗死引起的疼痛

3. 下列对吗啡作用的叙述中，不正确的是（　　　）。

　A. 缓解支气管哮喘　　　　　　　B. 治疗心源性哮喘

　C. 降低血压　　　　　　　　　　D. 抗利尿作用最明显

　E. 可出现排尿困难

4. 对于轻度疼痛者，首选的镇痛药为（　　　）。

　A. 曲马朵　　　　B. 哌替啶　　　　C. 阿司匹林

　D. 芬太尼　　　　E. 布桂嗪

常用药物制剂与用法

盐酸哌替啶　注射剂：50 mg／mL、100 mg／2 mL，肌内注射，50～100 mg／次。极量：150 mg／次，600 mg／日。

盐酸美沙酮　片剂：2.5 mg，5～10 mg／次，2～3 次／日；注射剂：5 mg／mL，5～10 mg／次，2～3 次／日，肌内注射。

枸橼酸芬太尼　注射剂：0.1 mg／2 mL，皮下或肌内注射，0.5～0.1 mg／次。

盐酸喷他佐辛　片剂：25 mg、50 mg，25～50 mg／次；注射剂：30 mg／mL，皮下或肌内注射，30 mg／次。

盐酸曲马朵　胶囊剂：50 mg／粒，缓释片剂 100 mg，50～100 mg／次，400 mg／日。注射剂：50 mg／2 mL，100 mg／2 mL，肌内注射 50～100 mg／次，400 mg／日；栓剂：100 mg／枚（盐酸盐），直肠内给药 1 枚（100 mg）／次，1～2 次／日。

盐酸布桂嗪　片剂：30 mg、60 mg，60 mg／次，3～4 次／日；注射液：50 mg／mL，皮下注射 50 mg／次。

盐酸罗痛定　片剂：30 mg，60～120 mg／次，3 次／日。

硫酸罗痛定　注射剂：60 mg／2 mL，肌内注射 60 mg／次。

纳洛酮　注射剂：0.4 mg／mL，肌内或静脉注射 0.4～0.8 mg／次。

第十四章
解热镇痛抗炎药

1. 掌握阿司匹林、对乙酰氨基酚的药理学特性、临床应用、不良反应。

2. 熟悉解热镇痛抗炎药的共同药理学特性；氯芬那酸、布洛芬的药理学特性和不良反应。

预习案例

患者，男，20岁，因近日天气转寒，未及时添加衣服，现自感全身不适、四肢关节酸痛、畏寒、乏力、全身发烫、脉搏比平时增快，腋下体温38℃，鼻塞、咽干、头痛，自我诊断为感冒。

思考 ....

1. 感冒发热头痛可否用吗啡类药物镇痛？

2. 该患者应给予何种药物治疗？

发热、疼痛、炎症由多种原因引起，见于多种疾病的病理过程，是许多疾病的临床表现。解热镇痛抗炎药是发热、疼痛、炎症对症治疗最常用的措施之一。解热镇痛抗炎药是一类具有解热、镇痛，大多数还具较强的抗炎、抗风湿作用的药物。本类药物化学结构、抗炎作用机制与糖皮质激素类药物不同，故又称为非甾体抗炎药（nonsteroidal antiinflammatory drugs, NSAIDs）。

■ 第一节　解热镇痛抗炎药的基本作用

一、解热作用

治疗量的解热镇痛抗炎药通过抑制中枢环氧酶（COX），减少前列腺素（PG）的生物合成，使升高的体温恢复到正常水平，对正常体温没有明显影响。而且多以增加散热形式来降低发热者体温，不同于氯丙嗪的降温作用。

二、镇痛作用

解热镇痛抗炎药通过抑制外周 PG 的合成产生镇痛作用，仅有中等程度镇痛作用，对临床常见的慢性钝痛，如头痛、牙痛、神经痛、肌肉痛或关节痛、痛经等，镇痛效果良好。对各种严重创伤性剧痛及内脏平滑肌绞痛几乎无效。长期应用仅少数人产生耐受性与依赖性，故临床应用广泛。

三、抗炎和抗风湿作用

本类药物除苯胺类外，都能使炎症的红、肿、热、痛症状减轻，可明显地控制风湿及类风湿的症状。

解热镇痛抗炎药通过抑制炎症反应时局部 PG 的合成和释放，从而缓解炎症反应，但无病因治疗作用，仅有对症治疗作用。

■ 第二节　常用的解热镇痛抗炎药物

常用解热镇痛抗炎药一般按化学结构分 4 大类（表 14-1）。

表 14-1　常用解热镇痛抗炎药分类

化学分类	非选择性 COX 抑制药	选择性 COX-2 抑制药
水杨酸类	阿司匹林	
苯胺类	对乙酰氨基酚	
吲哚类	吲哚美辛	

续表 14-1

化学分类	非选择性 COX 抑制药	选择性 COX-2 抑制药
芳香乙酸类	双氯芬酸	
芳基丙酸类	布洛芬、萘普生	
烯醇酸类	吡罗昔康	美洛昔康
二芳基吡唑类		塞来昔布
二芳基呋喃酮类		罗非昔布

一、水杨酸类

阿司匹林（乙酰水杨酸）

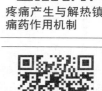

疼痛产生与解热镇痛药作用机制

【体内过程】◈ …

口服后在胃肠吸收，可迅速分布至全身组织，也可进入关节腔、脑脊液、胎盘及乳汁中。尿液 pH 可影响其排泄速度，尿呈碱性时水杨酸盐解离增多、重吸收减少，可排出 85%；尿呈酸性时则相反，仅排出 5%。

阿司匹林

【药理作用】◈ …

1. 解热镇痛作用。

2. 抗炎抗风湿作用。

3. 抑制血栓形成。低浓度（40～80 mg）阿司匹林可抑制血小板环氧酶，减少血小板中血栓素 A_2（TXA_2）的生成，最大限度地抑制血小板聚集，防止血栓形成，作用可持续 2～3 日；而高浓度（>300 mg）阿司匹林能直接抑制血管壁中的环氧酶，使前列环素（PGI_2）的生成减少。PGI_2 是 TXA_2 的生理对抗剂，其合成减少可促进凝血及血栓形成。

【临床应用】◈ …

1. 常与其他解热镇痛药配成复方制剂 用于感冒发热及头痛、牙痛、肌肉痛、神经痛和痛经等慢性钝痛。对各种绞痛无效。

2. 急性风湿热患者 用药后 24～48 h 即可退热，关节红、肿、疼痛症状明显缓解，红细胞沉降速度减慢。对类风湿关节炎可迅速镇痛，使关节炎症状消退，减轻关节损伤，目前为解热镇痛抗炎的首选药。抗风湿的疗效与剂量成正相关，因此最好用至最大耐受量，但应注意防止中毒。

3. 防治血栓性疾病 必须使用小剂量，可用于预防心肌梗死和脑血栓形成；治疗缺血性心脏病，稳定型 / 不稳定型心绞痛及进展性心肌梗死，能降低病死率及再梗死率。

【不良反应】◈ …

1. 胃肠反应 常见上腹部不适、恶心、呕吐等。较大剂量长期服用可致不同程度的胃黏膜损伤，产生糜烂性胃炎、胃溃疡及隐性胃出血。

2. 凝血障碍 可抑制血小板聚集，延长出血时间。剂量过大（>5 g／日）或长期服用，还可抑制凝血酶原形成，加重出血倾向，可用维生素 K 防治。

3. 过敏反应　少数患者可出现皮疹、荨麻疹、血管神经性水肿、过敏性休克。某些哮喘患者服用阿司匹林后可诱发支气管哮喘，称为"阿司匹林哮喘"，AD治疗无效，用糖皮质激素雾化吸入效果好。

4. 水杨酸反应　剂量过大（＞5 g／日）可致头痛、眩晕、恶心、呕吐、耳鸣、视力和听力减退等中毒反应，称为水杨酸反应；严重者可出现过度呼吸、酸碱平衡失调、高热、精神错乱、昏迷，甚至危及生命。出现水杨酸反应时立即停用阿司匹林，静脉滴注碳酸氢钠溶液以碱化尿液促进药物排泄。

5. 瑞夷（Reye）综合征　病毒性感染（如流感、水痘、麻疹等）伴有发热的青少年，服用阿司匹林后有发生严重肝功能不良、急性脑水肿的危险（急性肝脂肪变性－脑病综合征），虽少见，但可致死。病毒性感染患儿不宜用阿司匹林，可用对乙酰氨基酚代替。

严重肝损害、低凝血酶原血症、维生素 K 缺乏、血友病患者、哮喘、鼻息肉及慢性荨麻疹患者禁用阿司匹林；病毒性感染患儿不宜用阿司匹林；术前一周应停用阿司匹林，以防出血。

二、苯胺类

对乙酰氨基酚（扑热息痛，醋氨酚）

对乙酰氨基酚属苯胺类解热镇痛药，作用与阿司匹林相当，但抗炎作用极弱，仅在超过镇痛剂量时才有一定抗炎作用，其原因不明。临床用于解热镇痛。因无明显胃肠刺激，适用于不宜使用阿司匹林的头痛发热患者。常用剂量安全可靠。偶见皮肤黏膜过敏反应。长期使用极少数人可致肾毒性，如肾乳头坏死和慢性间质性肾炎等。过量误服（超过 10g），可致急性中毒性肝坏死。

三、吡唑酮类

保泰松

本品抗炎抗风湿作用较强，而解热作用较弱。用于风湿性及类风湿关节炎、强直性脊椎炎的治疗，对急性进展期疗效较好。较大剂量可减少肾小管对尿酸盐的再吸收，促进尿酸排泄，可用于急性痛风的治疗。本品解热镇痛作用弱，可用于恶性肿瘤、顽固性结核及寄生虫病引起的发热。主要有胃肠反应、水钠潴留、过敏反应，故应餐后服用，服药期间应忌盐，定期查血象；偶可引起甲状腺肿大及黏液性水肿；大剂量可引起肝肾损害。因毒性大，故不宜长期大量应用。禁用于消化性溃疡病，高血压及心、肝、肾功能不良者。

四、其他抗炎有机酸类

吲哚美辛（消炎痛）

吲哚美辛有强大的抗炎、解热镇痛作用。因不良反应发生率高且重，目前主要用于抗炎和镇痛，如关节炎、滑液囊炎、腱鞘炎、强直性脊柱炎等。常用量不良反应发生率高达 35%～50%，约 20% 患者必须停药。以眩晕、前额痛、精神障碍等中枢神经系统不良反应发生率最高；厌食、恶心、腹痛、诱发或加重胃和十二指肠溃疡等胃肠反应次之；也可出现黏膜变态反应、哮喘发作、中性粒细胞和血小板减少等，但罕见再生障碍性贫血。孕妇、从事危险或精细工作人员、精神病、癫痫、活动性胃十二指肠溃疡患者禁用。

布洛芬（异丁苯丙酸）

布洛芬具有较强的抗炎、解热及镇痛作用，其效力近似阿司匹林。主要用于风湿关节炎及类风湿关节炎，也可用于解热镇痛。其特点是胃肠反应较轻，易耐受，但长期服用应注意胃肠溃疡和出血的发生。偶见头痛、眩晕和视力模糊，出现视力障碍者应立即停药。

萘普生及酮洛芬的作用及用途均与布洛芬相似，$t_{1/2}$分别为 13 h 和 2 h。

其他有机酸类解热镇痛抗炎药有氯芬那酸、双氯芬酸、吡罗昔康（炎痛喜康）。

■ 第三节　治疗痛风的药物

痛风是体内嘌呤代谢紊乱所引起的一种代谢性疾病，以高尿酸血症为特征。治疗药物有秋水仙碱、别嘌醇等。

秋水仙碱

本药对急性痛风性关节炎有选择性抗炎、镇痛作用，可迅速解除急性痛风发作症状，用药后数小时关节红、肿、热、痛消退。对一般疼痛无作用，也不影响血中尿酸浓度及尿酸的排泄。不良反应多，常见胃肠反应，偶有骨髓抑制、肾损害。慢性痛风者禁用。

别嘌醇（别嘌呤醇）

别嘌醇口服易吸收，原型及代谢物别黄嘌呤可抑制黄嘌呤氧化酶，使尿酸生成减少，降低血中尿酸浓度。用于防治慢性高尿酸血症。不良反应较少，偶见皮疹、胃肠反应、粒细胞减少、转氨酶升高等，应定期检查肝功能和血象。

丙磺舒（羧苯磺胺）

本药口服吸收完全，因脂溶性高，肾小管可重吸收，从而竞争性抑制肾小管对尿酸的重吸收，增加尿酸排泄，降低血中尿酸浓度。用于治疗慢性痛风和高尿酸血症。少数患者可有胃肠反应、皮疹、发热等。为避免尿酸大量排出时在泌尿道沉积形成结石，开始时宜加服碳酸氢钠并大量饮水。不能与阿司匹林合用。

【知识拓展】◆⋯

感冒药——西药复方制剂的主要成分

1. 对症治疗药：①解热镇痛药，如阿司匹林、扑热息痛等，可改善头痛、乏力、肌肉酸痛等症状；②血管收缩药，如苯丙醇胺、伪麻黄碱等，此类药可减轻鼻窦、鼻腔黏膜血管充血，可有效地解除鼻塞症状；③抗过敏药，如氯苯那敏等，可使下呼吸道的分泌物变稠，减少打喷嚏和鼻涕，同时具有轻度镇静作用，利于患者适当休息；④中枢兴奋药，如咖啡因等，其在复方制剂中起加强解热镇痛药的疗效和抵消抗过敏药所引起的嗜睡作用。

2. 对因治疗药物：抗病毒药，感冒初期及时应用，可抑制病毒的复制。

学习检测

单项选择题

1. 关于阿司匹林不良反应的叙述，错误的是（　　　）。

   A. 胃肠道反应最为常见

   B. 凝血障碍，术前 1 周应停用

   C. 过敏反应，哮喘、慢性荨麻疹患者不宜用

   D. 水钠潴留，引起局部水肿

   E. 水杨酸反应是中毒表现

2. 下列不属于阿司匹林作用的一项是（　　　）。

   A. 解热　　　　　　　　　　　B. 镇痛

   C. 抗炎抗风湿　　　　　　　　D. 抗血小板聚集

   E. 促进前列腺素合成

3. 几乎无抗炎抗风湿作用的药物是（　　　）。

   A. 阿司匹林　　　　　　　　　B. 安乃近

   C. 对乙酰氨基酚　　　　　　　D. 保泰松

   E. 吲哚美辛

4. 阿司匹林可用于（　　　）。

   A. 痛经　　　　　　　　　　　B. 胃肠绞痛

   C. 胆绞痛　　　　　　　　　　D. 心绞痛

   E. 手术后剧痛

5. 具有促进尿酸排泄作用的解热镇痛药是（　　　）。

   A. 阿司匹林　　　　　　　　　B. 保泰松

   C. 布洛芬　　　　　　　　　　D. 对乙酰氨基酚

   E. 吲哚美辛

常用药物制剂与用法

　　阿司匹林　　片剂：每片 0.05 g、0.1 g、0.3 g、0.5 g，肠溶片 0.3 g，口服，解热镇痛 0.3～0.6 g/ 次，1 日 3 次，餐后服；抗风湿 3～6 g/ 日，分 4 次餐后服，症状控制后逐渐减量；预防血栓形成：0.3 g/ 日。栓剂：每粒 0.15 g、0.3 g、0.45 g、0.5 g，用量同片剂，直肠给药，治疗胆道蛔虫病，成人 1g/ 次，2～3 次 / 日，连用 2～3 日。当阵发性绞痛停

止 24 h 后即停药，再行常规驱虫，以防复发。

对乙酰氨基酚 片剂：每片 0.3 g、0.5 g，口服 0.3～0.6 g/次，3～4 次/日；胶囊剂：每粒 0.3 g，用量同片剂；栓剂：每粒 0.15 g、0.3 g、0.6 g，0.3～0.6 g/次，1～2 次/日，直肠给药。注射剂：每支 0.075 g（1 mL）、0.25 g（1 mL），肌内注射 0.15～0.25 g/次。

吲哚美辛 片（胶囊）剂：每片（粒）25 mg，口服，25 mg/次，2～3 次/日，餐后服用，必要时每周可递增 25 mg，至 100～150 mg/日，分 3～4 次于进食时或饭后服；栓剂：每粒 25 mg、50 mg、100 mg，50 mg/次，1～2 次/日，直肠给药。

布洛芬 片剂：每片 0.1 g、0.2 g；缓释胶囊：每粒 0.3 g。口服，抗风湿：0.2～0.4 g/次，3～4 次/日；一般止痛：0.2～0.4 g/次，4～6 h/次，进食时服用。

萘普生 片剂：每片 0.1 g、0.25 g，口服，0.2～0.3 g/次，2～3 次/日。维持量 0.375～0.75 g/日，早晚 2 次分服；注射剂：每支 100 mg（2 mL）、200 mg（2 mL），肌内注射，100～200 mg/次，1 日 1 次。

吡罗昔康 片剂：每片 20 mg，胶囊剂：每粒 10 mg、20 mg，口服，抗风湿：20 mg/次，1 日 1 次，饭后服；抗痛风：40 mg/日，连用 4～6 日。注射剂：20 mg（2 mL），肌内注射，10～20 mg/次，1 日 1 次。

别嘌呤醇 片剂：每片 0.1 g，口服，0.1 g/次，3 次/日。待血中尿酸下降后可酌情减量。

丙磺舒 片剂：每片 0.25 g，口服，开始 0.5 g/次，2 次/日，给药 1 周后，可增加至 1 g/次。

秋水仙碱 片剂：每片 0.5 mg、1 mg。痛风急性发作期：首次口服剂量 1 mg，以后每 2 h 服 0.5 mg，直到关节症状缓解、出现消化道症状或 24 h 内总量达 6 mg 后改服维持量，维持量：0.5～1 mg/次，2～3 次/日，10～14 日为 1 个疗程。预防痛风：0.5 mg/次，1～2 次/日。

第十五章
中枢兴奋药 ——————————————————————————

学习目标

1. 掌握兴奋延髓呼吸中枢药的临床应用。

2. 了解大脑兴奋药物的药理学特性。

预习案例

患者，男，72岁。咳嗽、咳痰、气喘10余年，近1个月气喘、呼吸困难，且日益加重，当日病情进一步加重而入院。气促、端坐呼吸，两肺闻及湿啰音，双下肢凹陷性水肿。超声心动图检查示右心室肥厚增大。诊断为慢性肺源性心脏病。给予吸氧、抗感染、利尿等常规治疗，并静脉滴注尼可刹米后病情得到缓解。

思考 ··

该患者使用尼可刹米的原因是什么？

中枢兴奋药是指能提高中枢神经系统功能活动的药物。根据中枢兴奋药的作用部位不同，分为兴奋大脑皮质药、兴奋延髓呼吸中枢药及促大脑功能恢复药。

■ 第一节　主要兴奋大髓皮质的药物

咖啡因

【药理作用】◆ ...

1. 中枢神经系统　咖啡因兴奋中枢神经系统的范围与剂量有关，小剂量（50～200 mg）能兴奋大脑皮质，表现为振奋精神、思维活跃、减轻疲劳、消除困倦，并提高对外界的反应性；剂量加大（200～500 mg）时，可直接兴奋延髓呼吸中枢和血管运动中枢，并提高呼吸中枢对 CO_2 的敏感性，使呼吸加深加快，血压升高。

2. 收缩脑血管　可缓解因脑血管扩张所致搏动性头痛。

3. 其他　对支气管和胆管等平滑肌有舒张作用，增加肾小球滤过率，减少肾小管对钠离子的重吸收而具有利尿作用。

【临床应用】◆ ...

对严重传染病和中枢抑制药中毒所引起的昏睡、呼吸及循环抑制，可肌内注射安钠咖，尤其对吗啡引起的呼吸抑制疗效较好。常与麦角制剂配伍治疗偏头痛，与溴化物合用治疗神经官能症，与解热镇痛药配伍治疗一般性头痛。

【不良反应】◆ ...

不良反应少见。剂量较大时可致激动、不安、失眠、心悸、头痛、恶心、呕吐；剂量过大可致惊厥。婴儿高热时易发生惊厥，不宜用含咖啡因的解热复方制剂。因增加胃酸分泌，消化性溃疡患者不宜久用。少数人用药后出现耐受性。孕妇慎用。与麻黄碱、AD 存在相互增强作用，不宜同时注射。口服过量且时间较短者，可用温水洗胃、硫酸镁导泻；已吸收中毒者，可注射地西泮等中枢抑制药，以对抗、缓解中毒症状。

哌甲酯（利他灵）

能兴奋精神、活跃情绪、减轻疲乏、消除睡意及缓解抑郁症状，较大剂量能兴奋呼吸中枢。主要用于治疗发作性睡病、小儿遗尿症、儿童多动综合征及中枢抑制药中毒引起的昏迷与呼吸抑制。不良反应有失眠、易激动、体重减轻和生长发育延缓等，禁用于青光眼和严重心脏病患者和癫痫患者。

匹莫林（苯异妥英）

匹莫林（苯异妥英）是一种新型中枢兴奋药，药理作用与哌甲酯相似，用于治疗儿童多动症、轻度抑郁和发作性睡病。不良反应有失眠、头痛和胃肠反应等。

第二节 主要兴奋延髓呼吸中枢药

尼可刹米（可拉明）

【药理作用】◆ ···

尼可刹米能直接兴奋延髓呼吸中枢，也可作用于颈动脉体和主动脉体化学感受器，反射性地兴奋呼吸中枢，提高呼吸中枢对 CO_2 的敏感性，使呼吸加深加快，当呼吸中枢抑制时其作用更为明显。该药作用温和，安全范围较大，但作用短暂，一次静脉注射仅维持 5～10 min，故常需间歇性多次静脉给药。

【临床应用】◆ ···

用于各种原因引起的中枢性呼吸抑制。对肺心病引起的呼吸衰竭及吗啡中毒引起的呼吸抑制效果较好；对巴比妥类药物中毒所致呼吸抑制的效果较差。

【不良反应】◆ ···

大剂量可致血压升高、心动过速、肌震颤，甚至惊厥。一旦发生惊厥，可用地西泮对抗。不宜与碱性药物配伍，以免发生沉淀。

洛贝林（山梗菜碱）

洛贝林通过刺激颈动脉体和主动脉体化学感受器而反射性地兴奋呼吸中枢。安全范围大，不易引起惊厥。用于新生儿窒息、一氧化碳中毒所致的窒息、小儿感染性疾病所致的呼吸衰竭。较大剂量可兴奋迷走神经中枢，引起心率减慢和房室传导阻滞，过量能引起心动过速，甚至惊厥。

多沙普仑（多普兰）

多沙普仑为一种新型呼吸中枢兴奋药。小剂量通过刺激颈动脉体化学感受器反射性兴奋呼吸中枢，大剂量则直接兴奋呼吸中枢。作用比尼可刹米强、安全范围大、起效快、疗效确切。为目前较理想的呼吸中枢兴奋药。用于各种原因引起的呼吸抑制或肺换气不足。静注过快出现恶心、呕吐，严重可出现惊厥。

第三节 促大脑功能恢复药

吡拉西坦

吡拉西坦能对抗脑组织缺氧，促进大脑对磷脂和氨基酸的利用，增加 ATP、蛋白质合成，促进信息传递，提高学习与记忆能力，改善大脑功能。临床用于治疗阿尔茨海默病、脑动脉硬化、药物及一氧化碳中毒、脑外伤等所致思维和记忆障碍、儿童智能低下等。也可用于提高先天性或继发性脑功能不全患者的智能。偶见口干、厌食、失眠及呕吐等不良反应，停药后消失。

甲氯芬酯（氯酯醒）

甲氯芬酯主要兴奋大脑皮质，能促进脑细胞氧化还原过程，增加对糖类物（碳水化合物）的利用，调节神经细胞代谢。对处于抑制状态的中枢神经系统具有兴奋作用，可振奋精神、消除疲劳，但显效慢，需反复用药。用于颅脑外伤性昏迷、动脉硬化或癫痫等所致的意识障碍及阿尔茨海默病、儿童精神迟钝、新生儿缺氧、小儿遗尿症等。偶见药热、皮疹等不良反应。

胞磷胆碱

胞磷胆碱是促进卵磷脂合成的主要辅酶。卵磷脂合成增加，能促进脑组织代谢及大脑功能恢复。对脑循环障碍患者，有降低脑血管阻力、增加脑血流量、改善脑循环及催醒作用。临床主要用于急性颅脑外伤、脑手术后意识障碍，对脑动脉硬化症、脑梗死、脑出血等多种器质性脑损害患者能促进其意识清醒，改善偏瘫、肌强直及智力障碍等症状。不良反应轻，偶有一过性血压下降、失眠、兴奋及发热等，脑出血急性期慎用，有癫痫史者禁用。

【知识拓展】◆

抢救药的基本知识

药名：肾上腺素 剂量：1 mg/mL 用法：静脉注射

作用：兴奋心脏，心肌收缩力增强，心率加快，血压增高，松弛支气管平滑肌。

用途：过敏性休克抢救，心脏骤停复苏，支气管哮喘，局麻辅佐药和止血。

不良反应：心悸、头痛、血压增高、过量或静脉注射太快导致脑出血、心室颤动。

禁忌证：高血压、器质性心脏病、甲亢、充血性心力衰竭。

药名：异丙肾上腺素 剂量：1 mg/mL 用法：静脉注射

作用：兴奋心脏，松弛支气管平滑肌，扩张骨骼肌血管，促进糖原和脂肪分解。

用途：支气管哮喘，房室传导阻滞，心脏骤停，抗休克。

不良反应：心悸、头痛、震颤、出汗、口干、心前区疼痛。

禁忌证：冠心病、心肌炎、甲亢。

药名：阿托品 剂量：0.5 mg/mL、1 mg/2 mL、5 mg/mL 用法：静脉注射和肌内注射

作用：抑制腺体分泌，缓解平滑肌痉挛，解除迷走神经对心脏的抑制，扩瞳、麻痹视调节，兴奋中枢神经系统。

用途：缓解平滑肌痉挛，眼科用药，抑制腺体分泌，局麻药注射，抗心律失常，解除有机磷酸酯类中毒，抗休克，高热小儿慎用。

不良反应：口干、便秘、视力模糊、心悸、尿潴留、中毒产生幻觉、严重中毒由兴奋到抑制再到昏迷、呼吸麻痹。

禁忌证：青光眼及眼内压升高倾向者，前列腺增生。

学习检测

单项选择题

1. 临床上用于轻度抑郁及小儿遗尿症的药物是（　　　）。

  A. 咖啡因   B. 哌甲酯

  C. 尼可刹米   D. 贝美格

  E. 二甲弗林

2. 用于解救巴比妥类中毒的辅助药物是（　　　）。

  A. 尼可刹米   B. 二甲弗林

  C. 山梗菜碱   D. 贝美格

  E. 吡拉西坦

3. 不直接兴奋呼吸中枢的药物是（　　　）。

  A. 尼可刹米   B. 二甲弗林

  C. 洛贝林（山梗菜碱）   D. 贝美格

  E. 咖啡因

常用药物制剂与用法

安钠咖　注射剂：0.25 g/mL、0.5 g/2 mL，皮下、肌内注射或静脉注射 1～2 mL（0.25～0.5 g）/次，1.0～2.0 g/日。极量：1.5 g/次，3.0 g/日。

匹莫林　片剂：20 mg，20～40 mg/次（每日晨一次服），不超过 60 mg/日，通常午餐后不用药。

哌甲酯　片剂：10 mg；2～3 次/日；注射剂：20 mg/mL，10～20 mg/次，1～3 次/日，皮下、肌内或静脉注射。

甲氯芬酯　片剂：0.1 g，0.1～0.2 g/次，3 次/日，至少服用一周；粉针剂：0.25 g，0.25 g/次，溶于 5% 葡萄糖注射液 250 mL 静脉滴注。

尼可刹米　注射剂：0.375 g/1.5 mL、0.5 g/2 mL，皮下、肌内或静脉注射 0.25 g～0.5 g/次。极量：1.25 g/次。

洛贝林　注射剂：3 mg/mL、10 mg/mL，皮下或肌内注射 10 mg/次。极量：20 mg/次，50 mg/日；静脉注射：3 mg/次，必要时隔 30 min 重复使用。极量：6 mg/次，20 mg/日，新生儿窒息可注入脐静脉 3 mg。

多沙普仑　注射剂：20 mg/mL、100 mg/5 mL，0.5～1 mg/kg/次，用 5% 葡萄糖注射液稀释后静滴，一日总量不超过 300 mg。

第十六章
利尿药及脱水药

学习目标

　　1. 掌握呋塞米、噻嗪类、甘露醇的药理作用、应用、主要不良反应。

　　2. 熟悉利尿药的分类及脱水药特点。

预习案例

　　患者，女，35岁，近5年来劳累后心悸、气短、食欲缺乏、浮肿，近2周症状加重。检查: Bp16 / 9.3 kPa（127 / 70 mmHg），心大，心尖区闻及舒张期雷鸣样杂音，心率120次 / min，心律不齐，心音强弱不等，颈静脉怒张，双肺底闻及湿性啰音，肝肋下3 cm，压痛（+），脾未触及，下肢浮肿（+），P80次 / min。诊断: ①风湿性心脏病，二尖瓣狭窄；②心功能不全。

　　思考

　　1. 根据患者目前病情，应进行强心利尿。试用你学过的有关知识阐述应用哪种利尿药？

　　2. 可否试用甘露醇进行利尿？为什么？

水肿是心、肝、肾相关疾病的常见症状，虽然发病的原因不同，但都是由细胞间液体的增加引起，而水钠潴留是导致细胞间液体增加的主要因素。利尿可以使水肿减轻或消失，既可减轻原有疾病的症状，又可以促进原有疾病的好转。

▌ 第一节　利尿药

利尿药是一类作用于肾，能增加电解质及水排泄，使尿量增多的药物。

利尿药常按其利尿效能分为以下 3 类。

1. 高效能利尿药（袢利尿药）　主要作用于髓袢升支粗段皮髓两部的 $Na^+-K^+-2Cl^-$ 同向转运系统，代表药物有呋塞米、依他尼酸及布美他尼等。

2. 中效能利尿药　主要作用于髓袢升支粗段皮质部和远曲小管近端，代表药有噻嗪类。

3. 低效能利尿药　主要作用于远曲小管末端和集合管，代表药物有螺内酯、氨苯蝶啶、阿米洛利等。

一、利尿作用的生理学基础

尿液的生成是通过肾小球滤过、肾小管再吸收及分泌而完成的。利尿药则通过影响尿液形成过程的某一环节而产生利尿作用。

（一）肾小球滤过

正常人每日能形成 180 L 原尿，约 99% 的原尿在肾小管被重吸收，每日排除的尿量仅 1～2 L，故通过增加肾小球滤过率，产生的利尿作用不明显。

（二）肾小管重吸收

1. 近曲小管　此段重吸收 60%～65%Na^+，$NaHCO_3$ 约有 90% 被重吸收。作用于近曲小管的利尿药作用较弱，药物抑制了近曲小管对 Na^+ 的重吸收后，使管腔内原尿增多，近曲小管以下各段肾小管出现代偿性重吸收增多现象。碳酸酐酶抑制药乙酰唑胺能抑制 H^+ 的生成，使 Na^+-H^+ 交换减少而发挥利尿作用。

2. 髓袢升支粗段髓质部和皮质部　此段重吸收原尿中 30%～35% 的 Na^+。髓袢升支粗段对 NaCl 的重吸收受管腔膜侧 $Na^+-K^+-2Cl^-$ 共同转运控制。当原尿流经髓袢升支时，随着 NaCl 的重吸收，原尿的渗透压逐渐降低，形成肾对尿液的稀释过程。同时被重吸收到髓质间液的 NaCl，使髓质渗透压升高。当尿液流经集合管时，由于管腔内液体与高渗髓质间存在着渗透压差，在血管升压素的调节下，大量的水就会被重吸收，形成肾对尿液的浓缩过程。高效能利尿药呋塞米等主要通过抑制髓袢升支粗段髓质和皮质部对 NaCl 的重吸收，会同时影响肾的稀释和浓缩过程，产生强大的利尿作用。

3. 远曲小管　原尿中 10% 的 NaCl 在远曲小管被重吸收，进一步稀释了管腔液。噻嗪类利尿药通过抑制远曲小管近端对 NaCl 的重吸收，产生中效能利尿作用。

4. 集合管　原尿中 2%～5% 的 NaCl 通过 Na^+-H^+ 交换和 Na^+-K^+ 交换方式在此段被

重吸收。Na^+–K^+ 交换在醛固酮作用下进行，螺内酯可对抗醛固酮而呈现利尿作用。

二、常用利尿药

（一）高效能利尿药

呋塞米（呋喃苯胺酸，速尿）

【体内过程】◆ …

口服吸收迅速，生物利用度约为 60%，约 30 min 起效，1～2 h 达高峰，持续 6～8 h；静脉注射 5～10 min 起效，30 min 达高峰，$t_{1/2}$ 约 1 h，维持 4～6 h，血浆蛋白结合率约 98%。大部分以原形经近曲小管有机酸分泌系统分泌，随尿排出，反复给药不易蓄积。

【药理作用】◆ …

呋塞米通过抑制髓袢升支粗段皮髓两部的 Na^+–K^+–$2Cl^-$ 同向转运系统，影响尿液稀释和浓缩，产生强大而持久的利尿作用。还可抑制 Ca^{2+}、Mg^{2+}、K^+ 的重吸收，导致尿中 Na^+、Cl^-、Ca^{2+}、K^+、Mg^{2+}、HCO_3^- 的排出增多。

【临床应用】◆ …

1. 急性肺水肿和脑水肿　静脉注射呋塞米能迅速扩张容量血管，使回心血量减少，缓解急性肺水肿症状，常作为急性肺水肿和脑水肿的首选药。通过利尿，可使血浆渗透压升高，有利于脑水肿消除。

2. 治疗严重水肿　因不良反应多，一般用于其他利尿药无效的严重水肿。

3. 急性肾衰竭　可增加尿量和排出 K^+，冲洗肾小管，对急性肾衰竭具有良好的防治作用。

4. 促进毒物排泄　配合静脉输液，可加速原形经肾脏排泄的药物或毒物随尿排泄。

【不良反应】◆ …

1. 水与电解质紊乱　可引起低血容量、低血钾、低血钠、低血镁、低氯性碱血症等。其中以低血钾症最为常见，尤其与强心苷类药物合用时，易引起严重的心律失常。

2. 耳毒性　长期大剂量静脉给予呋塞米，可引起眩晕、耳鸣、听力减退或暂时性耳聋等。应避免与其他能致耳毒性的药物合用，如氨基苷类抗生素等。

3. 高尿酸血症　使尿酸经近曲小管重吸收增加，故痛风患者应禁用。

4. 其他反应　其他可引起恶心、呕吐，少数患者可发生高血糖、过敏性间质性肾炎等不良反应。

布美他尼和依他尼酸

布美他尼利尿作用较呋塞米强，不良反应较少。依他尼酸胃肠反应及耳毒性的发生率均高于呋塞米，现已少用。

（二）中效能利尿药

常用噻嗪类药物有氢氯噻嗪、氯噻嗪等。氯噻酮虽不属噻嗪类，但其药理作用及机制、利尿效能等均与噻嗪类相似。

【体内过程】

该类药物脂溶性较高，口服吸收迅速而完全，一般口服后 1~2 h 起效，4~6 h 血药浓度达峰值。所有噻嗪类药物均以有机酸的形式从肾小管分泌，自尿排出，因而与尿酸的分泌产生竞争，使尿酸的分泌速率降低。氢氯噻嗪口服生物利用度为71%左右，口服后 1 h 显效，2~4 h 血药浓度达峰值，作用时间可持续 12~18 h。可通过胎盘进入胎儿体内。血浆蛋白结合率为64%，主要以原形从近曲小管分泌，自尿排出。$t_{1/2}$ 为 2.5 h，尿毒症患者对氢氯噻嗪的清除率下降，半衰期延长。

【药理作用】

1. 利尿作用　作用于髓袢升支粗段皮质部和远曲小管近端，抑制 NaCl 的重吸收。由于转运至远曲小管的 Na^+ 增加，促进了 K^+–Na^+ 交换，K^+ 的排泄也增多。对碳酸酐酶有一定抑制作用，使 HCO_3^- 的排泄增加。

2. 抗利尿作用　由于排 Na^+ 使血浆渗透压降低，可减轻口渴感和减少饮水量，使尿量减少。

3. 降压作用　用药早期通过排 Na^+ 利尿，使血容量减少，血管外周阻力下降；长期用药则通过扩张外周血管而产生降压作用。

【临床应用】

1. 轻、中度水肿　是治疗各类轻、中度水肿的常用药。对肾性水肿的疗效与肾功能有关，肾功能不良者疗效差；对肝性水肿，与螺内酯合用疗效增加，可避免血钾过低诱发肝性脑病。由于该药可抑制碳酸酐酶，减少 H^+ 分泌，使 NH_3 排出减少，血氨升高，有加重肝性脑病的危险，应慎用。

2. 尿崩症　用于肾性尿崩症及加压素无效的垂体性尿崩症。轻症效果好，重症疗效差。

3. 高血压　轻度、中度高血压可单用或与其他降压药合用。

【不良反应】

可引起电解质紊乱，出现低血钾、低血镁现象等，以低钾血症最常见。还可引起高尿酸血症、高血糖、高血脂。故糖尿病、高脂血症患者慎用。

（三）低效能利尿药

低效能利尿药分为两类：保钾利尿药和碳酸酐酶抑制药。

螺内酯（安体舒通）

螺内酯化学结构与醛固酮相似，与醛固酮竞争远曲小管和集合管内的醛固酮受体，促进钠和水的排出，产生保钾排钠利尿作用，作用缓慢而持久。主要用于治疗与醛固酮升高有关的顽固性水肿。单用效果差，常与噻嗪类排钾利尿药合用，可避免高血钾。不良反应较轻，易引起高钾血症。

氨苯蝶啶（三氨蝶啶）和阿米洛利（氨氯吡咪）

氨苯蝶啶和阿米洛利能直接抑制远曲小管和集合管的 Na^+–K^+ 交换，发挥留钾排钠利尿作用。由于能促进尿酸排泄，故尤其适用于痛风患者的利尿。可致高钾血症。

乙酰唑胺

乙酰唑胺通过抑制近曲小管细胞中的碳酸酐酶的活性而产生利尿作用，但作用较弱。目前很少用于利尿。

乙酰唑胺还可抑制睫状体上皮细胞中的碳酸酐酶，减少房水的生成，使眼压降低，对多种类型的青光眼有效。可减少脑脊液的生成和改变脑脊液及脑组织的 pH，用于急性高山病，能够减轻症状、改善机体功能。除此之外，还可碱化尿液、纠正代谢性碱中毒等。长期使用可致代谢性酸中毒和粒细胞缺乏症。

肾小管转运系统及
利尿药的作用部位

■ 第二节　脱水药

脱水药又称渗透性利尿药。此类药物经静脉注射给药后，可以迅速提高血浆和肾小管液的渗透压，从而促使组织内水分向血浆转移而使组织脱水，同时其原形经肾迅速排泄时，可通过渗透压作用带出水分而产生利尿作用。

甘露醇

甘露醇临床上用 20% 的高渗注射液。

【药理作用】◆ …

1. 脱水作用　因甘露醇相对分子量较大，静脉给药后不易从毛细血管渗入组织，迅速提高血浆渗透压，使组织间液水分向血浆转移而产生脱水作用；口服用药则造成渗透性腹泻，可用于胃肠道清除毒物。

2. 利尿作用　通过稀释血液而增加循环血容量及肾小球滤过率；间接抑制 Na^+–K^+–$2Cl^-$ 共同转运系统，减少髓袢升支对 NaCl 的重吸收；扩张肾血管，增加肾髓质血流量等途径而利尿。

【临床应用】◆ …

1. 脑水肿及青光眼　降低颅内压安全有效，为降颅内压的首选药；也用于青光眼急性发作和患者术前用药，降低眼压。

2. 预防急性肾衰竭　少尿时，通过脱水作用可减轻肾间质水肿，同时维持足够尿量，使肾小管内有害物质稀释，防止肾小管萎缩坏死。此外，可改善肾血流，预防急性肾衰竭。

【不良反应】◆ …

甘露醇不良反应少见。静脉注射过快，可致一时性头痛、眩晕、视力模糊、心悸等。因增加循环血量而增加心脏负荷，故心功能不全者禁用。活动性颅内出血者也禁用。

山梨醇

山梨醇临床常用其 25% 的高渗溶液，其药理作用和应用与甘露醇相似。由于进入体内后，有一部分转化为果糖而失去渗透性脱水作用，故疗效弱于甘露醇。

葡萄糖

葡萄糖常用 50% 的高渗溶液。因葡萄糖易被代谢，故作用弱且持续时间短。当单独用于脑水肿时可造成反跳现象，故一般应与甘露醇交替使用，以巩固疗效。

【知识拓展】◆……

利尿渗湿中草药

1. 茯苓（poria）为多孔菌科真菌茯苓的干燥菌核。用于水湿停滞的水肿、小便不利等，常与泽泻、猪苓等药同用，共同产生利尿作用，如五苓散；用于脾虚湿困所致的消化不良、食欲减少、腹泻，常与党参、白术等补脾药联合用药，以加强补脾除湿之功效，如四君子汤；用于心悸、失眠，常与朱砂、酸枣仁、远志等安神药联合用药。

2. 薏苡仁（semen coicis）为禾本科一年生或多年生草本植物薏苡的成熟种仁。用于小便不利、水肿、脚气等。单用或与茯苓、冬瓜皮、赤小豆等利水渗湿药联合用药。

3. 车前子（plantain seed）为车前科多年生草本植物车前或平车前的成熟种子。用于热结膀胱而致的小便不利、淋漓涩痛者，常与木通、滑石等合用，以增强利水通淋作用，如八正散。

■ 学习检测

单项选择题

1. 不宜与卡那霉素合用的利尿药是（   ）。

　　A. 氨苯蝶啶　　　　　　　　　　　B. 螺内酯

　　C. 呋塞米　　　　　　　　　　　　D. 氢氯噻嗪

　　E. 环戊噻嗪

2. 伴有糖尿病的水肿患者，不宜用（   ）。

　　A. 布美他尼　　　　　　　　　　　B. 乙酰唑胺

　　C. 氢氯噻嗪　　　　　　　　　　　D. 螺内酯

　　E. 呋塞米

3. 对急性药物中毒患者，为加速毒物排出宜选用（   ）。

　　A. 山梨醇　　　　　　　　　　　　B. 氢氯噻嗪

　　C. 乙酰唑胺　　　　　　　　　　　D. 呋塞米

　　E. 氨苯蝶啶

4. 竞争性拮抗醛固酮的利尿药是（　　　）。

    A. 氢氯噻嗪　　　　　　　　　　　　B. 螺内酯

    C. 呋塞米　　　　　　　　　　　　　D. 氨苯蝶啶

    E. 氯噻酮

5. 治疗脑水肿的首选药是（　　　）。

    A. 甘露醇　　　　　　　　　　　　　B. 螺内酯

    C. 呋塞米　　　　　　　　　　　　　D. 氯噻嗪

    E. 氢氯噻嗪

常用药物制剂与用法

呋塞米　片剂：20 mg/片，20 mg/次，1～3次/日，为避免发生电解质紊乱，应从小量开始，间歇给药，即服药1～3日，停药2～4日；注射剂，20 mg/2 mL，20 mg/次，每日或隔日一次，肌内注射或稀释后缓慢静脉注射。

布美他尼　片剂：1 mg/片、5 mg/片，1～5 mg/日，口服。

依他尼酸　片剂：25 mg/片，25 mg/次，1～3次/日，开始口服小量，可增加剂量至有效为止。

氢氯噻嗪　片剂：25 mg/片，25～50 mg/次，2～3次/日，口服。

螺内酯　胶囊：20 mg/胶囊，20 mg/次，3～4次/日，口服。

氨苯蝶啶　片剂：50 mg/片，50～100 mg/次，2～3次/日，口服。

甘露醇　注射液：20 g/100 mL、50 g/250 mL，1～2 g/kg/次，静脉滴注10 mL/min，必要时4～6 h重复使用。

山梨醇　注射液：25 g/100 mL、50 g/250 mL，1～2 g/kg/次，静脉滴注，必要时可重复注射。

葡萄糖　注射液：50% 溶液20 mL/支，40～60 mL/次，静脉注射。

第十七章
抗心律失常药

学习目标

    1. 掌握各类抗心律失常药物的药理作用、临床应用及主要不良反应。

    2. 了解抗心律失常药物的临床应用原则。

预习案例

    患者，女，51岁，因"反复胸闷心悸2年多，再发1h"来院急诊。该患者近两年时有突发无明显诱因的胸闷、心悸，每次发作约持续20 min，予卧床休息可自行缓解，间隙时正常，一直未重视。就诊前1 h干活过程中突然出现胸闷、心悸，伴头晕、全身无力，休息后也未缓解，遂来院急诊。既往无其他病史。心电图示室上性心动过速。初步诊断：心律失常－阵发性室上性心动过速。

    思考 ....

    该患者应选用哪些药物进行治疗？

心律失常是指心动节律和频率的异常。心律失常时心脏泵血功能发生障碍，会影响全身器官的供血，某些类型的心律失常，如心室颤动，可危及生命，必须及时纠正。按心动频率可分为缓慢型和快速型心律失常两类。本章主要介绍抗快速型心律失常药。

■ 第一节　抗心律失常药的分类

根据浦肯野纤维离体实验所得的药物电生理效应及作用机制，可将抗心律失常药分为四类，其中Ⅰ类药又分为 A、B、C 3 个亚类。

（一）Ⅰ类——钠通道阻滞药

1. Ⅰ A 类　适度阻滞钠通道，代表药为奎尼丁。
2. Ⅰ B 类　轻度阻滞钠通道，代表药为利多卡因。
3. Ⅰ C 类　明显阻滞钠通道，代表药为普罗帕酮。

（二）Ⅱ类——β 受体阻断药

因阻断心脏 β 受体而有效，代表药为普萘洛尔。

（三）Ⅲ类——选择地延长复极过程的药

延长动作电位间期（action potential duration，APD）及有效不应期（effective refractive period，ERP），代表药为胺碘酮。

（四）Ⅳ类——钙拮抗药

阻滞钙通道抑制 Ca^{2+} 内流，代表药为维拉帕米。

折返激动示意图

■ 第二节　常用的抗心律失常药

一、Ⅰ类——钠通道阻滞药

（一）Ⅰ A 类药物

奎尼丁

【体内过程】 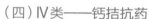 …

口服吸收好，生物利用度为 70%～80%，给药后 1～2 h 血药浓度达高峰，血浆蛋白结合率为 80% 左右，心肌中的药物浓度至少是血中浓度的 10 倍。口服后 30 min 起效，作用持续 6 h，$t_{1/2}$ 为 5～7 h。主要经肝脏羟基化代谢，代谢产物仍有生物活性，20% 以药物原型经肾脏排出。

【药理作用】◆ ⋯

1. 降低自律性　通过阻滞钠通道，适度抑制 Na$^+$ 内流，使得 4 期自动除极速率减慢，心房肌、心室肌和浦肯野纤维的自律性降低，其中对心房肌的作用更强。

2. 减慢传导速度　适度抑制 Na$^+$ 内流，使动作电位 0 期上升的速率和振幅降低，从而使心房肌、心室肌、浦肯野纤维的传导减慢，可使单向阻滞变为双向阻滞，消除折返激动。

3. 延长有效不应期　减慢 2 期 Ca^{2+} 内流和 3 期 K$^+$ 外流，延长 APD 和 ERP，对 ERP 的延长作用更明显。此外，可使邻近细胞的 ERP 趋于一致，减少折返的发生。

4. 其他　竞争性地阻滞 M 受体，有抗胆碱作用，此作用可使心率加快、房室结传导加快；还可阻滞 α 受体，扩张血管，使血压降低。此外，对 Ca^{2+} 内流的抑制会对心肌产生负性肌力作用。

【临床应用】◆ ⋯

奎尼丁为广谱抗心律失常药，可用于心房颤动、心房扑动、室上性及室性早搏和心动过速的治疗。在治疗心房颤动、心房扑动时，应先用强心苷或钙通道阻滞药抑制房室传导，控制心室率后再用奎尼丁治疗。可用于预激综合征的预防。

本品安全范围小。慎用于心功能不全、低血压、肝功能不全和肾衰竭患者，重度房室阻滞、严重心肌损害、强心苷中毒和高血钾者禁用。

【不良反应】◆ ⋯

安全范围小，约 1/3 患者可出现不良反应。

1. 胃肠道反应　用药早期常有恶心、呕吐、腹泻等。

2. 心血管反应

（1）低血压

抑制心肌收缩力和扩张血管可引起低血压，静脉给药及患者心功能不全时更易发生。

（2）致心律失常作用

可引起多种心律失常，并可出现奎尼丁晕厥，甚至因心室颤动而致猝死。当窦房结功能低下时，可引起心动过缓或停搏。因此，服药期间应进行心电和血压监护。

3. 金鸡纳反应　血浆奎尼丁水平过高可引起该反应，表现为头痛、头晕、耳鸣、腹泻、恶心、视力模糊等症状。

4. 过敏反应　偶见血小板、粒细胞减少等。

普鲁卡因胺

普鲁卡因胺是普鲁卡因的衍生物，作用较持久。

【体内过程】◆ ⋯

口服吸收快，服药后约 45 min 血药浓度达峰值；肌注后 30 min 血药浓度达峰值。$t_{1/2}$ 为 3～6 h。

【药理作用】◆ ⋯

作用与奎尼丁相似但较弱，可降低心肌自律性，减慢房室传导，延长大部分心脏组织的 APD 和 ERP，消除折返。其抑制心肌收缩力作用弱于奎尼丁，无明显的 α 受体阻滞及抗胆碱作用。

【临床应用】◆ ⋯

对室上性和室性心律失常均有效，静脉注射或滴注用于抢救危急患者。常用于治疗室性心动过速，但不作首选。

【不良反应】◆ ⋯

（1）常见厌食、恶心、呕吐。

（2）大剂量有心脏抑制作用，静脉注射可出现低血压。

（3）长期应用可引起红斑狼疮样综合征及白细胞减少。

（二）ⅠB 类药物

利多卡因

【体内过程】◆ ⋯

口服吸收良好，但肝首关消除明显，血浆蛋白结合率约 70%，$t_{1/2}$ 约 2 h，作用时间较短，常用静脉滴注给药。

【药理作用】◆ ⋯

利多卡因对心脏的直接作用是抑制 Na^+ 内流，促进 K^+ 外流，但仅对希–浦系统产生影响，对心脏其他部位的组织及自主神经并无作用。

1. 降低自律性　能降低浦肯野纤维的自律性，对窦房结没有影响，因使得 4 相除极速率下降而提高阈电位，可减少复极的不均一性。

2. 传导速度　利多卡因对传导速度的影响比较复杂。治疗浓度对希–浦系统的传导速度没有影响，但在细胞外 K^+ 浓度较高时则能减慢传导。大量高浓度（10 μg /mL）的利多卡因则明显抑制 0 相上升速率而减慢传导。

3. 缩短不应期　利多卡因缩短浦肯野纤维及心室肌的 APD、ERP，且缩短 APD 作用更明显，故为相对延长 ERP。

【临床应用】◆ ⋯

利多卡因是一窄谱抗心律失常药，仅用于室性心律失常，特别适用于危急患者。治疗急性心肌梗死及强心苷所致的室性早搏，对室性心动过速及心室纤颤有效。也可用于心肌梗死急性期，以防止心室纤颤的发生。

【不良反应】◆ ⋯

对心血管抑制轻，比较安全。不良反应发生率较低，多在静脉注射剂量过大或过快时出现。

1. 中枢神经系统反应　嗜睡、头痛、视力模糊，过量可引起惊厥，甚至呼吸抑制。

2. 心血管反应　窦性心动过缓、窦性停搏、房室传导阻滞、血压下降，多见于用药剂量过大时。禁用于严重室内和房室传导阻滞者。

苯妥英钠（大仑丁）

本品对心脏的作用与利多卡因相似，可降低浦肯野纤维的自律性，并可与强心苷竞争 Na^+-K^+-ATP 酶，拮抗强心苷对心脏的毒性。适用于强心苷中毒引起的各种快速型心律失常，疗效较好。其他原因所致的室性心律失常仍常用利多卡因治疗。本品可口服或静脉给药。刺激性强，宜用注射用水稀释后缓慢静注。静注过快可引起心律失常、血压下降、呼吸抑制等。妊娠、重度房室传导阻滞者慎用；禁用于严重心功能不全、心动过缓、贫血、白细胞减少者。

美西律 (慢心律)

美西律作用与利多卡因相似。其特点为口服生物利用度高，半衰期长；可用于各种室性心律失常，包括急性心肌梗死、心脏术后及强心苷中毒所致的室性心律失常。常口服用以维持利多卡因的疗效。常见胃肠反应、低血压、心动过缓、传导阻滞、中枢神经系统症状等。

(三) Ⅰ C 类药物

普罗帕酮 (心律平)

【体内过程】 ◆ …

口服吸收完全，首过效应明显，生物利用度低于 20%。口服后 30 min 起效，2～3 h 血药浓度达峰值，作用持续 11 h。主要经肝脏代谢，99% 以代谢物形式经肾脏排出，$t_{1/2}$ 为 2.4～11.8 h。

【药理作用】 ◆ …

该药抑制 0 期及 4 期 Na^+ 内流的作用强于奎尼丁，还有较弱的 β 受体阻滞作用和钙通道阻滞作用。

1. 降低自律性　明显抑制 Na^+ 内流，降低浦肯野纤维和心室肌细胞的自律性。

2. 明显减慢传导速度　可使心房、心室和浦肯野纤维的传导速度明显减慢。

3. 轻度延长 ERP 和 APD　但对复极过程的影响较奎尼丁弱。

4. 轻度抑制心肌收缩力

【临床应用】 ◆ …

适用于室性、室上性心律失常及预激综合征伴心动过速者，是广谱抗心律失常药。近年来临床应用数据表明，该药疗效确切、起效迅速、作用时间持久。

【不良反应】 ◆ …

常见的不良反应有恶心、呕吐、味觉改变、头晕等。心血管反应有心律失常、房室传导阻滞、心功能不全、低血压等。窦房结功能低下、严重房室传导阻滞、心源性休克者禁用；低血压、肝、肾功能不良者慎用。

二、Ⅱ类——β 受体阻断药

本类药主要通过阻断 β 受体达到抗心律失常的作用，除普萘洛尔，还有艾司洛尔、美托洛尔等，疗效较好，不良反应少。

普萘洛尔

【药理作用】 ◆ …

该药可减慢窦房结、心房内传导及浦肯野纤维 4 期自动除极化速率，降低自律性，减慢心率，在运动和情绪激动时作用明显；还有膜稳定作用，表现为减慢 0 期 Na^+ 内流，使 0 期除极化速率降低，减慢心脏传导速度和延长房室结的有效不应期。

【临床应用】◆　…

1. 室上性心律失常　如心房颤动、心房扑动及阵发性室上性心动过速等，也用于治疗因焦虑、甲状腺功能亢进等引起的窦性心动过速。

2. 室性心律失常　对由于运动和情绪激动引起的室性心律失常疗效显著。对急性心肌梗死者，长期使用可减少心律失常的病发率及再梗死率，从而降低病死率。

其他 II 类抗心律失常药有美托洛尔、阿替洛尔、纳多洛尔、吲哚洛尔等。

三、Ⅲ类——延长动作电位间期（APD）药物

该类药物又称钾通道阻滞药，通过减少 K^+ 外流，明显抑制心肌的复极过程，延长 APD 和 ERP，但对动作电位幅度和去极化速率影响小。

胺碘酮（乙胺碘呋酮）

【体内过程】◆　…

胺碘酮脂溶性高，生物利用度为 35%～65%。该药在肝脏代谢，主要代谢物去乙胺碘酮仍有生物活性。口服吸收慢而不完全，起效较慢，静脉注射 10 min 起效，经肝脏代谢，主要经胆道排泄，半衰期与用药时间有关，用药时间越长，半衰期越长。停药后作用维持 1～3 个月。

【药理作用】◆　…

阻滞心肌细胞膜钾通道，还可阻滞钠通道和钙通道，并可轻度非竞争性地阻滞 α 受体和 β 受体。

1. 延长有效不应期　抑制 K^+ 外流，抑制复极过程，明显延长 APD 和 ERP。

2. 降低自律性　阻滞钠、钙通道和 β 受体，降低窦房结和浦肯野纤维的自律性。

3. 减慢传导　阻滞钠、钙通道，减慢房室结及浦肯野纤维的传导速度。

4. 扩张血管　扩张外周血管，降低心脏做功，减少心肌耗氧量。

【临床应用】◆　…

为广谱抗心律失常药，可用于各种室上性和室性心律失常，对心房扑动、心房颤动和室上性心动过速疗效好，对合并预激综合征者有效率达 90% 以上。因可减少心肌耗氧量，所以适用于冠心病并发的心律失常。

【不良反应】◆　…

1. 心血管反应　窦性心动过缓、房室传导阻滞及 Q-T 间期延长（发生率高，需定期查心电图），偶现室性心动过速。静脉注射过快可引起血压下降、心力衰竭。

2. 心血管外反应　因含碘，长期服用可引起甲状腺功能亢进或低下；因少量经泪腺排出，可在角膜形成棕黄色药物颗粒沉着，一般不影响视力，停药后可消退；偶致肺间质纤维化，预后严重；还可引起胃肠道反应及皮肤光过敏症等。长期服用者应定期进行肺部 X 光检查、肝功能检查、监测血清 T3、T4 等。心动过缓、房室传导阻滞、Q-T 间期延长综合征、甲状腺功能障碍及对碘过敏者禁用。

四、Ⅳ类——钙通道阻滞药

该类药物除用于心律失常的治疗外，还用于高血压、心绞痛等的治疗。在此主要介

绍其抗心律失常作用。

维拉帕米（异搏定）

【体内过程】◆ …

口服吸收迅速，由于具首关消除效应，生物利用度仅为 10%～35%。服药后 0.5～1 h 起效，作用维持 6 h 左右。静脉注射剂量仅为口服量的 1/10，注射后立即起效，但仅维持 20 min 左右。血浆蛋白结合率约 90%，大部分在肝脏代谢，$t_{1/2}$ 为 4～10 h，肝功能不良者消除减慢，$t_{1/2}$ 延长。

【药理作用】◆ …

维拉帕米阻滞心肌细胞膜的钙通道，抑制 Ca^{2+} 内流，具有以下作用。

1. 降低自律性　减慢 4 期自动除极化速率而降低慢反应细胞的自律性，也可减少迟后除极所引起的触发活动。

2. 减慢传导速度　使慢反应细胞 0 期除极上升速率减慢、振幅减小而使冲动传导减慢，可变单向阻滞为双向阻滞，从而消除折返。这一作用可终止房室结的折返激动，还可减慢心房颤动、心房扑动时的心室率。

3. 延长动作电位间期和有效不应期　对房室结的作用明显，高浓度时延长浦肯野纤维的 APD 和 ERP。

4. 扩张血管　扩张冠状动脉、外周血管。

【临床应用】◆ …

静脉注射适用于治疗阵发性室上性心动过速，是首选药物之一。对冠心病、高血压伴发心律失常者尤其适用，对强心苷中毒引起的室性早搏（迟后除极）也有效。

【不良反应】◆ …

静脉注射过快或剂量过大可引起心动过缓、房室传导阻滞，甚至心脏停搏，也可引起血压下降，诱发心力衰竭。其他不良反应有恶心、呕吐、便秘、头痛、眩晕、面部潮红等。病态窦房结综合征、心力衰竭及 Ⅱ 度、Ⅲ 度房室传导阻滞、心源性休克、低血压、心房颤动合并预激综合征者禁用。

地尔硫䓬（硫氮䓬酮）

地尔硫䓬口服吸收迅速而完全，生物利用度为 40%，$t_{1/2}$ 为 4 h。抑制心脏作用与维拉帕米相似且稍弱，抑制房室结传导作用明显，抑制心肌收缩力较弱，可明显扩张冠脉，解除冠脉痉挛，但扩张外周血管作用不如硝苯地平强大，此外还有 β 受体阻滞作用。临床常用于阵发性、室上性心动过速的治疗，也用于心绞痛、高血压和肥厚性心肌病的治疗。不良反应与维拉帕米相似，但较少。孕妇禁用。

▋第三节　抗快速型心律失常药的选用

首先要针对原发病进行治疗，对室颤等恶性心律失常应首先电击除颤，在此基础上根据心律失常的类型选择药物。

一、室上性心律失常

（1）室上性早搏或心动过速时，若无症状可不用抗心律失常药；若有症状可选用维拉帕米、普罗帕酮、β受体阻滞药或强心苷治疗。

（2）心房颤动或心房扑动时，符合复律指征者，在药物复律方面可选用奎尼丁、胺碘酮、普罗帕酮治疗；预防复发可选用奎尼丁、胺碘酮或普罗帕酮治疗。

（3）慢性房颤控制心室率时，可选用强心苷、β受体阻滞药、维拉帕米或地尔硫草治疗，同时加用抗凝药预防血栓形成。

（4）预激综合征伴阵发性房颤时，可选用普罗帕酮、胺碘酮、奎尼丁或普鲁卡因胺治疗。禁用强心苷、维拉帕米。

二、室性心律失常

（1）室性早搏发生于没有器质性心脏病也没有症状者，可不用抗心律失常药，若有症状可选用美西律、普罗帕酮治疗。心率偏快、血压偏高者可选用β受体阻滞药、维拉帕米或地尔硫草治疗。

（2）伴心肌缺血或心肌梗死者，首选利多卡因治疗，次选普鲁卡因胺、普罗帕酮、美西律、胺碘酮等。

（3）伴心功能不全者，可选用普罗帕酮、美西律、胺碘酮等治疗。

（4）伴强心苷中毒者，在停用强心苷及补充氯化钾的基础上，选用苯妥英钠或利多卡因治疗。

【知识拓展】

抗心律失常药物的致心律失常作用

现有抗心律失常药物均有不同程度的致心律失常作用，如使原有心律失常加重或恶化，或引起新的心律失常。其中，最常见的为室性心动过速，最为严重的是尖端扭转型室性心动过速，也是造成停药和撤药的主要原因。

学习检测

单项选择题

1. 属于适度阻滞钠通道药（ⅠA类）的是（　　　　）。

    A. 利多卡因   B. 维拉帕米

    C. 胺碘酮   D. 氟卡尼

    E. 普鲁卡因胺

2. 治疗窦性心动过缓的首选药是（　　）。

  A. 肾上腺素   B. 异丙肾上腺素

  C. 去甲肾上腺素   D. 多巴胺

  E. 阿托品

3. 防治急性心肌梗死伴随室性心动过速的首选药是（　　）。

  A. 普萘洛尔   B. 利多卡因

  C. 奎尼丁   D. 维拉帕米

  E. 普鲁卡因胺

4. 可引起尖端扭转型室性心动过速的药物是（　　）。

  A. 利多卡因   B. 奎尼丁

  C. 苯妥英钠   D. 普萘洛尔

  E. 维拉帕米

常用药物制剂与用法

  盐酸利多卡因　　注射液：0.1 g／5 mL、0.4 g／20 mL，负荷量 1.0 mg／kg，3～5 min 内静脉注射，继以 1～2 mg／min 静脉滴注维持，如无效，5～10 min 后可重复负荷量，但 1 h 内最大量不超过 200～300 mg（4.5 mg／kg）。

  美西律　　片剂：50 mg／片，100 mg／片，50～200 mg／次、1 次／8 h，如需要，2～3 日后可增减 50 mg。

  苯妥英钠　　片剂：50 mg／片，50 mg／片，0.1～0.2 g／次，2～3 次／日；0.25 g／次，以注射用水 20～40 mL 稀释，于 6～10 min 注完，静脉注射速度小于 25～50 mg／min 为宜，必要时 5～10 min 后再静脉注射 0.1 g，直至心律纠正或总量达 0.5 g 为止。3～5 mg／kg／次，隔 4～6 h 一次，肌内注射。

  普罗帕酮　　片剂：100 mg／片，150 mg／片，150 mg、3 次／日，1 次／8 h，如需要，3～4 日后加量到 200 mg、1 次／8 h，极量 200 mg、1 次／6 h；注射液：35 mg／10 mL、静注 70 mg／次，以 10 mg／min 静注，极量 140 mg／次。

  盐酸普萘洛尔　　片剂：10 mg／片，10～20 mg／次，3 次／日；1～3 mg／次，以 5% 葡萄糖注射液 100 mL 稀释，静脉滴注，按需要调整滴注速度。

  胺碘酮　　片剂：100 mg／片，开始时 200 mg／次，3 次／日，维持量为 100 mg／次，3 次／日；静脉注射，300～450 mg／日，或静脉滴注，300 mg 加至 250 mL0.9% 氯化钠注射液中，于 30 min 内滴完。

  维拉帕米　　片剂：40 mg／片，40～80 mg／次，3 次／日；静注，如无反应，给药后 15 min 后可重复 5 mg／5 min。

第十八章
抗心绞痛药

1. 掌握各类抗心绞痛药的药理作用、临床应用和主要不良反应。

2. 了解硝酸酯类、β 受体阻断药、钙通道阻断药抗心绞痛机制。

预习案例

患者，男，51 岁，2 年前进食后出现胸闷，部位为心前区，持续约 5min 后可自行缓解，无胸痛、肩背部放射痛，无头晕、黑蒙、晕厥，无端坐呼吸、夜间阵发性呼吸困难，无反酸、胃灼热，未治疗。近 2 年来间断发作，2 天前进食后再次出现上述症状，发作频繁，约 3 次／日，每次持续约 10 min，含服"速效救心丸"后可缓解。诊断：①冠状动脉粥样硬化性心脏病；②不稳定型心绞痛。

思考

1. 该患者宜选用哪些药物治疗？

2. 药物使用时应注意哪些事项？

心绞痛是冠状动脉粥样硬化性心脏病（冠心病）的常见症状，是冠状动脉供血不足，心肌发生急剧短暂的缺血、缺氧，代谢产物堆积而引起的临床综合征。

临床上心绞痛可分为三型：①稳定型心绞痛，最常见，多在体力活动时发病；②不稳定型心绞痛，不定时频繁发作，有可能发展为心肌梗死或猝死，也可逐渐恢复为稳定型心绞痛；③变异型心绞痛，为冠状动脉痉挛所诱发，休息时也可发病。

心绞痛发生的机制是由于心肌供氧和耗氧之间失衡，冠脉血流量不能满足心肌代谢需要，缺氧代谢导致酸性代谢产物增多，刺激神经致疼痛发作。抗心绞痛药可以通过增加心肌供氧和（或）减少心肌耗氧，使心肌供氧和耗氧恢复平衡，改善心肌缺血、改善能量代谢及抑制血栓形成从而发挥治疗作用。临床常用的抗心绞痛药有硝酸酯类、β受体阻断药、钙通道阻滞药等。

▍第一节　硝酸酯类及亚硝酸酯类

硝酸甘油简介

本类药物有硝酸甘油、硝酸异山梨酯、单硝酸异山梨酯等，其中硝酸甘油最常用。

硝酸甘油

【体内过程】◆ …

口服首过消除明显，舌下含服易经黏膜吸收，生物利用度约80%，给药后 2～5 min 起效，作用持续 20～30 min。经肝迅速转化，由肾脏排出。常用舌下含服途径给药，也可静脉给药或经皮肤给药。

【药理作用】◆ …

硝酸甘油的基本药理作用是松弛平滑肌，以血管平滑肌最明显。

1. 降低心肌耗氧量　治疗量时可舒张全身血管，舒张小静脉及容量血管作用更明显。外周静脉扩张，回心血量减少，左心室舒张末压（前负荷）降低；扩张动脉，降低外周阻力（后负荷）；前后负荷均降低，心肌耗氧量降低。

2. 改善缺血区的血供　心绞痛时，缺血区心肌的微循环处于扩张状态，血流阻力相对低于非缺血区。硝酸甘油可扩张较大冠脉及其侧支血管，增加冠脉血流量，使血流较多地流向缺血区，从而改善缺血心肌的供血（图18-1）。

3. 增加心内膜下区的血液灌流量　心内膜下血管是由心外膜血管垂直穿过心肌延伸而来的，因此内膜下血流易受心室壁肌张力及室内压力的影响，张力与压力增高时，内膜层血流量减少。心绞痛发作时，舒张末期左心室压力增高，心内膜下区域缺血最严重。硝酸甘油扩张容量血管，减少回心血量，降低舒张末期左室内压，使心内膜下血管的压力减轻，冠脉灌注压增加，有利于血液从心外膜流向缺血的心内膜，增加心内膜下区的血液灌流量。

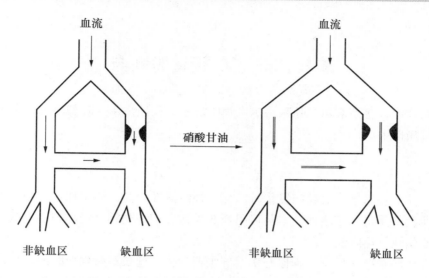

图 18-1　硝酸甘油对冠状动脉血流分布的影响

【临床应用】 ◆ ⋯

1. 防治各型心绞痛　本品舌下含服可迅速缓解心绞痛症状，有效终止发作。软膏剂或贴膜剂睡前涂抹在前臂皮肤或贴在胸部皮肤上，可预防夜间发作。与 β 受体阻断药合用可减少本药用量，提高疗效，减轻不良反应。

2. 急性心肌梗死　静脉给药，用于急性心肌梗死早期，可通过降低心脏负荷，增加缺血心肌的供血，从而缩小梗死面积。但剂量不宜过大，否则降低冠脉灌注压会加重心肌缺血。

3. 心功能不全　作为扩血管药用于心功能不全，可降低心脏负荷，改善心脏功能。

4. 高血压危象　静脉给药可用于因血管阻力突然上升所致血压急剧升高而出现的高血压危象。

【不良反应】 ◆ ⋯

常见搏动性头痛、面红、心悸、直立性低血压、晕厥等。过量可因血压骤降而加重心绞痛。大剂量可出现高铁血红蛋白症。连续用 2～3 周可出现耐受性，停药 1～2 周后可恢复机体敏感性。间歇给药可减少耐受性，补充叶酸和富含巯基的食物或药物可延缓其耐受的产生。

硝酸异山梨酯（消心痛）

本品为长效硝酸酯类，作用较硝酸甘油弱且慢，但持续时间长，经肝代谢后可得到两个活性代谢产物，仍具有扩血管及抗心绞痛作用。但剂量范围个体差异较大，不良反应较多。

第二节　β 受体阻断药

本类药物中，普萘洛尔、吲哚洛尔、噻吗洛尔、美托洛尔、阿替洛尔、卡维地洛等均有抗心绞痛作用。

普萘洛尔

【药理作用】◆ ⋯

1. 降低心肌耗氧量　心绞痛发作时，交感神经活性增高，心率加快，心肌收缩力加强，使心肌耗氧量进一步增加。本药可阻断 β 受体，抑制交感神经，使心率减慢，收缩力减弱，心肌耗氧量降低。

2. 改善缺血心肌的供血　减慢心率，舒张期延长，延长冠脉供血时间，血液易从心外膜向易缺血的心内膜下输送；同时，耗氧量降低使非缺血区血管阻力增加，缺血区阻力较小，血液向缺血区分布，因而增加缺血区供血。

3. 改善能量代谢　改善缺血心肌对葡萄糖的摄取和利用，改善糖代谢，减少耗氧量；促进组织中氧合血红蛋白的分离，增加组织供氧。

此外，还具有抑制血小板聚集作用，有利于缓解心绞痛。

【临床应用】◆ ⋯

适用于稳定型心绞痛，尤其伴有高血压、心律失常者，用于心肌梗死可缩小梗死面积。该药宜与硝酸酯类合用，β 受体阻断药可纠正硝酸酯类因降压引起的反射性心率加快，且硝酸酯类可缩小 β 受体阻断药抑制心肌收缩力而引起的心室容积扩大。该药不宜用于变异型心绞痛。

【不良反应】◆ ⋯

该药突然停药可诱发心绞痛，甚至心肌梗死或猝死。

第三节　钙通道阻滞药

常用于抗心绞痛的钙通道阻滞药有：硝苯地平、维拉帕米、地尔硫䓬等。

【药理作用】◆ ⋯

本类药通过阻断血管平滑肌电压依赖性钙通道，降低 Ca^{2+} 内流而扩张冠状动脉和外周血管，并能使心肌收缩力下降、心率减慢，减轻心脏负荷，从而降低心肌耗氧量；同时也舒张冠状血管，增加冠状动脉流量而改善缺血区的供氧等，且有保护心肌细胞免受缺血的伤害。

【临床应用】◆ ⋯

钙拮抗药对冠状动脉痉挛及变异型心绞痛有效，也可用于稳定型及不稳定型心绞痛。但硝苯地平对不稳定型心绞痛的治疗有一定的局限性，是因为其有能引起心率加快而增加心肌缺血的危险；但维拉帕米和地尔硫草则不同，可直接作用于心脏，引起心率减慢。

　　β受体阻滞药与硝苯地平合用较为理想，与维拉帕米合用时应注意对心脏的抑制和降压的作用。

【知识拓展】◆ ⋮

诺贝尔与硝酸甘油

　　1847年冬天，意大利青年化学家苏布雷罗做了一个前人未做过的实验，他先在漏斗中装满浓硝酸和浓硫酸的混合液，然后逐渐滴入一大杯甘油中，边滴边搅拌，没过多久，出现了一种有黏性、像浓鼻涕般的油状物，沉淀在甘油底部。这种黏状物能溶在乙醇中，且对心绞痛有特效，只需服下少量，心绞痛就会烟消云散，一时被传为佳话。苏布雷罗给心脏病患者带来了福音——硝酸甘油。有一天，当苏布雷罗像往常那样孜孜不倦地在制造这种心脏病良药，他耐心地加热、浓缩，然而还未等溶液蒸干，忽然发出了一声巨响，黏性的硝酸甘油起火了，苏布雷罗的手和脸都被炸得鲜血淋漓，烧杯被炸得踪迹全无，从此化学界科研人员提起硝酸甘油，便谈虎色变，许多化学家把硝酸甘油视为禁区。但瑞典化学家诺贝尔却不以为然，诺贝尔在一百多年前制造安全炸药时，曾把硝酸甘油作为主要原料之一。当时，他患有严重的心绞痛，医生让他服用含"硝酸甘油"的药，却遭到他强烈反对，因为他在实验过程中发现，吸入硝酸甘油蒸汽会引起剧烈的血管性头痛！因此在弥留之际，他曾这样说："医生给我开的药竟是硝酸甘油，这难道不是对我一生巨大的讽刺吗？"其实这并非讽刺。科学家在后来的研究中发现，硝酸甘油能舒张血管平滑肌，从而扩张血管。

■ 学习检测

单项选择题

1.普萘洛尔、硝酸甘油、硝苯地平治疗心绞痛的共同作用是（　　　）。

　　A.减慢心率　　　　　　　　　　B.缩小心室容积

　　C.扩张冠脉　　　　　　　　　　D.降低心肌氧耗量

　　E.抑制心肌收缩力

2. 普萘洛尔治疗心绞痛可产生的不利作用有（　　）。

　　A. 心收缩力增加，心率减慢

　　B. 心室容积增大，射血时间延长，增加氧耗

　　C. 心室容积缩小，射血时间缩短，降低氧耗

　　D. 扩张冠脉，增加心肌血供

　　E. 扩张动脉，降低后负荷

3. 变异型心绞痛可首选（　　）。

　　A. 硝酸甘油　　　　B. 硝苯地平　　　　　　C. 硝普钠

　　D. 维拉帕米　　　　E. 普萘洛尔

常用药物制剂及用法

　　硝酸甘油　　片剂：0.3 mg／片、0.5 mg／片、0.6 mg／片，0.3～0.6 mg／次，舌下含化；贴剂（Transderm–Nitro 5 及 10，在 24 h 内分别可吸收 5 mg 及 10 mg 硝酸甘油）：1 次／日，贴皮肤时间不超过 8 h。

　　硝酸异山梨酯（消心痛）　　片剂：2.5 mg／片、5 mg／片、10 mg／片，5～10 mg／次，舌下含化。

　　单硝酸异山梨酯　　片剂：20 mg／片，20 mg／次，2～3 次／日，口服。

　　盐酸普萘洛尔　　片剂：10 mg／片，10 mg／次，3 次／日，可根据病情增减剂量。

　　硝苯地平（心痛定）　　片剂：10 mg／片，10～20 mg／次，3 次／日，口服；缓释片，20 mg／次，1～2 次／日。

第十九章
抗高血压药

1. 掌握利尿药、钙离子通道阻滞药、肾上腺素受体阻断药和血管紧张素转化酶抑制药各代表药的药理作用、临床应用和主要不良反应。

2. 了解抗高血压联合用药原则。

预习案例

患者，男，51岁，发现高血压5年，最高血压180/120 mmHg，就诊时正在服用复方降压片2片/次，3次/日；血压忽高忽低，在160～150/100～90 mmHg范围波动；心脏超声示左心室肥厚：室间隔（IVS）及后壁（PW）均为13 mm，空腹血糖6.3 mmol/L，尿常规蛋白（+），吸烟20年，20支/日。诊断：高血压3级。治疗：阿司匹林100 mg 1次/日，缬沙坦80 mg 1次/日，氢氯噻嗪12.5 mg 1次/日，硝苯地平缓释片10 mg 2次/日，2周后血压平稳在130～120/80～70 mmHg范围内，随访1年至今平稳。同时配合低盐、低糖和低脂饮食，减轻体重及运动等改变生活方式，血糖5.5 mmol/L，尿常规蛋白（-），感觉精神状态较治疗前明显变好。

思考 ⋯⋯⋯⋯⋯⋯⋯⋯⋯⋯⋯⋯⋯⋯⋯⋯⋯⋯⋯⋯

请根据高血压发病的相关因素分析如何预防高血压？

与高血压密切相关因素

高血压是最常见的心血管疾病，是全球范围内的重大公共卫生问题。全世界高血压患者大约有 10 亿人，已成为威胁人类健康的杀手之一。

血压是心脏射血与外周阻力相互作用的结果，二者互相依赖，维持血压平衡。在外界各种原因或内在不良刺激的作用下，血管压力平衡被破坏，导致血压升高。目前，临床上公认的高血压发病原因主要与职业、环境、年龄、吸烟、饮食、肥胖有关。

▌ 第一节　抗高血压药物分类

目前，临床上使用的抗高血压药可直接或间接影响交感神经系统和肾素血管紧张素系统，调节外周血管阻力、心脏功能和血容量而发挥降压作用。根据抗高血压药在血压调节系统中的主要作用部位和作用机制，可以把抗高血压药分为以下几类。

一、利尿药

如氢氯噻嗪等。

二、钙离子通道阻滞药

如硝苯地平、氨氯地平、非洛地平等。

三、血管紧张素转换酶抑制药（ACEI）

如卡托普利、依那普利、赖诺普利等。

四、血管紧张素 II 受体阻断药

如氯沙坦等。

五、肾上腺素受体阻断药

1. α 受体阻断药　　如哌唑嗪、特拉唑嗪。
2. β 受体阻断药　　如普萘洛尔等。
3. α、β 受体阻断药　　如拉贝洛尔等。

六、其他抗高血压药

如硝普钠等。

第二节 常用抗高血压药

一、利尿药

氢氯噻嗪

氢氯噻嗪口服吸收迅速但不完全，进食能使药物在小肠的滞留时间延长，增加吸收量。口服 2 h 起作用，达峰值时间为 4 h，作用持续时间为 6～12 h，$t_{1/2}$ 为 15 h。本药可产生缓慢、持久的降压作用。目前认为，氢氯噻嗪初期用药降压机制主要与排 Na^+ 利尿，减少体液，导致血容量降低有关；长期服药降压机制主要是由于排 Na^+ 利尿，引起血管平滑肌细胞 Na^+ 浓度降低，继而引起细胞内 Na^+–Ca^{2+} 交换减少，细胞内 Ca^{2+} 浓度降低，外周血管反应性降低，血管扩张，从而导致降压。

氢氯噻嗪作为基础降压药，临床上可单独用于轻度高血压，也可配合其他各类降压药用于中 / 重度高血压的治疗。

氢氯噻嗪大量或长期可导致低血钾、高血糖、高尿酸血症。

吲达帕胺

吲达帕胺口服给药，吸收迅速，降压作用具有强效和长期的特点。一次给药可维持降压作用 24 h，代谢产物可从胆汁和尿液中排泄。

吲达帕胺降压作用强大，为氢氯噻嗪的 10 倍。其降压作用主要机制为：直接扩张血管平滑肌从而降低外周血管阻力和利尿作用。本药不良反应较少，初期使用可引起轻微口干、失眠，长期服用可引起轻度低血钾和尿酸升高。

二、钙离子通道阻滞药

钙离子通道阻滞药可通过抑制或减少外周血管平滑肌 Ca^{2+} 内流，降低血管平滑肌的反应性，进而松弛或扩张平滑肌，引起血压降低。钙离子通道阻滞药可缓慢、温和降压，对于心、脑、肾影响较小，且对糖、脂和尿酸代谢无明显影响。临床上常用的钙离子通道阻滞药有硝苯地平、氨氯地平、尼群地平、维拉帕米等。

硝苯地平

硝苯地平口服给药起效迅速，作用可持续 4～6 h；舌下含服或喷雾吸入给药，给药后 2～5 min 起效，作用持续 7～8 h。

【药理作用】 ◆ ⋯

硝苯地平抑制细胞外 Ca^{2+} 的内流，选择性松弛血管平滑肌。口服后 30～60 min 起效，1～2 h 达降压高峰，作用持续 3 h；舌下含服 2～3 min 起效，喷雾吸入 5 min 内起效，持续 6～8 h。降压时伴有反射性心率加快，心排血量增加，血浆肾素活性增高。

【临床应用】 ◆ ⋯

各型高血压，可单用该药，或与利尿药、β 受体阻滞药、ACEI 合用以增强疗效、减少不良反应。若使用该药的控释剂或缓释剂，可减少血药浓度波动，降低不良反应的发生率，延长作用时间，减少用药次数。

【不良反应】◈ …

硝苯地平不良反应一般较轻，常见为头痛、头晕、恶心、面色潮红，偶有心率减慢、房室传导减慢等严重不良反应。

氨氯地平

氨氯地平为第三代长效钙离子通道阻滞药，降压作用明显而持久。口服给药吸收迅速、起效快，每日给药 1 次作用可维持 24 h，其 $t_{1/2}$ 长达 40～50 h。适用于各类高血压，不良反应较小。

三、血管紧张素转换酶抑制药

血管紧张素 II（angiotensin II，Ang II）是一种强效血管收缩剂，有明显的调节血管功能的作用。ACEI 可抑制血管紧张素转化酶的活性，减少血管紧张素 I 转换为血管紧张素 II，减少血管紧张素 II 的生成和肾上腺皮质分泌醛固酮，减少钠水潴留，使血容量下降，降低血压；ACEI 也可抑制血管紧张素转换酶水解缓激肽，提高缓激肽扩张血管的作用，促进 NO、前列环素合成和释放，增强扩血管效应，使血压下降。

卡托普利

卡托普利口服给药吸收迅速，给药后 15 min 起效，血药浓度 1 h 达到峰值，可持续 4～6 h，$t_{1/2}$ 为 2 h，在肝脏代谢，代谢产物或原型药物从肾脏排出。

【体内过程】◈ …

卡托普利口服易吸收，食物可减少其 30%～40% 的吸收。部分在肝脏代谢，40%～50% 以原形经肾脏排泄，肾功能不全时可致蓄积。

【药理作用】◈ …

1. *降压作用迅速而有效*　其降压机制为：①可直接抑制 Ang II 形成，减少醛固酮的分泌，扩张血管的同时，减少钠水潴留；②降低缓激肽水解，促进前列环素释放，增强血管扩张作用。

2. *改善心肌功能*　抑制心室肥大。该药可扩张心功能不全患者心脏的冠状动脉，降低前后负荷，提高泵血功能，并且可抑制心肌细胞的增生和心室肥大。

【临床应用】◈ …

卡托普利可用于轻 / 中度高血压或肾性高血压，伴随心功能不全或合并糖尿病患者；对于重度高血压，可与其他降压药联合使用；对慢性心功能不全者，扩张心脏冠状动脉，改善心肌功能。

【不良反应】◈ …

卡托普利服用应严格按照临床剂量，应从小剂量开始（每日剂量小于 150 mg），其不良反应较小，大部分患者可耐受。主要不良反应有低血压、咳嗽、皮疹、高血钾、脱发和血管神经性水肿等。妊娠初期慎用。

依那普利

依那普利药理作用、临床应用与卡托普利相似，口服起效迅速，作用持续时间长，一次给药降压作用可维持 24 h。

四、血管紧张素Ⅱ受体阻断药

血管紧张素Ⅱ受体（AT）主要有 AT_1 和 AT_2 两种亚型。AT 阻断药主要作用于 AT_1 亚型受体，AT_1 受体主要分布于心、脑、血管平滑肌、肾及其皮质，与心血管功能调节有关；AT_2 受体主要分布在肾上腺髓质，功能尚不明确。AT 阻断药作为新一代降压药，可避免 ACEI 不能完全抑制 Ang Ⅱ 的生成和抑制激肽酶的缺点，具有选择性高、不抑制缓激肽水解、不良反应少的特点，在临床上已广泛应用于各类高血压治疗。

氯沙坦

氯沙坦为高选择性非肽类 AT_1 受体阻断药，口服易吸收，起效迅速而持久，每日给药 50 mg，降压作用可持续 24 h，少量原型可通过肾脏排泄。

氯沙坦可有效地与 AT_1 受体结合，阻断 Ang Ⅱ 收缩血管和促进醛固酮分泌的作用，从而起到降压作用，另外还可降低肾血尿酸浓度，促进尿酸排泄。

氯沙坦适用于各类原发性高血压、肾病性高血压和高血压合并糖尿病性肾病患者。也可配合强心药，用于充血性心衰竭的治疗。

氯沙坦不良反应较少，可出现头晕、高血钾现象，孕妇慎用。

血管紧张素Ⅱ受体阻断药物还有缬沙坦、伊白沙坦等，其药理作用和不良反应与氯沙坦相似。

五、肾上腺素受体阻断药

肾上腺素受体阻断药可通过阻断 α 和 β 肾上腺素受体，影响交感神经系统调节血压功能，从而起到降压作用。

（一）α 受体阻断药

哌唑嗪

【体内过程】◆ …

哌唑嗪口服吸收迅速，首过效应明显，血药浓度在给药后 1.5～2 h 达峰值，$t_{1/2}$ 为 2.5～4 h，经肝代谢，大部分代谢产物或少量原型药物从胆汁和肾脏排出。

【药理作用】◆ …

哌唑嗪可选择性阻断突触后膜 α_1 受体，扩张外周小动脉和小静脉而导致血压下降。其对突触前膜 α_2 受体无明显作用，所以不易引起反射性心率加快，不影响肾血流量和心肌功能。

【临床应用】◆ …

哌唑嗪主要用于轻/中度高血压或高血压合并肾功能障碍患者，严重高血压须联合使用其他降压药，如 β 受体阻断药和利尿药。此外，还可用于慢性心功能不全和嗜铬细胞瘤的治疗。

【不良反应】◆ ⋯

有头痛、头晕、疲乏和尿频等反应，一般影响较小。部分患者用药时可出现"首剂现象"，即患者第一次服药 1 h 内出现直立性低血压，表现为心悸和意识丧失等。首剂药量减为 0.5 mg，睡前服用可避免此类现象发生。

α 受体阻断药物还包括特拉唑嗪、乌拉地尔等，它们的药理作用和不良反应与哌唑嗪类似。此外，特拉唑嗪还可降低平滑肌紧张度，用于前列腺增生治疗。

（二）β 受体阻断药

普萘洛尔（心得安）

普萘洛尔为非选择性 β 受体阻断药，可同时阻断 $β_1$ 和 $β_2$ 受体，产生温和、缓慢的降压作用。口服给药起效缓慢，一般服药 1～2 周逐渐起降压作用。降压时，可使收缩压和舒张压同时下降。长期使用不产生明显耐药性。

【体内过程】◆ ⋯

普萘洛尔口服首过效应明显，生物利用度为 25%，个体差异大，$t_{1/2}$ 约为 4 h。起效慢，用药至少连用 2 周才产生降压作用，收缩压、舒张压均降低。

【药理作用】◆ ⋯

降压作用的机制：①可通过阻断心脏 $β_1$ 受体，使心率减慢、心肌收缩减弱、心排血量减少，而发挥降压作用；②阻断去甲肾上腺素能神经突触前膜 $β_2$ 受体，减弱外周交感神经活性，降低 NA 分泌；③抑制中枢兴奋神经元，降低外周交感神经张力而降压；④阻断肾小球旁器细胞的 $β_1$ 受体，抑制肾素分泌和释放。

【临床应用】◆ ⋯

临床多用于轻 / 中度高血压治疗。尤其适用于高血压伴心律失常、冠心病或脑血管疾病的患者。

【不良反应】◆ ⋯

常见不良反应有窦性心动过缓、房室传导阻滞、低血压、精神压抑、记忆力减退，甚至可能诱发心衰和哮喘。患者长期服药，不能随意停药，以免引起反跳现象，导致心绞痛和血压突然升高。重度房室传导阻滞、心力衰竭和严重哮喘患者禁用。

β 受体阻断药物还有阿替洛尔、美托洛尔，二者为选择性 $β_1$ 受体阻断药，降压效果优于普萘洛尔，并且不易诱发哮喘，1 次 / 日，作用维持 24 h。

（三）α 和 β 受体阻断药

拉贝洛尔（柳胺苄必定）

拉贝洛尔的降压作用强，起效快，伴有心率减慢，心排血量减少。拉贝洛尔同时阻断 $α_1$ 和 β 受体，具有双重降压作用。适用于各型高血压，对常规治疗无效的高血压也有效。静注可用于高血压危象。因立位降压作用强于卧位，故较易发生直立性低血压。少数患者可引起头痛和无力等症状。

六、其他抗高血压药

（一）血管平滑肌舒张药

硝普钠

硝普钠口服不吸收，主要以静脉滴注给药。其作用是直接扩张小动脉和小静脉，降低血压，减轻心脏前后负荷。降低血压作用强大、迅速、短暂。静滴 30 s 显效，2 min 血压降至最低水平，停药后 5 min 内血压回升。主要用于高血压危象、高血压脑病及恶性高血压的紧急救治。也可用于难治性心力衰竭。

滴速过快可引起头痛、恶心、呕吐、出汗、心悸和烦躁不安等症状，减慢滴速或停药可使症状减轻或消失。

（二）钾通道开放药

吡那地尔

吡那地尔为新一代降压药，口服易吸收，血药浓度 1 h 达峰值，在肝脏代谢，$t_{1/2}$ 为 1～3 h。

吡那地尔具有降压作用，其机制可能是激活平滑肌细胞膜 K^+ 通道，促进 K^+ 外流，舒张血管平滑肌产生降压作用。临床上常用于轻 / 中度高血压。不良反应主要表现为心悸、头痛、乏力、水肿和颜面潮红等症状。与利尿药或肾上腺素受体阻断药合用可加强降压效果，减少不良反应。

钾通道开放类药物还包括二氮嗪（氯甲苯噻嗪）、米诺地尔（长压定）、尼可地尔。

（三）中枢性降压药

可乐定

可乐定具有较强的中枢性降压作用，还具有镇痛和镇静作用，并可抑制胃肠分泌及其运动。适用于其他降压药物无效的中度高血压，尤其是伴有消化性溃疡病的高血压患者。近年来，也用于阿片类镇痛药物依赖患者的戒毒治疗。

可乐定常见有口干、嗜睡、乏力及心动过缓等不良反应。久用有水钠潴留现象，与利尿药合用可避免。该药具有停药反应，不可突然停药。

（四）神经节阻滞药

神经节阻滞药包括美卡拉明和樟磺咪芬，其降压机制主要通过阻断交感神经节而发挥作用，但同时阻断副交感神经节，引起许多严重不良反应，故临床上现几乎不用。偶尔用于高血压危象患者控制性降压，控制术中出血。

（五）去甲肾上腺素能神经末梢阻断药

去甲肾上腺素能神经末梢阻断药物主要通过影响去甲肾上腺素神经递质的摄取和储存功能而发挥降压作用。但因不良反应较多，目前已不单独使用。其主要包括利血平（利舍平）和胍乙啶等，主要用于重度高血压。

第三节　抗高血压联合用药原则

一、合理选择药物，剂量、用法个体化

根据高血压程度及其并发症选择适合个体的药物，并找到适合该个体的给药剂量和用法。目前，国内外常用的一线药物是利尿药、β受体阻断药、钙通道阻滞药、ACEI、AT_1 受体阻断药。

（1）轻度高血压患者，可单用一线降压药；中/重度高血压患者需联合用药。

（2）高血压危重患者，宜选硝普钠、二氮嗪等速效、强效药。

（3）高血压合并心衰、心脏扩大者，宜选利尿药、ACE抑制药等，慎用β受体阻断药。

（4）高血压合并支气管哮喘及慢性阻塞性肺疾病患者，不宜用β受体阻断药。

（5）高血压合并窦性心动过速，年龄在50岁以下者，或伴有心肌缺血者，宜用β受体阻断药。

（6）高血压合并肾功能不全者，宜用卡托普利、硝苯地平等。

（7）高血压合并痛风、潜在性糖尿病者，不宜用噻嗪类利尿药。

（8）高血压伴精神抑郁者，不宜用利舍平、甲基多巴。

（9）高血压合并有溃疡病者，宜用可乐定，不宜用利舍平。

（10）在无禁忌的情况下，尽可能选用具有靶器官保护作用的药物。

二、联合用药，终生治疗

有效治疗可减少高血压并发症的发生率。将血压控制在140/90 mmHg以下，治疗目标是138/83 mmHg。高血压病原因不明，无法根治，须终生进行有效治疗。联合用药可减少用量，减少不良反应，提高疗效，故尽可能将机制不同的药物联合使用。

三、平稳降压，保护靶器官

研究表明，血压波动性大者，靶器官损伤严重。在正确选择药物的情况下，药物的使用要把握用量，遵循用药的规律性，平稳降压，可减轻靶器官的损伤；此外，尽可能用靶器官保护作用较好的肾素血管紧张素系统抑制药或长效钙通道阻滞药。

【知识拓展】◆ ……

抗高血压新药的研究

中性内肽酶（NEP）-ACE双重抑制药又称血管肽酶抑制药，能同时抑制ACE及NEP活性，降低RAAS活性，增加血管舒张性，能提高体内缓激肽和心钠素（ANP）的浓度及活性，在用于治疗高血压时，比单用ACEI或NEP抑制药的效用和生物利用度高。最近研制的该类药物有奥马曲拉、法西多曲以及山帕曲拉等。目前该类药物已进入临床前研究阶段，日后有可能成为较理想的抗高血压药。

学习检测

单项选择题

1. 高血压患者长期服用噻嗪类药物降压的主要不良反应是（　　　）。

    A. 脱水   B. 交感神经兴奋

    C. 低血钾   D. 嗜睡

    E. 直立性低血压

2. 下列药物中是通过阻滞钙离子通道而体现降压作用的是（　　　）。

    A. 依那普利   B. 哌唑嗪

    C. 氢氯噻嗪   D. 普萘洛尔

    E. 硝苯地平

3. 下列为血管紧张素Ⅱ受体阻断药的是（　　　）。

    A. 利舍平   B. 氯沙坦

    C. 硝普钠   D. 卡托普利

    E. 甲基多巴

4. 直接扩张血管的降压药，且应用过程可引起水钠潴留，宜与下列（　　　）药物合用。

    A. 硝苯地平   B. 氢氯噻嗪

    C. 依那普利   D. 普萘洛尔

    E. 尼群地平

5. 高血压伴消化道溃疡的患者不宜选用的药物（　　　）。

    A. 可乐定   B. 利舍平

    C. 卡托普利   D. 哌唑嗪

    E. 硝苯地平

常用药物制剂及用法

盐酸可乐定　片剂：0.075 mg／片，0.075～0.15 mg／次，3 次／日，口服，根据病情可适当逐渐增加剂量；肌内注射或静脉注射，0.15～0.3 mg／次，必要时 6 h 重复一次给药。

盐酸哌唑嗪　胶囊剂：1 mg／胶囊、2 mg／胶囊、5 mg／胶囊，1 mg／次，3 次／日，口服。

盐酸普萘洛尔　片剂：10 mg／片，10～20 mg／次，3～4 次／日，口服，以后每周增加剂量 10～20 mg，至每日剂量 120 mg。

盐酸肼屈嗪　片剂：10 mg／片、20 mg／片、50 mg／片，10～25 mg／次，3 次／日，口服。

米诺地尔　片剂：2.5 mg／片，2.5 mg／次，2 次／日，口服，逐渐增至 5～10 mg／次，2 次／日。

硝普钠　粉针剂：50 mg／支，临用时以 5% 葡萄糖注射液 2～3 mL 溶解后，再用同一溶液 500 mL 稀释缓慢静脉滴注（容器避光），速度每分钟不超过 3 μg／kg。配制时间超过 4 h 的溶液不宜使用。

氢氯噻嗪　片剂：25 mg／片，12.5～25 mg／次，2 次／日，口服，见效后减量，给予维持量。

硝苯地平　片剂：10 mg／片，5～10 mg／次，3 次／日，舌下含化。

卡托普利　片剂：25 mg／片、50 mg／片、100 mg／片，开始 12.5～25 mg／次，口服，渐增至 50 mg／次，2～3 次／日。极量：450 mg／日。

依那普利　片剂：5 mg／片、10 mg／片，开始 2.5～5 mg，口服，渐增至 5～40 mg，分 1～2 次服用。

第二十章
抗慢性心功能不全药

1. 掌握强心苷的药理作用、临床应用、不良反应以及防治。

2. 了解其他抗心衰药物的作用。

预习案例

患者，男，48 岁，因劳累性心悸，气急 5 个月，伴下肢浮肿 10 天入院。入院前 5 个月在劳动时感到心悸、气短、咳嗽，随在当地医院救治，服药后症状消失，但自觉体力不如从前，只能轻度劳动，入我院前 1 个月现受凉、发热、咽痛、咳嗽、心悸、不能平卧，近日咳泡沫样痰。既往史：10 余年前曾多次发作咽痛，余无特殊。查体：T36.8℃，P104 次／min，R26 次／min，Bp110／70 mmHg，脉律不齐；叩诊：心脏向两侧增大；听诊：两肺底湿性啰音。

思考 ···

该患者可选用哪些药物治疗，用药中应注意如何护理？

慢性心功能不全又称充血性心力衰竭（congestive heart failure，CHF），是指在各种因素（心脏疾病或心外疾病累及心脏）长期作用下，心脏的收缩和（或）舒张功能障碍，使心排血量绝对或相对不能满足机体需要的一种临床综合征。主要表现为静脉系统瘀血和组织血液灌注不足。目前，对 CHF 的治疗目标是在缓解 CHF 症状的同时，防止并逆转 CHF 时的病理学变化，提高患者生活质量，降低病死率，改善预后。

慢性心功能不全发病机制及药物作用环节

根据药物的作用及其机制，治疗 CHF 的药物可分为：①正性肌力药；②肾素－血管紧张素－醛固酮系统抑制药；③减轻心脏负荷药；④β 受体阻断药。

第一节 正性肌力药

强心苷简介

一、强心苷类正性肌力药

强心苷是一类选择性作用于心脏，增强心肌收缩力的药物。常用药物有：慢效类，如洋地黄毒苷；中效类，如地高辛；速效类，如毛花苷丙、毒毛花苷 K，其中地高辛最常用。

【体内过程】◆…

强心苷类正性肌力药的体内过程主要与其脂溶性有关，脂溶性高的药物，如洋地黄毒苷，其口服吸收率高，与血浆蛋白结合率也高，消除较慢，半衰期最长；反之脂溶性低的药物，如毒毛花苷 K，口服吸收率低，与血浆蛋白结合率低，消除较快，半衰期最短；而地高辛则介于二者之间。由于地高辛口服吸收有较大的个体差异，故生物利用度是有区别的，同时地高辛主要从肾脏排泄，故肾功能不全者应用时应注意减量，以免发生蓄积中毒（表 20-1）。

表 20-1 常用强心苷类药的体内过程比较

分类	药物	口服吸收（%）	蛋白结合（%）	肝代谢（%）	肝肠循环（%）	肾排泄（%）	$t_{1/2}$
慢效	洋地黄毒苷	90～100	97	70	26	10	5～7 日
中效	地高辛	65～85	25	20	7	60～90	36 h
速效	毛花苷丙	20～40	5	极少	少	90～100	23 h
	毒毛花苷 K	2～5	5	0	少	100	19 h

【药理作用】◆…

强心苷类药可通过抑制心肌细胞膜上的 Na^+-K^+-ATP 酶活性，使 Na^+-K^+ 交换减少，而 Na^+-Ca^{2+} 交换增加，导致心肌细胞内可利用的 Ca^{2+} 增多，从而使心肌收缩力增强。

1. 正性肌力作用 选择性作用于心肌细胞，显著加强衰竭心脏的收缩力，增加心排血量，从而解除心衰的症状。其特点是：①加快心肌纤维缩短速度，使心肌收缩敏捷，因此舒张期相对延长；②加强衰竭心肌的收缩力，增加心排血量的同时，并不增加心肌耗氧量，甚至使心肌耗氧量有所降低。

2. 负性频率作用（减慢心率）　治疗量强心苷对正常心律影响小，对心率加快及伴有房颤的心功能不全者可显著减慢心率。CHF 患者因心排血量减少，反射性增加交感神经活性而心率加快。应用强心苷后心排血量增加，反射性兴奋迷走神经，使窦房结抑制引起心率减慢。心率减慢可使心脏既得到充分的休息，又利于冠状动脉得到更多的血液供应，还能使静脉回流增加来缓解 CHF 的症状。

3. 影响传导作用　治疗量的强心苷通过提高迷走神经的活性而减慢房室传导，促进 K^+ 外流，使心房的 ERP 缩短。中毒时可造成不同程度的房室传导阻滞。

此外，强心苷通过正性肌力作用使肾血流量增加，也可直接抑制肾小管 Na^+–K^+–ATP 酶，使 Na^+ 重吸收减少，产生利尿作用，同时也能增加迷走神经张力，抑制交感神经及肾素 – 血管紧张素系统，减少肾素和醛固酮分泌而对心脏具有保护作用。

【临床应用】◆ ...

1. 慢性心功能不全　CHF 致病原因不同，强心苷类药对其疗效也区别：对风湿性、高血压性心脏病及冠心病所致的 CHF 疗效良好；对甲亢、严重贫血及维生素 B_1 缺乏症诱发的 CHF 疗效较差；对心肌炎等心肌严重损伤及肺心病所致的 CHF 疗效差且易中毒；对心肌外机械因素（如严重的二尖瓣狭窄及缩窄性心包炎）引起的 CHF 无效。

2. 某些心律失常

（1）心房纤颤：通过兴奋迷走神经或对房室结的直接作用减慢房室传导、增加房室结中隐匿性传导、减慢心室率、增加心排血量，从而改善循环障碍，但对多数患者并不能终止心房纤颤。

（2）心房扑动：缩短心房肌的不应期，使心房扑动转为心房颤动，继之发挥其治疗心房纤颤的作用。

（3）阵发性室上性心动过速：通过兴奋迷走神经，降低心房的兴奋性，从而终止阵发性室上性心动过速的发作。

【不良反应】◆ ...

1. 心脏毒性反应　是最严重的中毒反应。临床上各种心律失常都可能发生该不良反应。以室性早搏（与 Na^+–K^+–ATP 酶被抑制，细胞内缺 K^+ 有关）和房室传导阻滞（由迷走神经兴奋性提高所致）最为常见，窦性心动过缓（与抑制窦房结、降低其自律性有关）也可出现，而室性心动过速最为严重，一旦发生应立即抢救，否则可发展为心室纤颤。

2. 神经系统反应　主要有头痛、头晕、乏力、失眠、谵妄、视觉障碍（如黄视、绿视、视物模糊等）。色视是强心苷中毒的先兆症状，可作为停药的指征。

3. 消化系统反应　较为常见，表现为厌食，恶心、呕吐、腹泻等，是强心苷中毒的先兆症状。但应与强心苷用量不足致心衰未被控制所引起的胃肠道静脉瘀血症状相区别。

4. 中毒防治

（1）预防

①避免中毒的诱因：如高血钙，低血钾、低血镁及缺氧。

②警惕中毒的先兆症状：如厌食、色视、早搏及窦性心动过缓（低于 60 次/min）

等，一旦出现，应及时减量和停药。心电图及强心苷血药浓度的监测具有重要的诊断意义。

（2）治疗

①快速型心律失常：氯化钾是治疗强心苷中毒所致的快速型心律失常的有效药物；钾离子与强心苷竞争 Na^+-K^+-ATP 酶，阻止毒性症状进一步的发展；苯妥英钠能抑制室性心律失常，因能与强心苷竞争性争夺 Na^+-K^+-ATP 酶而产生解毒效果；利多卡因对心室颤动更好，对严重中毒者可使用地高辛抗体 Fab 片段，可把强心苷从 Na^+-K^+-ATP 酶的结合中心解离出来，疗效迅速可靠。

②心动过缓、传导阻滞，可用阿托品治疗。

【给药方法】◆ …

1. 先全效量后维持量　根据病情需要，为了尽快发挥疗效又不致中毒，可分两步用药：先给全效量，然后给予维持量。全效量指在短期内给予能充分发挥疗效又不致中毒的最大耐受量。维持量指补充每日消除量，以维持疗效。此法显效快，但中毒发生率高，临床现已少用。

2. 每日维持量法　对病情不急、2 周内用过强心苷者，可用地高辛每日维持量给药，疗效显著，而且中毒发生率低。

二、非强心苷类正性肌力药

（一）β 受体激动药

多巴酚丁胺

多巴酚丁胺主要激动心脏 β_1 受体，能明显增强心肌收缩力，增加心排血量，改善心泵血功能，但对 β_2 受体及 α_1 受体作用弱，临床用于心肌梗死后的 CHF 患者。

异布帕明

异布帕明作用与多巴胺相似，激动多巴胺受体、β_1 和 α_1 受体。加强心肌收缩力，降低外周阻力，增加心排血量；同时舒张肾血管，增加肾血流量，有显著利尿作用，故能缓解 CHF 症状，改善心肌功能。

（二）磷酸二酯酶抑制药（PDEI）

米力农和维司力农

磷酸二酯酶抑制药因抑制了磷酸二酯酶，可明显提高心肌细胞内 cAMP 的含量，产生正性肌力作用。而且血管平滑肌细胞内的 cAMP 增加，则可松弛血管平滑肌，减轻心肌负荷，降低心肌耗氧量。临床用于短期治疗急性重症 CHF，可明显改善心肌功能，缓解症状，提高运动耐力。

■ 第二节　肾素 - 血管紧张素 - 醛固酮系统抑制药

一、血管紧张素 I 转化酶（ACE）抑制药

ACE 抑制类药物有卡托普利、依那普利、西拉普利及贝那普利，它们的作用基本相似。

【药理作用】◆ …

ACE 抑制药的主要药理作用：①减少 Ang Ⅱ 生成，扩张外周血管，减轻心脏的后负荷；②降低醛固酮的分泌，减轻钠水潴留，使回心血量减少，心脏的前负荷减轻；③使组织中 Ang Ⅱ 减少，阻止或逆转心血管重构，改善心功能。此外，ACE 抑制药还可抑制交感神经活性，减少去甲肾上腺素的释放，恢复 CHF 时下调的 β 受体数目，提高副交感神经的张力。

【临床应用】◆ …

治疗心功能不全，尤以重症及难治性心衰以及高血压伴心功能不全者。由于 ACE 抑制药能逆转心血管重构即能缓解症状，又能降低病死率。临床常与利尿药、地高辛合用，作为治疗 CHF 的基本药物。

【不良反应】◆ …

干咳、血管神经性水肿、皮疹、味觉缺乏、血钾升高、脱发等。因对胎儿有害，孕妇禁用。

二、血管紧张素 Ⅱ 受体（AT₁）阻断药

AT_1 阻断类药物有氯沙坦、缬沙坦及厄贝沙坦。

AT_1 阻断类药物由于可直接在 AT_1 受体部位阻断 Ang Ⅱ 的作用，对非 ACE 系统产生的 Ang Ⅱ 也有作用，还有拮抗 Ang Ⅱ 生长因子作用，故能防止及逆转心血管重构。其抗 CHF 的临床作用与 ACE 抑制药相似，所不同的是对缓激肽途径无影响，故不引起咳嗽、血管神经性水肿等。但孕妇及哺乳期妇女禁用。

第三节　减轻心脏负荷药

一、利尿药

利尿药是治疗 CHF 的基本药物，包括中效能噻嗪类（氢氯噻嗪、氯酞酮、吲达帕胺等），高效能呋塞米及低效能螺内酯、阿米洛利。

利尿药可促进 Na^+、H_2O 排出，减少血容量，降低心脏负荷，能改善心功能，消除或缓解 CHF 的水肿症状。醛固酮受体阻断药螺内酯还有改善心肌重构的作用。轻度 CHF，可单独应用噻嗪类利尿药；中度 CHF，可口服合用袢利尿药与留钾利尿药；严重 CHF，尤其伴有明显瘀血者宜静脉注射呋塞米。目前临床推荐小剂量利尿药与小剂量地高辛、ACE 抑制药及 β 受体阻断药合用。排钾利尿药与强心苷合用时，应注意低血钾，易致强心苷中毒。

二、血管扩张药

血管扩张药通过舒张容量血管和阻力血管，降低心脏前后负荷，改善其泵血功能，从而缓解 CHF 症状。常用药物有：

1.硝苯地平、肼屈嗪、卡托普利　主要舒张小动脉，降低心脏后负荷，用于心排出量明显减少、外周阻力高的 CHF 患者。

2. 硝酸甘油　主要舒张静脉，减少回心血量，也能舒张动脉，增加冠脉血流量，降低心脏前后负荷，用于肺静脉瘀血症状明显和伴有心肌缺血的 CHF 患者。

3. 硝普钠、哌唑嗪　能扩张容量血管和阻力血管，用于心排血量低、肺静脉压高的CHF 患者。

■ 第四节　β 受体阻断药

用于 CHF 的 β 受体阻断药主要有卡维地洛、比索洛尔和美托洛尔。

【药理作用】◆ ⋯

1. 拮抗交感活性　CHF 时交感神经兴奋性增加及 RAAS 激活是机体的重要代偿机制。本类药通过阻断心脏 β 受体，可拮抗过量儿茶酚胺对心脏的毒性作用；减少肾素释放，抑制 RAAS，防止对心脏的损害；上调心肌 β 受体数量，恢复 β 受体的敏感性。

2. 抗心律失常及抗心肌缺血作用　本类药的抗心律失常及抗心肌缺血作用也有利于降低 CHF 的病死率。

【临床应用】◆ ⋯

主要用于扩张型心肌病及缺血性 CHF。使用时需注意：①在利尿药、ACE 抑制药及地高辛等有效治疗基础上，合用 β 受体阻断药；②从小剂量开始，剂量个体化；③坚持长期应用，平均起效时间为 3 个月。

【不良反应】◆ ⋯

严重心动过缓、严重左室功能减退、明显房室传导阻滞、低血压及支气管哮喘患者慎用或禁用。

【知识拓展】◆ ⋯

洋地黄的发现

1775 年，植物学家威瑟林听说，有位农妇能用一种家传的秘方治疗水肿病（即心力衰竭性水肿），效果奇好。威瑟林认为这个秘方值得注意，便开始对其进行有系统的研究。威瑟林发现，农妇的秘方虽含 20 多种药物，真正起作用的只有紫花洋地黄一种。他将洋地黄的花、叶、蕊等不同部分，分别制成粉剂、煎剂、酊剂、丸剂，比较其疗效。结果发现，以开花前采得的叶子研成的粉剂效果最好，他用洋地黄治疗了大批患者，积累了大量经验。但是，使用洋地黄植物的剂量很难准确掌握，治疗量接近中毒量。1874 年，德国优秀的药物学家——施密德伯格从洋地黄植物中提纯了洋地黄毒苷，并证明是有效的强心成分。现代临床上常用的强心药地高辛，就是从毛花洋地黄中提取的有效成分——毒毛花苷 K，是从绿毒毛旋花的种子中提取的各种苷的混合物。西地兰是毛花苷 C 的脱乙酰基衍生物，作用迅速，对急性心力衰竭的抢救作用极佳，是急救室必备的药品。

学习检测

单项选择题

1. 属于非强心苷类的正性肌力作用药的是（　　　）。

　　A. 肼屈嗪　　　　　　　　　　B. 胺碘酮

　　C. 依那普利　　　　　　　　　D. 氨力农

　　E. 毒毛花苷 K

2. 能逆转心肌肥厚，降低病死率的抗慢性心功能不全药是（　　　）。

　　A. 地高辛　　　　　　　　　　B. 卡托普利

　　C. 扎莫特罗　　　　　　　　　D. 硝普钠

　　E. 肼屈嗪

3. 解除地高辛致死性中毒最好选用（　　　）。

　　A. 氯化钾静脉滴注　　　　　　B. 利多卡因

　　C. 苯妥英钠　　　　　　　　　D. 地高辛抗体

　　E. 普鲁卡因胺心腔注射

常用药物制剂与用法

洋地黄毒苷　片剂：0.1 mg，0.05～0.2 mg／次，口服。极量：0.4 mg／次，1 mg／日。

地高辛　片剂：0.5 mg，一般首剂 0.25～0.75 mg，以后 0.25～0.5 mg，1 次／6 h，直到洋地黄化，再改用维持量（0.25～0.5 mg／日），症状轻的患者 0.5 mg／日。

毛花苷丙　片剂：0.5 mg；注射液：0.4 mg／2 mL，静脉注射。

毒毛花苷 K　注射液：0.25 mg／mL，0.25 mg／次，0.5～1 mg／日。极量：0.5 mg／次，1 mg／日，静脉注射。

卡托普利　口服从 12.5 mg，2～3 次／日开始，最大剂量为 150 mg／日。

依那普利　2.5～10mg，2 次／日，最大剂量为 40 mg／日。

富马酸比索洛尔　片剂：5 mg，10 mg，1.25 mg／日，口服，在初次给药后的 6 个月内渐增剂量至 5 mg／日，最大剂量为 10 mg／日。

多巴酚丁胺　注射液：20 mg／2 mL，250 mg／5 mL，250 mg／日，加入 5% 葡萄糖注射液 250 mL 或 500 mL，静脉滴注，每分钟 2.5～10 μg／kg。

米力农　片剂：2.5 mg，10 mg，5～10 mg／次，1 次／日，口服；注射液：10 mg／10 mL，25～50 μg／kg，静脉注射，儿童每分钟 0.25～1 μg／kg。

异布帕明　片剂：50 mg，50～100 mg／次，2～3 次／日。

第二十一章
影响血液及造血系统药物

1. 掌握肝素、香豆素类、铁剂、维生素 K 的药理作用及适应证。

2. 熟悉叶酸、维生素 B_{12}、链激酶、尿激酶、抗血小板药的药理学特性及临床应用。

3. 了解其他作用于血液和造血器官的药物。

患者，女，24 岁，近 1 年来出现无明显原因面色苍白、乏力，但能照常上班，曾到医院检查，有轻度贫血（具体不详），未予治疗，近半个月加重来诊。既往体健，无胃病和肝、肾疾病及痔疮史，无药物过敏史、偏食和烟酒嗜好，未婚，月经 14 岁初潮，量偏多，近两年来更明显。查体：P 90 次 / min，贫血貌，无皮疹和出血点，全身浅表淋巴结未触及，睑结膜和口唇苍白，有许状指。辅检：血红蛋白（Hb）70 g / L，红细胞（RBC）3.1×1012 / L，网织红细胞（Ret）0.012，红细胞平均容积（MCV）68 fl，MVH 24 pg，红细胞平均血红蛋白浓度（MCHC）29%，WBC 5.4×109 / L，分类：N 70%，L 26%，M 4%，血小板（PLT）250×109 / L，尿常规（－），尿隐血（－），粪常规（－），粪潜血（－）。

思考

该患者可能患了什么疾病？可选择什么药物治疗？

贫血是指单位容积的循环血液中血红蛋白含量或红细胞数量或比容低于参考值。贫血可引起组织缺氧，严重时还会出现浮肿和心脏病变。引起贫血的原因主要有造血营养物质缺乏、慢性失血、红细胞破坏过度、骨髓造血功能障碍等。

▌第一节 抗贫血药

贫血的主要类型有小细胞低色素性贫血、巨幼红细胞性贫血和再生障碍性贫血。治疗贫血，须首先去除贫血的病因，再选用针对性的药物补充治疗。而再生障碍性贫血由骨髓造血功能抑制所致，所以治疗比较困难。

铁剂

常用铁剂有硫酸亚铁、枸橼酸铁铵、右旋糖酐铁等。

【体内过程】◆ ⋯

口服铁剂或食物中外源性铁都以 Fe^{2+} 形式在十二指肠和空肠上段吸收。胃酸、维生素 C、食物中果糖、半胱氨酸等有助于铁的还原，可促进吸收。胃酸缺乏以及食物中高磷、高钙、鞣酸等物质使铁沉淀，有碍吸收；四环素等与铁络合，也不利于吸收。一般食物中铁吸收率为 10%，成人每天需补充铁 1 mg。铁的吸收与体内储存铁多少有关。吸收进入肠黏膜的铁，根据机体需要或直接进入骨髓供造血使用，或与肠黏膜去铁蛋白结合以铁蛋白形式储存其中。铁主要随肠黏膜脱落排泄，也可经尿、胆汁、汗腺排除。

【药理作用】◆ ⋯

铁不仅是红细胞合成血红蛋白必不可少的物质，也是肌红蛋白、血红素酶、金属黄素蛋白酶等不可缺少的成分。吸收入血的铁，进入骨髓的有核红细胞内与原卟啉结合形成血红素，再与珠蛋白结合成为血红蛋白。

【临床应用】◆ ⋯

用于各种缺铁性贫血的补充治疗，如各种原因的慢性失血、营养不良、儿童生长发育所引起的贫血等。治疗后 10～14 日网织红细胞数达高峰，治疗后 4～8 周血红蛋白接近正常。为使体内铁储存恢复正常，血红蛋白含量正常后，尚须减半量继续服药 2～3 个月。

【不良反应】◆ ⋯

1. 胃肠症状 口服铁剂对胃肠道有刺激性，可引起恶心、腹痛、腹泻。餐后服用可以减轻。也可引起便秘，因铁与肠腔中硫化氢结合，减少了硫化氢对肠壁的刺激作用。

2. 中毒症状 小儿误服至少 1 g 铁剂可引起急性中毒，表现为坏死性胃肠炎、呕吐、腹痛、血性腹泻、休克、呼吸困难、死亡。急救措施以磷酸盐或碳酸盐溶液洗胃，并以特殊解毒剂去铁胺注入胃内以结合残存的铁。

叶酸

叶酸广泛存在于各种食物中，以绿色蔬菜中含量最高，过度加热可被破坏。人体日需要量为 50 μg。

【药理作用】◆ ...

叶酸进入体内首先被还原和甲基化成 5- 甲基四氢叶酸，然后进入细胞内作为甲基供给体使维生素 B_{12} 转成甲基 B_{12}，自身变为四氢叶酸，作为一碳单位的载体，参与多种生化代谢。当叶酸及维生素 B_{12} 缺乏时，则出现代谢障碍，其中，最明显的是胸腺嘧啶脱氧核苷酸（dTMP）合成受阻，导致 DNA 合成障碍，细胞有丝分裂减少，出现巨幼红细胞性贫血。

【临床应用】◆ ...

巨幼红细胞性贫血　与维生素 B_{12} 合用效果更好。对叶酸对抗剂甲氨蝶呤、乙胺嘧啶、甲氧苄氨嘧啶等所致巨幼红细胞性贫血，由于二氢叶酸还原酶抑制，应用叶酸无效，需用甲酰四氢叶酸钙治疗。恶性贫血由维生素 B_{12} 缺乏所致，大剂量叶酸治疗可纠正血象，但不能改善神经症状。

维生素 B_{12}（vitamin B_{12}）

维生素 B_{12} 为一组含钴维生素的总称，广泛存在于动物内脏、牛奶、蛋黄中，人体日需要量为 1～2 μg。

【体内过程】◆ ...

食物中的维生素 B_{12} 必须与胃壁细胞分泌的糖蛋白即"内因子"结合，才能免受消化液的破坏而顺利被肠壁吸收。吸收后有 90% 储存于肝，主要经肾脏排泄。胃黏膜萎缩致"内因子"缺乏可影响维生素 B_{12} 吸收，引起"恶性贫血"。治疗时须注射给药。

【药理作用】◆ ...

维生素 B_{12} 为细胞分裂和维持神经组织髓鞘完整所必需。体内维生素 B_{12} 主要参与下列两种代谢过程。

1. 促进叶酸的循环再利用　使同型半胱氨酸甲基化成甲硫氨酸需有甲基 B_{12} 参与，促进四氢叶酸循环利用。故维生素 B_{12} 缺乏会引起叶酸代谢循环受阻，导致叶酸缺乏症。

2. 维持有髓鞘神经纤维功能　甲基丙二酰辅酶 A 转变为琥珀酰辅酶 A 而进入三羧酸循环，需有甲基丙二酰辅酶 A 变位酶的催化，而脱氧腺苷 B_{12} 是其变位酶的辅酶。当维生素 B_{12} 缺乏，甲基丙二酰辅酶 A 积聚，导致异常脂肪酸合成，影响正常神经髓鞘脂质合成，出现神经症状。

【临床应用】◆ ...

主要用于恶性贫血及巨幼红细胞性贫血，也可用于神经系统疾病及肝脏疾病的辅助治疗。

红细胞生成素（EPO）

EPO 是由肾皮质近曲小管管周细胞分泌的糖蛋白，现由基因工程人工合成。EPO 与红系干细胞表面上的 EPO 受体结合，可促进红系干细胞增生和成熟，促进红细胞生成。主要用于红细胞生成素缺乏引起的贫血（如慢性肾衰竭所致的贫血），对骨髓造血功能低下、肿瘤化疗等引起的贫血也有效。

【不良反应】◆ ...

EPO 主要不良反应为血压升高、血液凝固功能增强等。

第二节　影响凝血过程药

血凝过程、纤溶过程及药物对其影响示意图

血液在血管内保持通畅流动，取决于人体内的凝血系统和抗凝系统之间的动态平衡，一旦平衡被破坏，就会出现出血或血栓。影响血凝过程药通过影响凝血过程某些环节而起到止血或防治血栓形成的作用。

一、促凝血药

（一）促凝血因子生成止血药

维生素 K（vitamin K）

维生素 K 是一类甲萘醌衍生物，有维生素 K_1、K_2、K_3 和 K_4 4 种。K_1 存在于绿叶植物或谷物中，K_2 为人体肠道细菌合成，这两者均为脂溶性维生素，吸收需要胆汁参与。K_3、K_4 是人工合成品，为水溶性维生素。

【药理作用】◆ …

维生素 K 作为羧化酶的辅酶，参与凝血因子 II、VII、IX、X 在肝脏的生物转化。当维生素 K 缺乏时，这些凝血因子的前体蛋白不能转化为有活性的凝血因子，导致凝血功能障碍而引起出血。

【临床应用】◆ …

主要用于维生素 K 缺乏引起的出血，如梗阻性黄疸、胆瘘、慢性腹泻等维生素 K 吸收障碍；长期使用广谱抗生素，新生儿、早产儿合成维生素 K 减少；使用香豆素类等影响凝血因子合成的药物。此外，维生素 K_3 肌内注射可缓解胆绞痛。

【不良反应】◆ …

维生素 K 口服制剂可引起恶心、呕吐等消化道反应，静脉注射过快可致面部潮红、出汗、呼吸困难、胸闷、血压下降，甚至虚脱。较大剂量 K_3 可致新生儿、早产儿及葡萄糖 –6– 磷酸脱氢酶缺乏的患者出现溶血性贫血、高胆红素血症及黄疸。

（二）抗纤维蛋白溶解的止血药

临床常用的有氨甲苯酸（PAMBA，对羧基苄胺，止血芳酸）、氨甲环酸（AMCHA，凝血酸，止血环酸）。

氨甲苯酸和氨甲环酸通过竞争性对抗纤溶酶原激活因子，使纤溶酶原不能转化为纤溶酶，抑制纤维蛋白降解，从而发挥止血的作用。氨甲环酸作用较强。主要用于纤溶亢进性出血，如肺、肝、脾、前列腺、甲状腺、肾上腺等手术后的出血，也用于链激酶及尿激酶过量所致出血。本类药物用量过大可引起血栓，诱发心肌梗死。有血栓形成倾向者或血管栓塞病史者禁用或慎用。

（三）作用于血管的止血药

垂体后叶素

【药理作用】◆…

垂体后叶素由垂体后叶分泌，含缩宫素和抗利尿激素。抗利尿激素能收缩血管，使血压升高，又称加压素。

【临床应用】◆…

垂体后叶素主要用于治疗肺咯血、上消化道出血和尿崩症等。缩宫素又称催产素，主要用于引产，由于有升高血压作用，现产科已少用。因能被消化液破坏，不宜口服。

【不良反应】◆…

用药后，如出现面色苍白、出汗、心悸、胸闷、腹痛、过敏性休克等，应立即停药。高血压、冠心病、心力衰竭、肺源性心脏病患者禁用。

（四）促血小板生成的止血药

止血敏（酚磺乙胺）

该药能增加血小板生成，增强其聚集及黏合力，促使凝血活性物质释放，缩短凝血时间，达到止血效果；还有增强毛细血管抵抗力，减少其通透性的功效，止血作用迅速，持续时间较长。用于防治手术前后及血管因素出血，偶见过敏反应。

二、抗凝血药

抗凝血药是通过影响凝血因子，从而阻止血液凝固的药物，临床上主要用于血栓栓塞性疾病的预防与治疗。

（一）抗凝血因子药

肝素

【体内过程】◆…

肝素因最初来自肝脏而得名，呈强酸性，口服不被吸收，常静脉给药。经肝脏代谢，几乎全部以代谢物形式由肾脏排泄。

【药理作用】◆…

肝素可使多种凝血因子灭活。这一作用依赖于抗凝血酶Ⅲ（AT Ⅲ）。AT Ⅲ是凝血酶及因子Ⅻα、Ⅺα、Ⅸα、Ⅹα等含丝氨酸的蛋白酶抑制药。它与凝血酶形成 AT Ⅲ凝血酶复合物而使酶灭活，肝素可加速这一反应达千倍以上。从而抑制凝血酶原转化为凝血酶，对抗凝血酶的作用，也能阻止血小板的聚集和释放反应。此外也有降脂作用。

【临床应用】◆…

1.血栓栓塞性疾病　如静脉血栓、肺栓塞、心肌梗死、脑梗死，以及静脉术后血栓的防治。

2.弥漫性血管内凝血（DIC）　早期应用可以抑制凝血反应的进行，避免由于纤维蛋白原和其他凝血因子的过度消耗而引起继发性出血。

3.其他　可用于心血管手术、血液透析、心导管检查等体内外抗凝。

【不良反应】◆ …

1. 自发性出血　发生率约 10%。表现为各种黏膜出血，胃肠道、泌尿道、关节腔积血和伤口出血等。如出现严重出血，可缓慢静脉注射硫酸鱼精蛋白进行解救。鱼精蛋白为强碱性蛋白质，带正电荷，可与肝素结合成稳定的复合物而使肝素失活。

2. 血小板减少　多发生在用药后 2～14 天，停药后可恢复。

3. 其他　长期使用可引起骨质疏松、脱发；孕妇应用可致早产及死胎；还可诱发过敏反应，如哮喘、荨麻疹、发热等。

香豆素类

香豆素类包括双香豆素、华法林（苄丙酮香豆素）和醋硝香豆素（新抗凝）等，是一类口服抗凝药，临床常用华法林。

【药理作用】◆ …

香豆素类是维生素 K 拮抗剂，在肝脏抑制维生素 K 由环氧型向氢醌型转化，阻止维生素 K 的反复利用，影响凝血因子 Ⅱ、Ⅶ、Ⅸ、Ⅹ 的活化，从而影响凝血过程。对已形成的凝血因子无效，须待原有凝血因子耗竭后方显效，因此抗凝作用缓慢而持久，且体外无效。一般给药后 12～24 h 发挥作用，1～3 天达到高峰，持续 3～4 天。华法林和新抗凝的作用较双香豆素强而快。

【临床应用】◆ …

该类药物主要口服用于防治血栓栓塞性疾病。由于起效慢，对需快速抗凝者应先选用肝素，后用香豆素类维持治疗。

【不良反应】◆ …

应用过量易致自发性出血。华法林能通过胎盘屏障，引起出血性疾病，影响胎儿的骨骼发育。

枸橼酸钠

枸橼酸钠与血浆钙形成可溶性络合物，使血钙下降而阻碍血液凝固，临床常作为输血时的抗凝剂。每 100 mL 全血加 10 mL 2.5% 枸橼酸钠溶液，大量输血（＞1 000 mL）或注射过快，可引起低血钙及心功能不全，用葡萄糖酸钙或氯化钙对抗。

（二）抗血小板药

抗血小板药是一类通过抑制血小板的黏附、聚集及释放等功能，从而抗血栓形成的药物。

阿司匹林（乙酰水杨酸）

小剂量阿司匹林可使血小板环氧化酶不可逆乙酰化而灭活，从而阻断了血小板激活剂 TXA_2 的合成，抑制血小板聚集，防止血栓的形成。阿司匹林对血小板功能亢进而引起的血栓栓塞性疾病效果肯定。对急性心肌梗死或不稳定性心绞痛患者，可降低病死率；对一过性脑缺血也可减少病发率及病死率。

双嘧达莫（潘生丁）

双嘧达莫又名潘生丁，对血小板有抑制作用。能抑制磷酸二酯酶，使 cAMP 增高，也能抑制腺苷摄取，进而激活血小板腺苷环化酶使 cAMP 浓度增高。用于血栓栓塞性疾病的治疗。单独应用作用较弱，与阿司匹林合用作用增强，与华法林合用可防止心脏瓣膜置换术术后血栓的形成。

噻氯匹定

噻氯匹定为强效血小板抑制剂，能抑制 ADP、花生四烯酸、胶原、凝血酶和血小板活化因子等引起的血小板聚集。口服吸收良好，临床用于预防急性心肌再梗死，一过性脑缺血及稳定型心绞痛等。

(三) 纤维蛋白溶解药

纤维蛋白溶解药可使纤维蛋白溶解酶原（又称纤溶酶原）断裂成纤维蛋白溶解酶，纤溶酶通过降解纤维蛋白和纤维蛋白原而限制血栓增大和溶解血栓。

链激酶 (SK)

SK 是 C 组 β 溶血性链球菌产生的一种蛋白质，能与纤溶酶原结合形成复合物，促使纤溶酶原转变成纤溶酶，溶解纤维蛋白。导致血栓溶解。静脉注射可使急性心肌梗死面积缩小，梗死血管重建血流。对已机化的血栓无溶解作用；对深静脉血栓、肺栓塞、眼底血管栓塞均有疗效。但须早期用药，血栓形成不超过 6 h 疗效最佳。常见的不良反应为出血，严重出血可注射氨甲苯酸对抗；可引起皮疹、药热等过敏反应。禁用于出血性疾病、新近创伤、消化道溃疡及严重高血压等患者。

尿激酶 (UK)

UK 是从人尿中分离而得的一种糖蛋白。能直接激活纤溶酶原转变为纤溶酶，使纤维蛋白溶解。无过敏反应。用途同 SK，但价格昂贵。主要用于对 SK 过敏或耐受者。不良反应主要是出血。

组织型纤溶酶原激活因子 (t-PA)

t-PA 为较新的纤溶药。它的特点是可激活血栓中已与纤维蛋白结合的纤溶酶原，使之转变为纤溶酶而溶解血栓，对循环血液中纤溶酶原几乎无影响，因此，较少引起出血。该药用于急性心肌梗死和肺梗死，过量也可引起出血。

▌第三节　血容量扩充剂

大量失血或失血浆（如烧伤）可引起血容量降低，导致休克。迅速补足全血或血浆以至扩充血容量是抗休克的基本疗法。除全血和血浆外，也可应用人工合成的血容量扩充剂。理想的血容量扩充剂能维持血液胶体渗透压、排泄较慢且无毒、无抗原性。目前最常用的是右旋糖酐。

右旋糖酐

右旋糖酐是葡萄糖的高分子聚合物。根据分子量的不同，临床所用的主要有右旋糖酐 70（中分子量）、右旋糖酐 40（低分子量）、右旋糖酐 10（小分子量）。

【药理作用】 ◆ …

1. 扩充血容量 右旋糖酐进入血液后不易从血管渗出，能提高血浆胶体渗透压，扩充血容量，维持血压。右旋糖酐的分子量越大，从肾脏排出就越慢，其作用维持时间就越长。

2. 抗血栓作用 低分子量和小分子量右旋糖酐能抑制血小板、红细胞聚集及纤维蛋白聚合，降低血液黏滞性，对凝血因子Ⅱ有一定的抑制作用，可防止血栓形成，改善微循环。

3. 渗透性利尿作用 低分子量和小分子量右旋糖酐易从肾脏滤过而不被重吸收，从而产生渗透性利尿作用。

【临床应用】 ◆ …

各类右旋糖酐主要用于低血容量休克，包括急性失血、创伤和烧伤性休克。低分子右旋糖酐由于能改善微循环，抗休克效应更好。低、小分子右旋糖酐也用于 DIC，血栓形成性疾病，如脑血栓形成、心肌梗死、心绞痛、血管闭塞性脉管炎、视网膜动静脉血栓等。

【不良反应】 ◆ …

少数患者可出现过敏反应，如发热、荨麻疹等，严重时可发生过敏性休克；极个别人可出现血压下降、呼吸困难等严重反应；剂量过大可引起凝血障碍和出血。肾功能障碍、心功能不全、血小板减少者禁用。

【知识拓展】 ◆ …

基因治疗概念

基因治疗是指改变人活细胞遗传物质的一种医学治疗方法，在基因水平上将正常有功能的基因或其他基因通过基因转移方式导入到患者体内，并使之成为表达功能正常的基因或表达患者原来不存在或表达很低的外源基因，从而获得防治疾病的效果。基因治疗的实际效果是通过基因在人体内产生特定的功能分子（核酸或蛋白质）来达到治疗目的。也可以将基因治疗看作是导入了一个具有治疗作用的给药系统。基因治疗是一种全新的治疗手段，给人类攻克遗传病、恶性肿瘤、艾滋病、高血压、糖尿病、帕金森病、精神失常等多种疑难病带来了新的希望。其应用前景是广阔的，但因有多方面的问题要解决，如安全性、有效性、可操作性等，基因治疗目前仍处于研究阶段。

■ 学习检测

单项选择题

1. 肝素体内抗凝最常用的给药途径为（　　　）。

　　A. 口服　　　　　　　　　　　　　B. 肌内注射

　　C. 皮下注射　　　　　　　　　　　D. 静脉注射

　　E. 舌下含服

2. 肝素最常见的不良反应是（　　　）。

　　A. 变态反应　　　　　　　　　　　B. 消化性溃疡

　　C. 血压升高　　　　　　　　　　　D. 自发性骨折

　　E. 自发性出血

常用药物制剂与用法

硫酸亚铁　片剂：0.3～0.6 g/次，3 次/日。

枸橼酸铁铵　糖浆：1～2 mL/kg/日，分 3 次服。

右旋糖酐铁　注射剂：25～50 mg/次，1 次/日，深部肌内注射。

叶酸　片剂：5～10/次，3 次/日；注射剂：15～30 mg/次，1 次/日。

甲酰四氢叶酸钙　注射剂：3～6 mg/次，1 次/日，肌内注射。

维生素 B_{12}　注射剂：50～500 μg/次，1～2 次/日。

重组人红细胞生成素　注射剂：开始 50～100 U/kg，皮下或静脉注射，3 次/周，初次给药后 2 周视红细胞比容增减剂量。

维生素 K_1　注射剂：10 mg/次，2～3 次/日，肌内或静脉注射。

维生素 K_3　注射剂：4 mg/次，2～3 次/日，肌内注射。

维生素 K_4　片剂：2～4 mg/次，3 次/日。

氨甲苯酸　注射剂：0.1～0.3 g/次，稀释后用，一天不超过 0.6 g，静脉注射或静脉滴注。

氨甲环酸　片剂：0.25～0.5 g/次，3～4 次/日；注射剂：0.25～0.5 g/次，静脉注射或静脉滴注，稀释后用。

垂体后叶素　注射剂：5 U/mL、10 U/mL，皮下或肌内注射，5～10 U/次；静脉注射或静脉滴注 10 U/次，用 5%～10% 葡萄糖注射液稀释后静脉滴注。

止血敏　片剂：0.5～1g/次，3 次/日。注射剂：0.25～0.5 g/次，2～3 次/日，肌内注射或静脉注射，静脉注射时以 5% 葡萄糖注射液 20 mL 稀释。预防用：于术前 5～30 min

注射 0.25～0.5 g，必要时给药后 2 h 重复 1 次给药；治疗用：开始注射 0.75～1 g，后用维持量，每次 0.5 g，口服或注射，4～6 h/次；静脉滴注 2.5～5 g/次，用 5% 葡萄糖注射液 500 mL 稀释。

肝素钠　注射剂：500～1 000 U/次，静脉注射或静脉滴注，稀释后用，3～4 h/次，总量为 25000 U。

双香豆素　片剂：0.1 g/次，给药第 1d 2～3 次/日，给药第 2d 1～2 次/日，以后0.05～0.1 g/日。

华法林钠　片剂：首次 6～20 mg，以后 2～8 mg/日。

双嘧达莫　片剂：25～50 mg/次，3 次/日。

链激酶　粉针剂：静脉滴注，初导剂量 50 万 U 稀释后 30 min 滴完，维持剂量 60 万 U/h 稀释后静滴。疗程一般 24～72 h。

尿激酶　粉针剂：静脉滴注，20 万～100 万 U/次，稀释后缓慢静滴。

右旋糖酐　注射剂：6%、10%，视病情选用，静脉滴注。

第二十二章
作用于消化系统药物

1. 掌握抗消化性溃疡药的药理作用、临床应用、不良反应。

2. 熟悉助消化药、泻药、止泻药的药理作用、临床应用。

3. 了解止吐药的分类、代表药及其药理作用和临床应用。

预习案例

患者，男，35岁，因间断上腹痛5年，近期加重1周来诊。

患者自5年前开始间断出现上腹胀痛，空腹时明显，进食后可自行缓解，有时夜间痛醒，无放射痛，有嗳气和反酸，常因进食不当或生气诱发。每年冬春季节易发病，曾看中医见好转，未系统检查。就诊前1周因吃凉白薯后再犯，腹痛较前严重，但部位和规律同前，自服中药后无明显减轻来诊。发病以来无恶心、呕吐和呕血，饮食好，大小便正常，体重无明显变化。既往体健，无肝肾疾病及胆囊炎和胆石症病史，无手术、外伤和药物过敏史，无烟酒嗜好。查体：T 36.7℃，P 80次/min，R 18次/min，Bp 120/80 mmHg，一般状况可，无皮疹，浅表淋巴结无肿大，巩膜无黄染；心肺(-)，腹平软，上腹中有压痛，无肌紧张和反跳痛，全腹未触及包块，肝脾肋下未触及，Murphy征(-)，移动性浊音(-)，肠鸣音4次/min，双下肢不肿。实验室检查：Hb 132 g/L，WBC 5.5×109/L，N 70%，L 30%，PLT 250×109/L。

诊断：消化性溃疡（十二指肠溃疡）。医生给予奥美拉唑、多潘立酮治疗。

思考 ....

该患者的用药是否合理？为什么？

消化系统疾病是临床常见疾病，治疗消化系统疾病的药物作为临床常用药物之一，包括助消化药、抗消化性溃疡药、泻药、止泻药、胃肠动力药、止吐药等。

第一节　助消化药

助消化药多数为消化液成分，能促进食物消化、增进食欲，有的药物能促进消化液分泌或抑制肠道过度发酵。临床主要用于治疗消化系统分泌功能减退和消化不良。

稀盐酸

常用浓度为 10% 的稀盐酸溶液，口服可增加胃内酸度，提高胃蛋白酶的活性，进入十二指肠后可促进胰液及胆汁的分泌。用于各种原因引起的胃酸缺乏症和发酵型消化不良。

胃蛋白酶

胃蛋白酶从牛、猪、羊胃黏膜中提取，在酸性条件下活性较高，故常与稀盐酸同用，治疗消化不良，不宜与碱性药或抗酸药同服。

胰酶

胰酶从牛、猪、羊的胰腺中提取，含有胰蛋白酶、胰淀粉酶、胰脂肪酶，能水解蛋白质、淀粉和脂肪。主要用于治疗消化不良、慢性胰腺炎。在中性或碱性条件下活性高，常用糖衣片，在餐间服用，不宜与酸性物质同服，亦不能嚼碎后服用。

乳酶生（表飞鸣）

乳酶生是活乳酸杆菌的干燥制剂。在肠内能使糖类发酵生成乳酸，增加肠内酸度，从而抑制腐败菌的繁殖，阻止蛋白质发酵，减少产气，有促进消化和止泻的作用。用于消化不良、腹胀及小儿饮食不当所致的腹泻。不宜与抗菌药、吸附药等合用。

第二节　抗消化性溃疡药

消化性溃疡是一种常见的慢性消化道疾病，主要指发生在胃和十二指肠的慢性溃疡，亦可发生于食管下段、胃空肠吻合口周围及含有异位胃黏膜的 meckel 憩室。这些溃疡的形成与胃酸和胃蛋白酶的消化作用有关，故称消化性溃疡。本病的总发病率占人口的 5%～10%，十二指肠球部溃疡较胃溃疡多见，以青壮年多发，男多于女，儿童亦可发病，老年患者所占比例亦逐年增加。胃溃疡患者的平均年龄高于十二指肠球部溃疡患者约 10 岁。

溃疡病的发病机制尚未完全阐明，现在认为溃疡病的发生是由于"攻击因子"（如胃酸、幽门螺杆菌感染等）作用过强或"防御因子"（如胃黏液、胃黏膜等受损）作用减弱而引起的。临床上常用的

消化性溃疡的病因
及发病机制

胃溃疡与十二指肠
溃疡比较

抗消化性溃疡药主要是通过抑制"攻击因子"，增强"防御因子"，从而减轻溃疡症状，促进溃疡愈合，减少复发。

一、抗酸药

抗酸药都是碱性化合物，口服后能中和胃酸、降低胃内酸度和胃蛋白酶的活性，缓解胃酸对胃、十二指肠黏膜的腐蚀和刺激，减轻疼痛，促进溃疡愈合。同时，因胃内酸度降低，还可促进血小板聚集而加速凝血，有利于止血和预防再出血。此外，有的抗酸药在中和胃酸的同时，可形成胶状物，覆盖于溃疡面上，起保护和收敛作用（表22-1）。

表22-1　常用抗酸药作用特点比较

	氢氧化镁	氧化镁	三硅酸镁	氢氧化铝	碳酸钙	碳酸氢钠
抗酸强度	强	强	弱	中等	较强	较弱
起效时间	快	慢	慢	慢	较快	最快
维持时间	较长	久	久	久	较久	短暂
收敛作用	无	无	无	有	有	无
保护作用	无	无	有	有	无	无
碱血症	无	无	无	无	无	有
产生 CO_2	无	无	无	无	有	有
排便影响	轻泻	轻泻	轻泻	便秘	便秘	无

餐后服药可延长药物作用时间。合理用药应在餐后 1 h、3 h 及临睡前各服一次，一天 7 次。理想的抗酸药应该是作用迅速持久、不吸收、不产气、不引起腹泻或便秘，对黏膜及溃疡面有保护收敛作用。单一药物很难达到这些要求，故常用复方制剂。

二、抑制胃酸分泌药

（一）H_2 受体阻断药

西咪替丁、雷尼替丁、法莫替丁等 H_2 受体阻断药，通过阻断胃壁细胞上的 H_2 受体，抑制基础胃酸和夜间胃酸的分泌，还能抑制组胺、胃泌素及拟胆碱药引起的胃酸分泌，并减少胃液分泌量、降低胃蛋白酶浓度，主要用于治疗与胃酸分泌过多相关的溃疡病等疾病。

（二）H^+-K^+-ATP 酶抑制药

H^+-K^+-ATP 酶抑制药，又称质子泵抑制药，是新型抗消化性溃疡药。由于疗效确切，不良反应少，近年来被广泛应用。临床常用的有奥美拉唑、兰索拉唑、泮托拉唑和雷贝拉唑。

奥美拉唑

奥美拉唑又称洛赛克（losec），是第一代质子泵抑制药。

【体内过程】 ◆ …

奥美拉唑口服易吸收，在酸性环境中快速失活，故常用肠溶胶囊，反复用药的口服吸收率可达 70%，血药浓度达峰值时间 1～3 h，胃内食物充盈时，可减少吸收，故应餐前空腹口服。血浆蛋白结合率为 95%，肝脏中代谢、肾脏排泄、$t_{1/2}$ 为 0.5～1.5 h。

【药理作用】 ◆ …

1.抑制胃酸分泌　奥美拉唑为弱碱性物质，经肠道吸收后易进入胃壁细胞分泌小管，在酸性环境中转化为次磺酰胺类化合物，与质子泵的巯基特异性结合，使其失活，从而抑制胃酸分泌。本品抑酸作用强大，能抑制基础胃酸分泌促胃液素、组胺、胆碱、食物等引起的胃酸分泌，大剂量可导致无酸状态，是目前最强的抑酸药之一。

2.抗幽门螺杆菌　体内、外实验表明奥美拉唑对幽门螺杆菌具有抑制作用，与抗幽门螺杆菌抗生素合用，有协同抑菌作用。

此外，本药对应激、阿司匹林、乙醇等引起的胃黏膜损伤具有保护作用。

【临床应用】 ◆ …

用于治疗胃、十二指肠溃疡，可缓解溃疡病症状，促进溃疡愈合。与 H_2 受体阻断药相比，其溃疡病的复发率低。另外，本药还可治疗胃泌素瘤（卓‐艾综合征）、反流性食管炎及急性胃黏膜出血等。

【不良反应】 ◆ …

有恶心、腹泻、腹痛等消化系统症状及感觉异常、头晕、头痛等神经系统症状，偶见皮肤瘙痒、荨麻疹、白细胞减少、肝损害等。

兰索拉唑

兰索拉唑是第二代质子泵抑制药。抑制胃酸分泌，升高血促胃泌素，胃黏膜保护及抗幽门螺杆菌作用与奥美拉唑相似，且抑制胃酸分泌及抗幽门螺杆菌作用较奥美拉唑强。口服易吸收，但对胃酸不稳定，口服吸收率约 85%。

潘多拉唑（泮他拉唑，喷妥拉唑）

潘多拉唑与雷贝拉唑属第三代质子泵抑制药。口服后吸收迅速，虽然半衰期短，然而一旦酸分泌抑制作用形成，可持续很长时间。两药的抗溃疡病作用与奥美拉唑相似，但潘多拉唑在 pH3.5～7.0 条件下较稳定。研究显示，雷贝拉唑在抗胃酸分泌能力和缓解症状、治愈黏膜损害的临床疗效方面远优于其他抗酸药物，其体外抗酸作用较强。雷贝拉唑和潘多拉唑对肝药酶系统的亲和力较弱，对其他药物代谢的影响小，不良反应轻微，发生率约 2.5%。

（三）M 胆碱受体阻断药

抗胆碱药物阻断胃壁细胞上的 M_3 受体，抑制胃酸分泌；也阻断乙酰胆碱对胃黏膜中的嗜铬细胞、G 细胞等细胞上的 M 受体的激动作用，减少组胺和胃泌素等物质释放，间接减少胃酸的分泌；此外，这类药尚有解痉作用。

哌仑西平

哌仑西平主要阻断 M_1 受体，同时也有 M_2 受体阻断作用。能显著抑制胃酸分泌，对唾液腺、平滑肌和心房 M 受体亲和力低；能明显缓解溃疡患者的症状，用于治疗胃、十二指肠溃疡。不良反应以消化道症状为多见，主要是口干，可能有视物模糊、头痛、眩晕、嗜睡等。

（四）胃泌素受体阻断药

丙谷胺

丙谷胺口服吸收迅速，主要分布于肝、肾及胃肠道。化学结构与促胃泌素相似，能竞争性阻断胃壁细胞上的促胃泌素受体，特异性减少促胃泌素的分泌，从而抑制胃酸及胃蛋白酶的分泌。此外，还能促进胃黏液的分泌，增强胃黏膜的屏障作用。用于消化性溃疡及胃炎的治疗。不良反应少。

三、胃黏膜保护药

胃黏膜屏障包括细胞屏障和黏液 HCO_3^- 屏障，能防止胃酸、胃蛋白酶损伤胃黏膜细胞。当胃黏膜屏障功能受损时，可导致溃疡发作。胃黏膜保护药，就是通过增强胃黏膜的细胞屏障和黏液 HCO_3^- 屏障，而发挥抗溃疡病作用。

米索前列醇

米索前列醇为前列腺素 E_1（PGE_1）的衍生物。对基础胃酸分泌、食物、组胺和胃泌素等引起的胃酸分泌均有抑制作用，促使胃蛋白酶分泌也减少。有提高黏液和 HCO_3^- 的分泌、促进胃黏膜受损上皮细胞的重建和增殖、增加胃黏膜血流等作用，从而提高胃黏液屏障和黏膜屏障功能。

米索前列醇性质稳定，口服吸收良好，$t_{1/2}$ 为 1.6～1.8 h。单次给药后 0.5 h 起效，1～1.5 h 血药浓度达高峰，作用持续 3 h。临床用于治疗胃和十二指肠溃疡，并有预防复发作用。对长期应用非甾体抗炎药引起的消化性溃疡、胃出血，该药作为细胞保护药有特效。因能引起子宫收缩，尚可用于产后止血。常见的不良反应为腹泻、头痛、头晕等。孕妇及前列腺素过敏者禁用。

硫糖铝

硫糖铝是蔗糖硫酸酯的碱式铝盐。口服后在胃酸中解离为氢氧化铝和硫酸蔗糖复合物。前者有抗酸作用，后者为黏稠多聚体，与病灶表面带正电荷蛋白质结合形成保护膜，牢固地黏附于上皮细胞和溃疡基底部，防止胃酸和消化酶的侵蚀，促进胃、十二指肠黏膜合成前列腺素 E_2，从而增强胃、十二指肠黏膜的细胞屏障和黏液 HCO_3^- 屏障。该药可增强表皮生长因子、碱性或纤维细胞生长因子的作用，使之聚集于溃疡区，促进溃疡愈合，并能与胃酸和胆汁酸结合，有利于黏膜上皮再生和溃疡愈合。还可抑制幽门螺杆菌的繁殖，使黏膜中的幽门螺杆菌密度降低，阻止幽门螺杆菌的蛋白酶、脂酶对黏膜的破坏。

硫糖铝可用于治疗消化性溃疡、反流性食管炎、慢性糜烂性胃炎。在酸性环境中才能发挥作用，应在餐前 1 h 空腹服用，并且服药后 30 min 内禁用抗酸药、胃酸分泌抑制药。硫糖铝不良反应轻，约有 2% 患者有便秘，偶有口干、恶心、皮疹及头晕。少量 Al^{3+} 可被吸收，肾衰竭患者应谨慎用药。因在胃中形成黏液层，影响苯妥英钠、地高辛、西咪替丁和酮康唑等药的口服吸收率，故应在服用这些药 2 h 后再服用硫糖铝。

思密达

思密达是八面体氧化铝组成的多层结构，对消化道黏膜有较强的覆盖能力，增加胃黏液合成，使胃中磷脂含量增加，提高黏液层的疏水性，增强黏液屏障作用，促进上皮修复，并有抗幽门螺杆菌作用。适用于胃和十二指肠溃疡、胃炎、食管炎、结肠炎、急慢性腹泻等。

枸橼酸铋钾

枸橼酸铋钾又称三钾二枸橼酸铋，是胶体铋的一种。本品能吸附胃蛋白酶并降低其活性，覆盖于溃疡表面形成保护层，以减少胃酸、胃蛋白酶等对溃疡面的刺激，促进溃疡愈合。胶体铋能引起幽门螺杆菌与胃上皮分离，随后细菌溶解。抗消化性溃疡作用与 H_2 受体拮抗药相似，也可用于慢性浅表性及萎缩性胃炎等。本品口服吸收较少，但肾功能不良者禁用，以免血铋过高出现脑病和骨营养不良。

四、抗幽门螺杆菌药

幽门螺杆菌（HP）为革兰阴性厌氧菌，在胃十二指肠的黏液层与黏膜细胞之间生长，可产生多种酶及细胞毒素使黏膜损伤，是慢性胃炎、消化性溃疡和胃腺癌等胃部疾患发生发展中的一个重要致病因子。抗幽门螺杆菌感染，除了抗溃疡药中的铋制剂、硫糖铝、H^+–K^+–ATP 酶抑制药有弱的作用外，临床常用的抗菌药物有庆大霉素、阿莫西林、克拉霉素、四环素和甲硝唑等。为了增强疗效，减少不良反应，临床多采用联合用药。

■ 第三节　止吐药与胃肠促动药

恶心、呕吐可由多种因素引起，如恶性肿瘤的化学治疗、晕动病、胃肠疾病、怀孕早期及外科手术等。呕吐是呕吐中枢的一种极其复杂的反射过程，延脑催吐化学感受区（CTZ）、前庭器官、内脏等传入冲动作用于延脑呕吐中枢，使呕吐中枢发出传出冲动到达效应部位引起呕吐。已知 CTZ_5–HT_3 受体、多巴胺（D_2）受体、胆碱能 M_1 受体和组胺 H_1 受体的阻断剂均有不同程度的抗吐作用。胃肠促动药是增加胃肠蠕动力和胃肠物质转运的药物。常用的止吐药及胃肠促动药分述如下。

一、H_1 受体阻断药

H_1 受体阻断药（如苯海拉明、茶苯海明）、异丙嗪、美克洛嗪和桂利嗪等有中枢镇静作用和止吐作用，可以用于治疗晕动病、内耳眩晕症等。

二、M 胆碱受体阻断药

最常用的 M 胆碱受体拮抗药是东莨菪碱。通过降低迷路感受器的敏感性和抑制前庭小脑通路的传导，产生抗晕动病作用，用于预防和治疗恶心、呕吐。

三、多巴胺（D₂）受体阻断药

多巴胺（D_2）受体阻断类药物具有阻断中枢化学感受区（CTZ）的多巴胺（D_2）受体作用，可降低呕吐中枢的神经活动。有些多巴胺受体阻断药还能阻断外周胃肠道的多巴胺受体，促进胃肠排空，常作为胃肠促动药用于临床。

甲氧氯普胺

甲氧氯普胺又称灭吐灵、胃复安。

【体内过程】◆ ⋯

甲氧氯普胺口服生物利用度为 75%，口服后 30～60 min 起效，静脉给药 1～3 min 起效，肌内注射 10～15 min 起效，易通过血脑屏障，并集于延髓催吐化学感受区，也易进入胎盘和乳汁。$t_{1/2}$ 为 4～6 h。

【药理作用】◆ ⋯

甲氧氯普胺的药理作用：①主要作用于延脑化学催吐感受区，阻断多巴胺 D_2 受体，较高剂量也作用于 5–HT_3 受体，发挥止吐作用。②阻断胃肠 DA 受体，增加胃肠运动，可提高从食管至近段小肠平滑肌的运动；增加贲门括约肌张力，松弛幽门，加速胃的排空；促进肠内容物从十二指肠向回盲部推进。

【临床应用】◆ ⋯

甲氧氯普胺主要用于治疗胃轻瘫及慢性消化不良引起的恶心、呕吐。口服可预防各种原因包括妊娠引起的呕吐。由于静脉注射高剂量也能耐受，常用于肿瘤放疗和高致吐化疗药，如顺铂、环磷酰胺等引起的呕吐。

【不良反应】◆ ⋯

甲氧氯普胺大剂量静脉或长期应用可引起明显的锥体外系症状，也可出现疲劳、精神抑郁，偶见溢乳、男性乳房发育。孕妇慎用。可降低地高辛的口服吸收率，合用时需注意。

多潘立酮

多潘立酮又称吗丁啉（motilium）为苯咪唑类衍生物。

【体内过程】◆ ⋯

多潘立酮口服吸收迅速，但口服吸收率仅 15%，给药后 15～30 min 血药浓度达峰值。$t_{1/2}$ 为 7～8 h。全部经肝脏代谢，主要由肠道排出。

【药理作用】◆ ⋯

多潘立酮不易透过血脑屏障，通过选择性阻断外周 DA 受体而具有胃肠促动和高效止吐作用。外周作用能阻断 DA 对胃肠肌层神经丛突触后胆碱能神经元的抑制作用，加强胃肠蠕动，促进胃排空与协调胃肠运动，防止食物反流，发挥胃肠促动作用。

【临床应用】◆ ⋯

（1）多种原因引起的恶心、呕吐。

（2）功能性消化不良。

（3）反流性食管炎、胆汁反流性胃炎。

【不良反应】 ◆ …

不良反应轻，也可引起溢乳、男性乳房发育。本品不易通过血脑屏障，罕见锥体外系反应。

西沙必利

西沙必利为苯甲酰类药物，无 DA 受体阻断作用。有前动药特性，加速食管、胃、小肠直至结肠的运动，可能与促使肠壁肌层内在神经丛释放 ACh 有关。用于治疗慢性功能性消化不良、反流性食管炎、胃轻瘫等。无锥体外系和泌乳素释放的不良反应。莫沙必利也属于此类药物。

四、5-HT$_3$ 受体阻断药

5-HT$_3$ 受体广泛分布于脑内孤束核、化学催吐感受区和外周组织中，5-HT$_3$ 受体阻断药是新型止吐药，对肿瘤化疗药物治疗或放射治疗引起的呕吐具有很好的止吐作用。

昂丹司琼

昂丹司琼为咔唑衍生物。选择性阻断中枢及迷走神经传入纤维 5-HT$_3$ 受体，产生明显止吐作用。口服迅速吸收，口服吸收率为 60%，用药后 0.5～1 h 达有效血药浓度，血浆蛋白结合率为 70%～75%，$t_{1/2}$ 约 3.5 h。主要在肝脏羟化代谢，约 10% 以原形经肾脏排出。

对抗肿瘤药顺铂、环磷酰胺、阿霉素等引起的呕吐，作用迅速、强大、持久。还可用于外科手术后呕吐。但对晕动病及 DA 受体激动药阿扑吗啡引起的呕吐无效。不良反应少，仅有短时和轻度头痛、头晕、便秘、腹泻等。由于锥体外系反应少，更适用于 30 岁以下的年轻患者。

■ 第四节　泻药

泻药是刺激肠蠕动、增加肠内容物、软化粪便、润滑肠道、促进排便的药物。临床主要用于治疗功能性便秘。按作用机制分为渗透性泻药、刺激性泻药和润滑性泻药。

一、渗透性泻药

渗透性泻药也称容积性泻药，口服后肠道很少吸收，增加肠容积而促进肠道推进性蠕动，产生导泻作用。没有严重不良反应，可用于防治功能性便秘。

硫酸镁和硫酸钠（芒硝）

硫酸镁和硫酸钠又称盐类泻药。大量口服后其硫酸根离子、镁离子在肠道难被吸收，产生的肠内容物高渗又可抑制肠内水分的吸收，增加肠腔容积，扩张肠道，刺激肠道蠕动。此外，硫酸镁还有利胆作用。主要用于外科术前或结肠镜检查前排空肠内容物；辅助排除一些肠道寄生虫或肠内毒物。通常用 10～15 g 本品加 25 mL 温水服用，用药后 1～4 h 发生较剧烈的腹泻。大约 20% 镁离子可能被肠道吸收，肾功能障碍或中枢抑制者可能发生毒性反应。妊娠妇女、月经期妇女、体弱者和老年人慎用。

乳果糖

乳果糖口服不吸收，到结肠后被细菌分解成乳酸，刺激结肠局部渗出，引起粪便容积增加，致肠蠕动而促进排便。乳酸还可抑制结肠对氨的吸收，所以有降低血氨作用。

甘油和山梨醇

甘油和山梨醇有轻度刺激性导泻作用，直肠内给药后，很快起作用，适用于老年人或体弱的小儿便秘患者。甘油制成栓剂或将50%的甘油（开塞露）注入肛门，由于高渗透压刺激肠壁引起排便反应，并有局部润滑作用，给药后数分钟内引起排便。

纤维素类

纤维素类药物如植物纤维素、甲基纤维素等，口服后不被肠道吸收，可增加肠腔内容积，并保持粪便湿度，产生良好的通便作用。

二、刺激性泻药

刺激性泻药又称接触性泻药。这些药物或其代谢产物刺激结肠推进性蠕动，降低电解质和水的净吸收。

酚酞

酚酞又称果导，口服后与碱性肠液相遇，形成可溶性钠盐，具有刺激肠壁的作用，同时也抑制水分的吸收。导泻作用温和，用药后6～8 h排出软便。口服后约15%被吸收，主要由肾脏排出，尿液为碱性时呈红色。酚酞有肝肠循环，一次给药可以维持3～4天，适用于习惯性便秘，临床治疗效果个体差异较大。偶致过敏反应，肠绞痛，心、肺、肾损害及出血倾向等。

比沙可啶

比沙可啶与酚酞同属二苯甲烷类刺激性泻药，口服或直肠给药后，转换成有活性的代谢物，在结肠产生较强刺激作用。一般口服6 h内、直肠给药后15～60 min起效，排软便。该药有较强刺激性，可致胃肠痉挛、直肠炎等。

蒽醌类

大黄、番泻叶等中药含有蒽醌苷类物质，它在肠道内分解出蒽醌，刺激结肠推进性蠕动，给药后4～8 h可排软便或引起腹泻。丹蒽醌是游离的蒽醌，口服后6～12 h排便。

三、润滑性泻药

润滑性泻药通过局部润滑作用并软化大便而发挥作用。适用于老人、痔疮及肛门手术者。

液状石蜡

液状石蜡为矿物油，不被肠道消化吸收，同时妨碍水分的吸收，起到润滑肠壁和软化大便作用。适用于老人、幼儿便秘。长期应用影响脂溶性维生素及 Ca^{2+}、磷吸收，故不宜久用。

开塞露

开塞露为直肠灌注剂，是将山梨醇、硫酸镁或甘油的高渗溶液密封于特制塑料容器内制得。使用时将药液经肛门直接注入直肠，因高渗作用和润滑作用而促进排便。该药迅速、方便、安全，用于偶发的急性便秘，效果较好。

■ 第五节　止泻药

腹泻是多种疾病的症状，治疗时应针对其主要病因。剧烈而持久的腹泻可引起水、电解质紊乱，应在对因治疗的同时，适当给予止泻药。这些药物的主要功效是减少肠道运动，缓解腹泻症状。

一、肠蠕动抑制药

阿片制剂

阿片制剂，如复方樟脑酊和阿片酊，为有效的止泻药，而被广泛应用。多用于较严重的非细菌感染性腹泻。

地芬诺酯

地芬诺酯又称苯乙哌啶，是哌替啶同类物。对胃肠道的影响类似于阿片类，具有收敛及减少肠蠕动作用，可用于急、慢性功能性腹泻。不良反应轻，有厌食、恶心、呕吐、皮肤变态反应等。长期大量应用可成瘾。

洛哌丁胺

洛哌丁胺是氧哌啶醇衍生物。除直接抑制肠蠕动，还减少肠壁神经末梢释放 ACh，也可作用在胃肠道阿片受体，减少胃肠分泌。本药的止泻作用比吗啡强 40～50 倍，但不易进入中枢神经系统。止泻作用快、强、持久，用于治疗非细菌感染的急、慢性腹泻。不良反应常见腹绞痛、口干、皮疹，大剂量时对中枢有抑制作用。对儿童更敏感，2 岁以下儿童不宜应用。过量时可以纳洛酮治疗。

二、收敛剂、吸附药

鞣酸蛋白

鞣酸蛋白在肠中释放出鞣酸与肠黏膜表面蛋白质形成沉淀，附着在肠黏膜上，形成保护膜，减少炎性渗出物，从而起收敛止泻作用。用于急性胃肠炎及各种非细菌性腹泻、小儿消化不良等。

次碳酸铋

次碳酸铋也有与鞣酸蛋白相同的作用，能与肠道中的毒素结合，保护肠道免受刺激，达到收敛止泻作用。常用于腹泻、慢性胃炎。近年来，多用于治疗幽门螺杆菌感染的胃、十二指肠溃疡。

吸附药和药用炭（活性炭）

吸附药和药用炭因其颗粒小、总面积大，能吸附肠内液体、毒物等，起止泻和阻止毒物吸收的作用。用于腹泻、胃胀气及食物、药物中毒的解救。受潮后吸附能力差，疗效降低，宜干燥保存。

幽门螺杆菌

【知识拓展】◆

幽门螺杆菌或幽门螺旋菌（helicobacter pylori），简称 Hp。由巴里·马歇尔和罗宾·沃伦发现，两人因此获得 2005 年诺贝尔生理学或医学奖。幽门螺杆菌是一种单极、多鞭毛、末端钝圆、螺旋形弯曲的细菌，长 2.5～4.0 μm，宽 0.5～1.0 μm。幽门螺杆菌是微需氧菌，环境氧要求 5%～8%，在大气或绝对厌氧环境下不能生长。幽门螺杆菌检测试剂为目前国内使用最广泛的幽门螺杆菌检测工具。现在医学界认为，幽门螺杆菌肯定是慢性胃炎的致病菌，与溃疡病和胃癌关系也极为密切。也就是说，幽门螺杆菌是引起慢性胃病的罪魁祸首。

学习检测

单项选择题

1. 阻断胃壁细胞 H^+ 泵的抗消化性溃疡药是（   ）。

    A. 米索前列醇　　　　　　　　　B. 奥美拉唑

    C. 丙谷胺　　　　　　　　　　　D. 丙胺太林

    E. 米西替丁

2. 使胃蛋白酶活性增强的药物是（   ）。

    A. 胰酶　　　　　　　　　　　　B. 稀盐酸

    C. 乳酶生　　　　　　　　　　　D. 奥美拉唑

    E. 抗酸药

3. 关于硫酸镁的药理作用，下列叙述中不正确的是（   ）。

    A. 降低血压　　　　　　　　　　B. 导泻作用

    C. 中枢兴奋作用　　　　　　　　D. 松弛骨骼肌

    E. 利胆作用

常用药物制剂与用法

氢氧化铝凝胶　混悬液：含 4% 氢氧化铝，口服，4～8 mL／次，3 次／日，餐前 1 h 服。

氢氧化镁　乳剂：含 8% 的氢氧化镁混悬液，口服，5 mL／次，3 次／日。

三硅酸镁　片剂：0.3 mg，0.3～0.9 g／次，3～4 次／日。

奥美拉唑 肠溶片：10 mg、20 mg；胶囊剂：20 mg，治疗消化性溃疡 20 mg／次，1 次／日，清晨服用，1 个疗程 2～4 周。

硫糖铝 片剂：1.0 g，1.0g／次，3 次／日。

米索前列醇 片剂：200 μg，200 μg／次，1 次／日。

枸橼酸铋钾 片剂：120 mg，120 mg／次，4 次／日，餐前 1 h 和睡前各服用 1 次，1 个疗程 2～4 周。

胰酶 胰酶肠溶胶囊：0.3 g、0.5 g，0.3～0.5 g／次，3 次／次，餐前服用。

甲氧氯普胺 片剂：5 mg，5～10 mg／次，3 次／日，餐前 0.5h 服用。

多潘立酮 片剂：10 mg，10～20 mg／次，3 次／日，餐前 15～30 min 口服。

西沙必利 片剂：5 mg，5～10 mg／次，3 次／日，餐前半小时服。肝病患者剂量减半。

昂丹司琼 片剂：4mg、8mg，8mg／次，每 8h 服 1 次；注射剂：4mg／mL、8mg／2 mL，每次 0.15 mg／kg，于化疗前 0.5h 静脉注射，以后每 4 小时 1 次，共 2 次，再改口服。

硫酸镁 导泻：口服 5～20 g，同时喝大量温开水；利胆：口服 2～5 g／次，3 次／日，餐前服；抗惊厥：10 mL 25% 硫酸镁溶液用 5% 葡萄糖注射液稀释成 2%～5% 的溶液缓慢静脉滴注。

酚酞 片剂：50 mg、100 mg，0.05～0.2 g／次，睡前顿服。

液状石蜡 口服 15～30 mL／次，睡前服。

开塞露 直肠灌注剂：10 mL（小儿用）、20 mL（成人用），1 支／次，经肛门注入直肠。

复方地芬诺酯 片剂：2.5 mg，1～2 片／次，3 次／日。

洛哌丁胺 胶囊剂：2 mg，2 mg／次，3 次／日，首剂加倍。

鞣酸蛋白 片剂：0.25 g，1～2 g／次，3 次／日。

药用炭 片剂：0.3 g、0.5 g，肠道疾患口服 1～3 g／次，3 次／日，空腹服；解毒成人 30～100 g 混悬于水中服用。

第二十三章
作用于呼吸系统药物

学习目标

1. 掌握平喘药的分类、代表药物及药理学特性。

2. 熟悉镇咳药的分类、代表药物及药理学特性。

3. 了解祛痰药的药理作用。

预习案例

患者，男，66 岁，退休干部，患者因反复咳嗽、咳痰 12 年，加重半个月收入院。入院检查：神志清楚，慢性重病容，颈静脉怒张，肝颈静脉回流征阳性，肺气肿征；两肺上部可闻干啰音，两肩胛下区闻细湿啰音，肝、脾未扪及；双下肢凹陷性浮肿。血常规：白细胞计数 11×10^9／L，中性 80%。胸片示慢性支气管炎，肺气肿。诊断为：慢性支气管炎急性发作、肺气肿。处理：复方甘草片，氨茶碱止咳化痰，吸入沙丁胺醇气雾剂缓解呼吸困难。

思考

该患者使用氨茶碱和沙丁胺醇的目的是什么？

咳、痰、喘是呼吸系统疾病的常见症状。三者常同时存在并相互促进，长期反复发作可导致支气管扩张、肺气肿，甚至肺源性心脏病。所以，治疗呼吸系统疾病，除对因治疗外，还应及时使用平喘、镇咳、祛痰药对症治疗，以防止相应并发症的发生。

哮喘发生机制

第一节　平喘药

喘息是支气管哮喘和喘息性支气管炎的主要症状。凡能够缓解喘息症状的药物称为平喘药，常用药物有：①β_2受体激动药；②茶碱类；③M胆碱受体阻断药；④糖皮质激素类；⑤肥大细胞膜稳定药。

一、β_2受体激动药

β_2受体激动类药物因激动支气管平滑肌细胞膜上的β_2受体，激活腺苷环化酶而增加平滑肌细胞内cAMP浓度，从而使支气管平滑肌松弛产生支气管扩张效应。对各种刺激引起的支气管平滑肌痉挛有强大的舒张作用，也能抑制肥大细胞释放过敏介质，可预防过敏性哮喘的发作，对炎症过程并无影响。长期应用可使支气管对各种刺激的反应性增高，发作加重。目前，主要发展对β_2受体有高度选择性的药物，并以吸入给药，用于哮喘急性发作治疗和发作前预防用药。

β_2受体激动类药物对β_2受体有较强选择性，对α受体无作用。口服有效，作用维持4～6 h。采用吸入给药法几乎无心血管系统不良反应。但剂量过大，仍可引起心悸、头晕、手指震颤（激动骨骼肌β_2受体）等。根据支气管扩张效应维持时间长短，常分为短效、中效、长效3类。临床常用的有：

沙丁胺醇（舒喘灵）

沙丁胺醇对β_2受体作用强于β_1受体，兴奋心脏作用仅为异丙肾上腺素的1/10。口服30 min起效，作用维持4～6 h。气雾吸入5 min起效，作用维持3～4 h。近年来有缓释和控释剂型，可使作用时间延长，适用于夜间发作。本药对支气管扩张作用强而持久，对心血管系统影响很小，是目前较为安全常用的平喘药。常见的不良反应有恶心、多汗、头晕、肌肉震颤、心悸等。

克仑特罗

克仑特罗为强效选择性β_2受体激动剂，其松弛支气管平滑肌作用为沙丁胺醇的100倍。口服30 μg，10～20 min起效，作用持续4～6 h。气雾吸入5～10 min起效，作用持续2～4 h。适用于防治哮喘、喘息性支气管炎，以及伴可逆性气管阻塞的慢性支气管炎和肺气肿等。心血管系统不良反应较少，但心脏病、高血压、甲亢患者应慎用。少数患者有心悸、手指震颤、口干、头晕等现象，继续用药一般能逐渐消失。

特布他林

特布他林作用与沙丁胺醇相似，即可口服，又可注射，是选择作用于β_2受体药中唯

一能皮下注射的药。虽 AD 也作皮下注射用，但本品作用持久。皮下注射 5～15 min 生效，30～60 min 血药浓度达峰值，作用持续 1.5～5 h。重复用药易致蓄积作用。

福莫特罗

福莫特罗为一新型长效选择性 β₂ 受体激动药，作用强而持久，吸入后约 2 min 起效，2 h 血药浓度达峰值，作用持续 12 h。除具有较强松弛支气管平滑肌作用外，亦有明显的抗炎作用，可明显抑制抗原诱发的嗜酸性粒细胞聚集与浸润、血管通透性增强以及迟发性气道痉挛反应，对血小板活化因子（PAF）诱发的嗜酸性粒细胞聚集亦有抑制作用。主要用于慢性哮喘与慢性阻塞性肺病。因其为长效制剂，特别适用于哮喘夜间发作患者。不良反应与其他 β 受体激动药相似。

二、茶碱类

茶碱能松弛平滑肌、兴奋心肌、兴奋中枢，并有利尿作用。茶碱类药物包括胆茶碱与氨茶碱。

【体内过程】◆ ···

口服吸收迅速，生物利用度几乎达 100%，吸收后可分布到细胞内液与外液，90% 经肝药酶代谢转化，10% 以原形由尿排出。儿童 $t_{1/2}$ 约 3.7 h，成人 $t_{1/2}$ 约 7.7 h。

【药理作用】◆ ···

1. 松弛气道平滑肌　茶碱类具有较强的直接松弛气道平滑肌作用，但其作用强度不及 β 受体激动药，作用机制为：①抑制磷酸二酯酶的活性，使气道平滑肌细胞内 cAMP 的含量提高，气道平滑肌张力降低，气道扩张；②促进内源性 AD 和 NA 的释放，引起气道平滑肌松弛；③阻断腺苷的作用，腺苷是哮喘发作时收缩气管介质之一，茶碱类是腺苷受体阻断药，可能对抗内源性腺苷诱发的支气管收缩。

2. 改善呼吸功能　能增加膈肌收缩力，还具有呼吸兴奋作用，使呼吸深度增强，但呼吸频率不增加。

3. 强心作用　增强心肌收缩力，增加心排血量，并能降低右心房压力，增加冠状动脉血流量；此外还有微弱的利尿作用，适用于心源性哮喘。

【临床应用】◆ ···

1. 主要用于支气管哮喘　急性哮喘病采用氨茶碱缓慢静脉注射，可缓解气道痉挛，改善通气功能。对慢性哮喘患者，茶碱类可用于预防发作和维持治疗。在哮喘持续状态，由于机体严重缺氧导致大量的 AD 释放，气道的 β 受体对 AD 的敏感性降低，使 AD 受体激动药的疗效下降，此时配伍用茶碱类药物，可使疗效提高。

2. 治疗慢性阻塞性肺疾病　长期应用可明显改善气促症状，并改善肺功能。

3. 心源性哮喘的治疗

【不良反应】◆ ···

茶碱类舒张平滑肌有效血浆浓度为 10～20 μg/mL。超过 20 μg/mL 即可引起毒性反应，早期多见恶心、呕吐、头痛、不安、失眠、易激动等，严重时可出现心律失常、精神失常、惊厥、昏迷，甚至呼吸、心跳停止而引起死亡，一旦发现毒性症状，应立即停药。茶碱类的生物利用度和消除速度个体差异较大，因此临床应定期监测血药浓度，及时调整用量以避免出现茶碱类中毒反应。

三、M胆碱受体阻断药

各种刺激引起内源性ACh的释放在诱发哮喘中有重要作用。M胆碱受体阻断药能阻断ACh作用，可用于治疗哮喘。

异丙托溴铵（异丙阿托品）

异丙托溴铵为阿托品的异丙基衍生物，对呼吸道平滑肌具有较高的选择性。雾化吸入时，不易从气道吸收，口服也不易从消化道吸收，只在局部发挥舒张平滑肌作用，故没有阿托品样的全身性不良反应，也不影响痰液分泌。主要用于防治支气管哮喘和喘息性慢性支气管炎。

四、糖皮质激素类药

糖皮质激素是目前治疗哮喘最有效的抗炎药物，这一作用与其抗炎和抗过敏作用有关。它能抑制前列腺素和白三烯生成；减少炎症介质的产生和反应；能使小血管收缩，渗出减少。糖皮质激素是哮喘持续状态或危重发作的重要抢救药物。近年来应用吸入治疗法，充分发挥了糖皮质激素对气道的抗炎作用，也避免了全身性不良反应。

倍氯米松

倍氯米松为地塞米松衍化物，局部抗炎作用比地塞米松强500倍。气雾吸入，直接作用于气道发生抗炎平喘作用，能取得满意疗效，且无全身不良反应，长期应用也不抑制肾上腺皮质功能。可以长期低剂量或短期高剂量应用于中度或重度哮喘患者，对皮质激素依赖者，可代替泼尼松的全身给药，并使肾上腺皮质功能得到改善。本品起效较慢，故不能用于急性发作的抢救。长期吸入，可发生口腔真菌感染，宜多漱口。

五、肥大细胞膜稳定药

色甘酸钠又名咽泰。

【体内过程】◆ …

色甘酸钠口服吸收仅1%，治疗支气管哮喘主要用其微粒粉末（直径约6 μm）吸入给药。约10%达肺深部组织并吸收入血，给药后15 min达血药浓度峰值，血浆蛋白结合率为60%～75%，$t_{1/2}$为45～100 min，以原形从胆汁和尿排出。

【药理作用】◆ …

色甘酸钠无松弛支气管及其他平滑肌的作用，也没有对抗组胺、白三烯等过敏介质的作用。但在接触抗原前用药，可预防Ⅰ型变态反应所致的哮喘，也能预防运动或其他刺激所致的哮喘。

【临床应用】◆ …

色甘酸钠主要用于支气管哮喘的预防性治疗，能防止变态反应或运动引起的速发和迟发性哮喘反应，给药后2～3天，能降低支气管的较高反应性；也可用于过敏性鼻炎、溃疡性结肠炎及其他胃肠道过敏性疾病。

【不良反应】 ...

色甘酸钠毒性很低。少数患者因粉末的刺激可引起呛咳、气急，甚至诱发哮喘，与少量异丙肾上腺素合用可以预防。

■ 第二节　镇咳药

咳嗽是一种保护性反射，可促使呼吸道痰液和异物排出，保持呼吸道清洁与通畅。但频繁剧烈的干咳可影响患者休息和睡眠，消耗能量，甚至加重病情或引起并发症。因此，咳嗽伴有咳痰者应以祛痰药为主，慎用镇咳药，否则痰液淤积，易引起感染，并且阻塞呼吸道引起窒息。对于无痰的干咳，应该采取镇咳药物进行治疗。

根据作用部位不同，镇咳药可以分为中枢性镇咳药和外周性镇咳药。

一、中枢性镇咳药

可待因

可待因又称甲基吗啡，是阿片所含的生物碱之一。镇咳强度约为吗啡的 1/4。可待因对咳嗽中枢有较高选择性，镇咳剂量不抑制呼吸，成瘾性比吗啡弱，是目前最有效的镇咳药；主要用于剧烈的刺激性干咳，也用于中等强度的疼痛，其镇痛强度为吗啡的 1/10～1/7。作用持续 4～6 h，过量易产生兴奋、烦躁不安等中枢兴奋症状。久用也可成瘾，应控制使用。

喷托维林

喷托维林又名咳必清，为人工合成的非成瘾性中枢性镇咳药，对咳嗽中枢有选择性抑制作用，其强度为可待因的 1/3，并有局麻作用，能抑制呼吸道感受器及松弛支气管平滑肌，适用于上呼吸道感染引起的咳嗽。该药偶见轻度头痛、头晕、口干、恶心等不良反应。因有阿托品样作用，故青光眼患者禁用。

右美沙芬

右美沙芬又名右甲吗喃，为中枢性镇咳药，强度与可待因相等或略强，无镇痛作用，长期服用无成瘾性。其治疗量不抑制呼吸，不良反应少见，中毒量时可有中枢抑制作用。

二、外周性镇咳药

苯佐那酯

苯佐那酯又名退嗽露，为丁卡因的衍生物，有较强的局麻作用，能选择性地抑制肺牵张感受器，阻断肺－迷走神经反射，抑制咳嗽冲动的传导，而产生镇咳作用。镇咳强度略弱于可待因。本药不抑制呼吸反能增加每分钟通气量。用药后 20 min 显效，作用可维持 3～4 h。临床用于干咳、阵咳，也用于支气管镜等检查前预防咳嗽。不良反应有轻度的嗜睡、头晕、鼻塞等，偶见过敏性皮疹。

苯丙哌林

苯丙哌林为非成瘾性镇咳药，能抑制肺及胸膜牵张感受器引起的肺－迷走神经反射，对咳嗽中枢也有一定的直接抑制作用，且有平滑肌松弛作用，其镇咳作用比可待因强，且不抑制呼吸。口服后 10～20 min 显效，作用可维持 4～7 h，适用于刺激性干咳。不良反应有口干、困倦、头晕、腹部不适、皮疹等。

■ 第三节　祛痰药

祛痰药是一类能使痰液变稀、黏滞度降低，且易于咳出的药物。气道上的痰液刺激气管黏膜而引起咳嗽，黏痰积于小气道内可使气道狭窄而致喘息。而祛痰药能增加呼吸道分泌，稀释痰液或降低其黏稠度，使痰易于咳出，改善咳嗽和哮喘症状。因此，祛痰药还能起镇咳、平喘作用。

氯化铵

氯化铵口服刺激胃黏膜的迷走神经末梢，反射性地增加呼吸道腺体分泌使痰液变稀而祛痰。较少单独使用，多配成复方制剂应用。大量时服用可产生酸中毒。溃疡病及肝肾功能不良者慎用。

愈创木酚甘油醚

愈创木酚甘油醚属恶心性祛痰药，有较弱的抗菌作用。单用或配成复方制剂用于慢性支气管炎、支气管扩张等。无明显的不良反应。

乙酰半胱氨酸

乙酰半胱氨酸又名痰易净，为半胱氨酸的 N－乙酰化物，能使黏痰中连接黏蛋白肽链的二硫键断裂，使黏蛋白分解成小分子的肽链，使痰的黏滞性降低，易于咳出。吸入用于黏痰阻塞气道、咳痰困难者。紧急时气管内滴入，可迅速使痰变稀，便于吸引排痰。滴入气管可产生大量分泌液，故应及时吸引排痰。雾化吸入时不宜与铁、铜、橡胶和氧化剂接触，应以玻璃或塑料制品作喷雾器。也不宜与青霉素、头孢菌素、四环素混合，以免降低抗生素活性。有特殊臭味，可引起恶心、呕吐，导致支气管痉挛，加用异丙肾上腺素可以避免。支气管哮喘患者应慎用。

溴己新

溴己新又名必消痰，可直接作用于支气管腺体，促使黏液分泌，使痰的黏稠度降低，痰液变稀而易于咳出；另外还有镇咳作用，适用于慢性支气管炎、哮喘及支气管扩张症痰液黏稠不易咳出患者。少数患者用药后可产生恶心、胃部不适，偶见血清氨基转移酶升高。溃疡病及肝功能不良患者慎用。

【知识拓展】◆
┅┅

支气管哮喘

支气管哮喘（简称哮喘），是一种常见病、多发病。目前，全球哮喘患者约 3 亿人，中国哮喘患者约 3 000 万。哮喘是影响人们身心健康的重要疾病。治疗不及时、不规范，哮喘可能致命。现今，规范化治疗可使接近 80% 的哮喘患者疾病得到非常好的控制，使患者的工作生活几乎不受该疾病的影响。

每年 5 月的第一个周二为世界哮喘日，旨在提醒公众对疾病的认识，提高对哮喘的防治水平。

■ 学习检测

单项选择题

1. 预防过敏性哮喘宜选用（　　）。

　A. 异丙肾上腺素　　　　　　　　　B. 麻黄碱

　C. 色甘酸钠　　　　　　　　　　　D. 肾上腺素

　E. 氨茶碱

2. 剧烈干咳宜选用下列镇咳药中的（　　）。

　A. 苯丙哌林　　　　　　　　　　　B. 喷托维林

　C. 右美沙芬　　　　　　　　　　　D. 可待因

　E. 那可丁

3. 不能控制哮喘急性发作的药物是（　　）。

　A. 肾上腺素　　　　　　　　　　　B. 色甘酸钠

　C. 异丙肾上腺素　　　　　　　　　D. 氨茶碱

　E. 沙丁胺醇

4. 能溶解黏痰的药物是（　　）。

　A. 氯化铵　　　　　　　　　　　　B. 乙酰半胱氨酸

　C. 右美沙芬　　　　　　　　　　　D. 倍氯米松

　E. 异丙托溴铵

常用药物制剂与用法

硫酸沙丁胺醇　片剂：2.4 mg（相当于沙丁胺醇 2 mg），2～4 mg／次，3～4 次／日；气雾剂：0.1%；1～2 揿／次，必要时 4～6 h／次。

盐酸克仑特罗 片剂：20 μg、40 μg，口服或舌下含化，20～40 μg/次，3 日/次；气雾剂：2 mg/瓶，气雾吸入，10～20 μg/次，3～4 次/日。

硫酸特布他林 片剂：2.5 mg、5 mg，2.5～5 mg/次，3 次/日；注射剂：1 mg/mL；0.25 mg/次，皮下注射，15～30 min 无效可重复注射 1 次。

氨茶碱 片剂：25 mg、50 mg、100 mg，0.1～0.2 g/次，3 次/日；注射剂：0.25 g/2 mL、0.5 g/2 mL；0.25～0.5/次，以 25% 或 50% 葡萄糖注射液稀释后缓慢静脉注射。

二丙酸倍氯米松 气雾剂：10 mg/瓶，气雾吸入，1～2 揿（每揿 50 μg）/次，3～4 次/日。

异丙托溴铵 气雾剂：(0.025%) 20 mL/瓶，气雾吸入，40～80 μg/次，3～6 次/日。

色甘酸钠 粉雾剂胶囊：20 mg，20 mg/次，装于专用喷雾器内吸入，3～4 次/日。

酮替芬 片（胶囊）剂：0.5 mg、1 mg，1 mg/次，2 次/日。

磷酸可待因 片剂：15 mg、30 mg，15～30 mg/次，3 次/日。极量：0.1 g/次。

枸橼酸托维林 片剂：25 mg，25 mg/次，3 次/日。

苯丙哌林 片（胶囊）剂：20 mg，20 mg/次，3 次/日。

苯佐那脂 糖衣丸：25 mg、50 mg，50～100 mg/次，3 次/日。

氯化铵 片剂：0.3 g，0.3～0.6 g/次，3 次/日，用水溶解后服用。

乙酰半胱氨酸 粉剂：0.5 g、1.0 g，临用前配成 10% 的水溶液雾化吸入，1～3 mL/次，2～3 次/日；紧急时可气管滴入，用 5% 溶液，1～2 mL/次，2～3 次/日。

盐酸溴己新 片剂：8 mg，8～16 mg/次，3 次/日。

第二十四章
组胺和抗组胺药 ——————————————————

学习目标

> 1. 掌握 H_1 受体阻断药和 H_2 受体阻断药的药理作用、临床应用、主要不良反应。
>
> 2. 了解组胺受体的分布及效应。

预习案例

> 患者，女，12岁，因食用海鲜出现腹痛、腹泻，皮肤出现红色斑疹、发痒，入院治疗。
>
> 思考 ···
>
> 1. 该患者所患什么疾病？用什么药物治疗？
>
> 2. 该患者还需要其他哪种辅助治疗？

过敏性疾病从新生儿到老年人的各个年龄阶段都可能发生，往往具有明显的遗传倾向。治疗过敏性疾病的药物是针对过敏源而治疗过敏的一类药物，主要为 H_1 受体阻断药。

▌ 第一节　组胺

组胺是广泛存在于人体组织的自身活性物质，主要存在于肥大细胞的颗粒中，血液嗜碱粒细胞中含量也很高。组胺本身无治疗用途，仅作为诊断用药，但它的特异性拮抗药具有重要的药理作用和临床用途。

组胺的作用强大而广泛，主要表现在对心血管系统、平滑肌以及胃液的作用上。组胺首先与靶细胞上特异性组胺受体结合，才能产生药理效应。组胺受体至少有 3 种类型：H_1 受体、H_2 受体及 H_3 受体（表 24-1）。

表 24-1　组胺受体的分布及效应

受体	分布部位	效应	激动药	阻断药
H_1	支气管、胃肠、子宫等 平滑肌、皮肤、冠状血管 心房肌 房室结	收缩 扩张 收缩增强 传导减慢	2-甲基组胺	苯海拉明、 异丙嗪等
H_2	胃壁腺 血管 心室肌 窦房结	分泌增多 扩张 收缩加强 心率加快	英普咪啶	西咪替丁、 雷尼替丁等
H_3	中枢与外周神经末梢	负反馈调节组 胺合成与释放	（R）α-甲基组胺	

▌ 第二节　抗组胺药

根据药物对不同受体的作用，可将抗组胺药分为 3 类：H_1 受体阻断药、H_2 受体阻断药及 H_3 受体阻断药。H_1 受体阻断药、H_2 受体阻断药已在临床广泛应用，H_3 受体阻断药目前还在研究中，主要作为工具药使用。

一、H_1 受体阻断药

H_1 受体阻断药对 H_1 受体有较大亲和力，但无内在活性，故能竞争性阻断 H_1 受体。临床常用药物有苯海拉明（苯那君）、异丙嗪（非那根）、氯苯那敏（扑尔敏）、赛庚啶（普力阿克丁）、西替利嗪、特非那定、阿司咪唑（息斯敏）、苯茚胺（抗敏胺）等。

【体内过程】◆ ...

多数 H_1 受体阻断药口服和注射吸收较好，给药后 15～30 min 起效，2～3 h 达血药浓度峰值，作用一般持续 4～6 h。阿司咪唑、特非那定因其代谢产物尚有活性，故作用时间可持续 12～24 h。药物在体内分布广泛，第一代的 H_1 受体阻断药都易进入中枢神经系统，并且与脑内的 H_1 受体有高度的亲和力。阿司咪唑、特非那定不易透过血脑屏障，无明显中枢抑制作用。药物主要在肝内代谢后经肾脏排泄。

【药理作用】◆ ...

1. 抗组胺 H_1 受体作用　H_1 受体阻断药有对抗组胺收缩胃、肠、气管、支气管平滑肌的作用。H_1 受体阻断药仅能部分对抗组胺引起的血管扩张和血压下降。

2. 中枢作用　H_1 受体阻断药抑制中枢，产生镇静、嗜睡作用，以异丙嗪和苯海拉明作用最强，特非那丁和阿司咪唑几乎无中枢抑制作用，苯茚胺略有中枢兴奋作用。

3. 其他作用　多数 H_1 受体阻断药有抗胆碱、局部麻醉和奎尼丁样作用。中枢抗胆碱作用可产生抗晕、镇吐效应。

常用 H_1 受体阻断药的作用特点见表 24-2。

表 24-2　常用 H_1 受体阻断药作用特点比较

药　物	镇　静	抗晕止吐	抗胆碱作用	作用持续时间
苯海拉明	+++	++	+++	4～6 h
异丙嗪	+++	++	+++	4～6 h
氯苯那敏	+	－	++	4～6 h
赛庚啶	+	－	+	6～8 h
布克利嗪	+	+++	+	16～18 h
美克洛嗪	+	+++	+	12～24 h
阿司咪唑	－	－	－	24 h
特非那定	－	－	－	12～24 h

注: +++: 作用强; ++: 作用中等; +: 作用弱; －: 无作用

【临床应用】◆ ...

1. 皮肤黏膜变态反应性疾病　对荨麻疹、花粉症、过敏性鼻炎与血管神经性水肿疗效较好；对昆虫咬伤所致的皮肤瘙痒和水肿有良效；对药疹和接触性皮炎有效；对支气管哮喘几乎无效，因组胺可能不是引起哮喘的主要因素；对过敏性休克也无效。

2. 晕动病及呕吐　苯海拉明、异丙嗪等对晕动病、妊娠呕吐及放射病呕吐等均有镇吐作用。

3. 失眠　对中枢有明显抑制作用的苯海拉明和异丙嗪可用于治疗失眠，尤其是变态反应性疾病所致的失眠。

4. 人工冬眠　异丙嗪与氯丙嗪、哌替啶合用组成冬眠合剂，用于人工冬眠。

【不良反应】◆ ...

1. 中枢症状　常见镇静、嗜睡、乏力、头晕、头痛等中枢抑制现象，少数患者出现烦躁、失眠。服药期间应避免驾车、开船和高空作业。

2. 胃肠道反应　可见口干、厌食、恶心、呕吐、腹泻或便秘等。

3. 其他　美克洛嗪可致动物畸胎，妊娠早期禁用。局部外敷易致皮炎。特非那丁、阿司咪唑过量可引起心律失常。

二、H$_2$ 受体阻断药

H$_2$ 受体阻断类药物对 H$_2$ 受体有高度的选择性，它们能拮抗组胺引起的胃酸分泌。目前临床应用的有西咪替丁、雷尼替丁、法莫替丁和尼扎替丁等。

【体内过程】◆ …

H$_2$ 受体阻断药口服给药吸收迅速，给药后 1～2 h 血浆浓度达到峰值。$t_{1/2}$ 为 2 h，持续作用时间约 4 h。生物利用度为 60%～75%。可透过血脑屏障，血浆蛋白结合率为 25%，30% 的药物在肝内代谢，40%～70% 以原形经尿排泄，肾功能不全者应适当减少剂量。

【药理作用】◆ …

H$_2$ 受体阻断类药物竞争性拮抗 H$_2$ 受体，减少胃酸分泌。不仅能抑制组胺、五肽胃泌素、M 胆碱受体激动剂所引起的胃酸分泌，也能显著抑制基础胃酸及食物和其他因素所引起的胃酸分泌。雷尼替丁和尼扎替丁抑制胃酸分泌作用比西咪替丁强 4～10 倍，法莫替丁比西咪替丁强 20～50 倍，没有首过效应，生物利度为 100%。

【临床应用】◆ …

H$_2$ 受体阻断类药物主要用于治疗十二指肠溃疡、胃溃疡，给药 6～8 周愈合率较高，延长用药可减少复发；也可用于卓 – 艾综合征及其他胃酸分泌过多的疾病，如胃肠吻合口溃疡、反流性食管炎等。

特殊人群中抗过敏药物的使用

【不良反应】◆ …

不良反应较少，可见头痛、头晕、腹泻、便秘、恶心、呕吐及皮疹、瘙痒等。静滴速度过快可致心率减慢、心收缩力减弱。长期服用大剂量西咪替丁可出现内分泌紊乱，可引起阳痿、性欲消失及乳房发育。老年人或肾功能不良者应用大剂量西咪替丁，可出现中枢神经系统症状，如精神错乱、言语不清、谵妄、幻觉，甚至昏迷。应用西咪替丁偶见粒细胞减少、血小板减少及肝肾毒性。

【知识拓展】◆ …

世界过敏性疾病日

2005 年 6 月 28 日，联合国变态反应组织（WAO）联合各国共同发起了对抗过敏性疾病的全球倡议，将每年的 7 月 8 日定为世界过敏性疾病日，旨在通过增强全民对过敏性疾病的认识，共同来预防过敏反应及过敏性哮喘。

2005 年 7 月 8 日是世界第一个过敏性疾病日，其主题是：重视和预防过敏性疾病，这也是世界变态反应组织和世界卫生组织的主要计划。

学习检测

单项选择题

1. 无中枢抑制作用的 H_1 受体阻断剂是（　　）。

    A. 异丙嗪　　　　　　　　　　B. 氯苯那敏

    C. 赛庚啶　　　　　　　　　　D. 阿司咪唑

    E. 苯海拉明

2. H_1 受体阻断剂主要用于（　　）。

    A. 皮肤黏膜过敏性疾病　　　　B. 过敏性休克

    C. 支气管哮喘　　　　　　　　D. 消化性溃疡

    E. 反流性食管炎

3. 下列药物中无抗晕止吐作用的是（　　）。

    A. 异丙嗪　　　　　　　　　　B. 东莨菪碱

    C. 氯苯那敏　　　　　　　　　D. 苯海拉明

    E. 以上都不是

常用药物制剂与用法

盐酸苯海拉明　片剂：25 mg，25～50 mg/次，2～3次/日；注射剂：20 mg/1 mL；肌内注射，20 mg/次，1～2次/日。

盐酸异丙嗪　片剂：12.5 mg、25 mg，12.5～25 mg/次，2～3次/日；注射剂：50 mg/2 mL，25～50 mg/次，肌内注射。

美克洛嗪　片剂：25 mg，25 mg/次，2次/日。

氯苯那敏　片剂：4 mg，4 mg/次，3次/日；注射剂：10 mg/mL，5～10 mg/次，肌内注射。

苯茚胺　片剂：25 mg，25～50 mg/次，2～3次/日。

赛庚定　片剂：2 mg，4 mg/次，3次/日。

阿司咪唑　片剂：10 mg，10 mg/次，1次/日。

特非那定　片剂：60 mg，60 mg/次，2次/日。

第二十五章
子宫平滑肌兴奋药和抑制药

学习目标

1. 掌握缩宫素和麦角新碱的药理作用、临床应用、不良反应和禁忌证。

2. 熟悉前列腺素的药理作用、临床应用和不良反应。

预习案例

患者，女，24岁，因"孕40周，下腹不规则疼痛3 h入院"。入院时情况：一般情况好，心肺听诊无异常。腹隆，肝脾触诊不明显，双下肢无水肿，腱反射正常，产科检查：宫高34 cm，腹围98 cm，胎位左枕前位，胎心150次／min。入院后完善各项检查，低流量吸氧，胎心监测，指导胎动计数，密切观察胎动、胎心。随后产程进展顺利，在会阴侧切下，顺娩一活女婴，Apgar评分10分。产后子宫收缩差，出血750 mL。诊断为：产后出血。

思考

1. 该患者宜选哪种药物止血？

2. 该药物有什么特点，需注意哪些事项？

作用于子宫平滑肌的药物有两大类，分别为子宫平滑肌兴奋药和子宫平滑肌抑制药。前者是一类选择性兴奋子宫平滑肌，引起子宫收缩的药物。后者又称为抗分娩药，是抑制子宫平滑肌，减少子宫活动的药物。

缩宫素

第一节 子宫平滑肌兴奋药

子宫平滑肌兴奋药的作用因子宫平滑肌的生理状态、用药种类及药物剂量的不同而改变，使子宫平滑肌节律性收缩或强直性收缩。引起子宫近似分娩的节律性收缩，可用于催产和引产；引起子宫强直性收缩，可用于产后止血和产后子宫复旧，禁用于催产、引产。因此，根据治疗目的不同，正确选择药物及严格控制剂量是获得良好疗效的关键。本类药物包括缩宫素、麦角新碱、前列腺素（prostaglandin，PGs）等。

缩宫素

缩宫素（OXT，催产素）是垂体后叶素的一种，可从动物牛、猪的脑垂体提取，现已人工合成，临床应用多数为人工合成品。效价以单位（U）计算，1 个单位的缩宫素相当于 2 μg 缩宫素。

【体内过程】 …

口服易被消化酶破坏，气雾吸入及含服均易由黏膜吸收，肌内注射吸收良好，给药3～5 min 起效，作用持续 20～30 min，静脉注射维持时间更短，通常以静脉滴注维持疗效。

【药理作用】 …

1. 兴奋子宫平滑肌 缩宫素可直接兴奋子宫平滑肌，增强其收缩力，作用快而短暂。小剂量（2～5U）可加强子宫（特别是妊娠末期子宫）的节律性收缩，其收缩性质与正常分娩相似，即子宫底部节律性收缩，子宫颈部松弛，有利于胎儿顺利娩出；大剂量（5～10U）可使子宫肌张力持续升高，引起强直性收缩，不利于胎儿娩出，甚至导致胎儿窒息和子宫破裂。子宫平滑肌对缩宫素的敏感性与女性激素水平有关，雌激素能提高子宫平滑肌对缩宫素的敏感性，孕激素能降低子宫平滑肌对缩宫素的敏感性。妊娠早期，孕激素水平高，子宫平滑肌收缩作用弱，有利于胎儿安全发育；妊娠后期，雌激素水平高，子宫对缩宫素敏感性增高，临产时最敏感，有利于胎儿娩出。

2. 其他作用 缩宫素能兴奋乳腺平滑肌，促进排乳，但不增加乳汁分泌总量；大剂量还能引起血压下降，催产剂量不引起血压下降。

【临床应用】 …

1. 催产和引产 对于产道无异常、胎位正常、头盆相称而宫缩无力的产妇可用小剂量缩宫素催产，以增强子宫节律性收缩，促进分泌。对过期妊娠、死胎和严重疾患须提前终止妊娠者可用其引产。

2. 产后止血 产后出血时，可皮下或肌内注射较大剂量缩宫素（5～10U），使子宫产生强直性收缩，压迫子宫肌层内血管而止血。因其作用短暂，常加用麦角生物碱制剂以维持子宫收缩状态。

【不良反应】 ◆ …

偶见过敏反应。用于催产、引产时，如果剂量过大可导致胎儿宫内窒息或子宫破裂。因此必须严格掌握剂量及适应证。

禁用于产道异常、胎位不正、头盆不称、前置胎盘、子宫破裂倾向以及三次妊娠以上的和有剖腹产史者。

缩宫素的作用
及禁忌证

麦角生物碱

麦角是寄生在黑麦等禾本科植物上的一种麦角菌的干燥菌核。早在 2 000 年前因孕妇误服麦角而发现其药理作用，400 年前以麦角流浸膏应用于临床。现可用人工培养方法生产。麦角中含有多种生物碱，均是麦角酸的衍生物，按化学结构分为两类：一类是胺生物碱类，如麦角新碱和甲基麦角新碱；另一类是肽生物碱类，如麦角胺和麦角毒等。

【体内过程】 ◆ …

麦角新碱和甲基麦角新碱，易溶于水，对子宫兴奋作用迅速、强大，作用持续时间短；麦角胺和麦角毒，难溶于水，对血管有显著作用，起效较慢，但作用持续时间长。

【药理作用】 ◆ …

1. *兴奋子宫* 麦角生物碱均能选择性兴奋子宫平滑肌，其中以麦角新碱作用强而迅速。其作用强度取决于子宫的生理状态和药物剂量，妊娠子宫较未孕子宫对麦角碱类更敏感，临产时最敏感，作用较缩宫素强而持久。剂量稍大即可引起子宫强直性收缩，且对子宫体和子宫颈的作用无明显差异，因此不适用于催产和引产，只用于产后止血和产后子宫复旧。

2. *收缩血管* 麦角胺与麦角毒能收缩末梢血管，作用强大，大剂量损伤血管内皮细胞，导致血栓和肢端坏疽。麦角胺还能收缩脑血管，减少脑动脉搏动度，缓解偏头痛。

3. *阻断 α 受体* 氨基酸麦角碱类尚能阻断 α 受体，翻转 AD 的升压作用，使血压下降。麦角新碱无此作用。

【临床应用】 ◆ …

1. *子宫出血* 利用其对子宫平滑肌持久的强直性收缩作用，机械性压迫血管而止血，主要用于产后、刮宫后，或其他原因引起的子宫出血。

2. *产后子宫复旧* 产后子宫复旧缓慢者，容易出血或感染，需要促进子宫收缩，麦角制剂可收缩子宫而加速子宫复旧。

3. *偏头痛* 麦角胺与咖啡因合用能通过收缩脑血管，减少搏动幅度而治疗偏头痛。

【不良反应】 ◆ …

注射麦角新碱可引起恶心、呕吐、血压升高，伴有妊娠毒血症的产妇应慎用。偶见过敏反应，严重者出现呼吸困难，血压下降；长期使用可损害血管内皮细胞，导致肢端坏死。禁用于催产、引产，心血管疾病患者忌用。

PGs

PGs 是由存在于动物中的一类不饱和脂肪酸组成的具有多种生理作用的活性物质，

可调节机体多种功能，对心血管、消化及生殖系统有重要作用。目前临床用于兴奋子宫平滑肌的前列腺素类药物有地诺前列酮（PGE_2，前列腺素 E_2）、地诺前列素（PGF_{2a}，前列腺素 F_{2a}）和 15–甲基前列腺素 F_{2a}（卡前列素）等。

【药理作用】◆ …

PGs 类药对各期妊娠子宫均有兴奋作用，分娩前的子宫尤为敏感，对妊娠初期、中期子宫的兴奋作用强于缩宫素。引起子宫收缩的表现与分娩时子宫生理性收缩相似，在增强子宫平滑肌节律性收缩的同时，尚能使子宫颈平滑肌松弛。PGE_2 还能促使黄体萎缩，黄体酮水平下降，子宫内膜脱落形成月经；还能阻止受精卵着床。

【临床应用】◆ …

PGs 类药主要用于催产、引产，也可用于抗早孕。

【不良反应】◆ …

可引起恶心、呕吐、腹痛、腹泻等，PGE_2 可升高眼压，禁用于青光眼，PGF_2 能收缩支气管平滑肌，禁用于支气管哮喘。

■ 第二节　子宫平滑肌抑制药

子宫平滑肌抑制药又称抗分娩药，具有抑制子宫平滑肌收缩作用，能降低子宫收缩力，减慢收缩频率，临床主要用于防治早产和痛经。目前使用的药物有 β_2 受体激动药、钙通道阻滞药、硫酸镁和前列腺素合成酶抑制剂等。

利托君

利托君的化学结构与异丙肾上腺素相似，对非妊娠和妊娠子宫都有舒张作用。主要激动子宫 β_2 受体，使子宫平滑肌松弛，降低子宫收缩的频率和强度，从而减少子宫的活动而延长妊娠期，延缓分娩，有利于胎儿发育成熟。用于防治早产，一般先采用静脉滴注，取得疗效后，口服本药维持治疗。主要用于妊娠 20 周以上的孕妇抗早产。由于对 β_2 受体的选择性不高，同时也激动 β_1 受体，故可发生心率加快、心悸及心律失常等；静脉给药时可见恶心、呕吐、震颤、头痛、焦虑不安等；还可升高血糖，降低血钾。有严重心血管疾病者、妊娠不足 20 周的及正在分娩的孕妇禁用。

【知识拓展】◆ …

药物的抗早孕方法

药物抗早孕法必须在医生的监护下用药，必要时需住院观察。药物抗早孕的方法很多，下面介绍两种最常用而且效果满意的方法。

用息隐（米非司酮）＋卡孕栓或其他前列腺素类药物抗早孕，1 次口服息隐或分次连服 3 天，第 4 天阴道放置卡孕栓 1 粒，（或口服前列腺素类），观察 6 h，完全流产率 90% 左右。

23 号探亲药（R2323）＋卡孕栓抗早孕，连续口服 23 号探亲药 3 天后，第 4 天阴道放置卡孕栓 1 粒，观察 6 h，完全流产率 90% 左右。

学习检测

单项选择题

1. 缩宫素的临床应用有（　　　）。

A. 小剂量缩宫素用于催产和引产

B. 小剂量缩宫素用于产后止血

C. 抑制乳腺分泌

D. 缩宫素具有抗利尿活性，可用于治疗尿崩症

E. 临床应用与麦角类生物碱相似

2. 麦角新碱临床应用为（　　　）。

A. 产后子宫出血　　　　　　　　　　B. 催产

C. 引产　　　　　　　　　　　　　　D. 扩张及软化宫颈

E. 抗早孕

常用药物制剂与用法

缩宫素　注射剂：5U／mL、10U／mL，引产或催产时，用 5% 葡萄糖注射液稀释，引产稀释为每 500 mL 中含缩宫素 5U；催产稀释为每 500 mL 中含缩宫素 2.5U，开始时滴速不超过 8 滴／min，以后逐渐调整滴速，直至产生有效宫缩；产后止血，10U／次，静脉滴注或静脉注射。

米索前列醇　片剂：0.2 mg，与米非司酮配合抗早孕，于给药后第 4 天服用 0.2～0.4 mg；足月引产，开始剂量为 0.05 mg，以后根据宫缩情况调整。

麦角新碱　片剂：0.2 mg、0.5 mg，0.2～0.4 mg／次，3 次／日；注射剂：0.2 mg／mL、0.5 mg／2 mL，肌内或静脉注射，0.2～0.5 mg／次，剖宫产时可用 0.2 mg 直接注射于子宫肌层。极量：0.5 mg／次，1 mg／日。

利托君　片剂：10 mg；注射剂：50 mg／5 mL，开始静脉注射剂量为 0.05 mg／min，以后逐渐调整剂量至理想效果，有效剂量为 0.15～0.35 mg／min。待宫缩停止 24 h 后改口服。

第二十六章
肾上腺皮质激素类药物 ——————————————————

1. 熟悉常用糖皮质激素的分类及其体内过程特点。

2. 掌握糖皮质激素的药理作用、临床应用、不良反应及防治。

预习案例

　　患者，男，48 岁，近 5 年来无明显诱因的疲劳、乏力、头晕、眼花及食欲不振等，并发现面部皮肤逐渐变黑。多次就医，均无确诊。近 4 个月来，明显消瘦，时有恶心、呕吐。并先后在四肢伸侧及后背部发现大小不等的白色斑块 10 余处。血皮质醇：8∶00 132 mmol／L，16∶00 15.6 mmol／L，诊断为原发性慢性肾上腺皮质功能减退症。

　　思考 ···

　　该患者应给予哪种药物治疗？

肾上腺皮质激素是肾上腺皮质所分泌的激素的总称，属甾体类化合物，可分为3类：①盐皮质激素，由球状带分泌，有醛固酮和脱氧皮质酮等；②糖皮质激素，由束状带合成和分泌，有氢化可的松和可的松等，其分泌和生成受促肾上腺皮质激素（adreno-cortico-tropic-hormone，ACTH）调节；③性激素，由网状带所分泌。临床常用的皮质激素是指糖皮质激素。

糖皮质激素

第一节　糖皮质激素

糖皮质激素作用广泛而复杂，且随剂量不同而异。生理情况下所分泌的糖皮质激素主要影响机体物质代谢过程，超生理剂量的糖皮质激素还有抗炎、抗免疫等药理作用。

【体内过程】◆ …

糖皮质激素类药口服、注射及局部给药均可被吸收。氢化可的松入血后90%与血浆蛋白结合，其中80%与皮质激素转运球蛋白（CBG）结合。肝肾疾病时，CBG含量减少，易发生不良反应。主要在肝脏生物转化，可的松和泼尼松无生物活性，必须在肝内转化为氢化可的松或泼尼松龙后才能发挥作用，严重肝功不全者不易发生这种转化，故宜改用氢化可的松或泼尼松龙。

糖皮质激素类药按作用时间的长短，可分为短效、中效及长效3类（表26-1）。

表26-1　常用糖皮质激素类药分类及作用比较

	药物	水盐代谢（比值）	糖代谢（比值）	抗炎作用（比值）	等效剂量（mg）	半衰期（min）	维持时间（h）
短效	氢化可的松	1	1	1	20	90	8～12
	可的松	0.8	0.8	0.8	25	90	8～12
中效	泼尼松	0.6	3.5	3.5	5	>200	12～36
	泼尼松龙	0.6	4	4	5	>200	12～36
	曲安西龙	0	5	5	4	>200	12～36
长效	地塞米松	0	30	30	0.75	>300	36～54
	倍他米松	0	30～35	25～30	0.6	>300	36～54
外用	氟氢可的松	125		12			
	氟轻松			40			

【药理作用】◆ …

1. 抗炎作用　糖皮质激素有强大的抗炎作用，能对抗各种原因，如物理、化学、生理、免疫等所引起的炎症。在炎症早期可减轻渗出、水肿、毛细血管扩张、白细胞浸润及吞噬反应，从而改善红、肿、热、痛等症状；在后期可抑制毛细血管和纤维母细胞的增生，延缓肉芽组织生成，防止黏连及瘢痕形成，减轻后遗症。但必须注意，炎症反应是机体的一种防御功能，炎症后期的反应更是组织修复的重要过程。因此，糖皮质激素在抑制炎症、减轻症状的同时，也降低机体的防御功能，可致感染扩散，阻碍创口愈合。

2. 免疫抑制作用　对免疫过程的许多环节均有抑制作用。首先抑制巨噬细胞对抗原的吞噬和处理；其次，对敏感动物由于淋巴细胞的破坏和解体，使血液中淋巴细胞迅速减少。

3. 抗休克　超大剂量的皮质激素类药物已广泛用于各种严重休克，特别是中毒性休克的治疗，对其评价虽尚有争论，但一般认为其作用与下列因素有关：①扩张痉挛收缩的血管和加强心脏收缩；②降低血管对某些缩血管活性物质的敏感性，使微循环血流动力学恢复正常，改善休克状态；③稳定溶酶体膜，减少心肌抑制因子（MDF）的形成；④提高机体对细菌内毒素的耐受力。保护动物耐受脑膜炎双球菌、大肠埃希菌等内毒素。

4. 其他作用

（1）血液与造血系统　皮质激素能刺激骨髓造血机能，使红细胞和血红蛋白含量增加，大剂量可使血小板增多并提高纤维蛋白原浓度，缩短凝血时间；促使中性白细胞数增多，但却降低其游走、吞噬、消化及糖酵解等功能，因而减弱对炎症区的浸润与吞噬活动。使血液中淋巴细胞、嗜酸性粒细胞及嗜碱性粒细胞数目减少。

（2）中枢神经系统　能提高中枢神经系统的兴奋性，出现欣快、激动、失眠等，偶可诱发精神失常，大剂量对儿童能致惊厥。

（3）消化系统　糖皮质激素能使胃酸和胃蛋白酶分泌增多，提高食欲，促进消化，但大剂量应用可诱发或加重溃疡病。

【临床应用】◆ ⋯

1. 替代疗法　用于急/慢性肾上腺皮质功能减退症（包括肾上腺危象）、脑垂体前叶功能减退及肾上腺次全切除术后作替代疗法。

2. 严重感染或炎症后遗症

（1）严重急性感染　对中毒性菌痢、暴发型流行性脑膜炎、中毒性肺炎、重症伤寒、急性粟粒性肺结核、猩红热及败血症等，在应用有效的抗菌药物治疗感染的同时，可用皮质激素作辅助治疗，但对其疗效尚有不同看法。病毒性感染一般不用激素，因用后可降低机体的防御能力反而使感染扩散而加剧。但对严重传染性肝炎、流行性腮腺炎、麻疹和乙型脑炎等，也有缓解症状的作用。

（2）防止某些炎症后遗症　对结核性脑膜炎、脑炎、心包炎、风湿性心瓣膜炎、损伤性关节炎、睾丸炎以及烧伤后瘢痕挛缩等，早期应用皮质激素可防止后遗症发生。对虹膜炎、角膜炎、视网膜炎和视神经炎等非特异性眼炎，应用后也可迅速消炎止痛，防止角膜混浊和瘢痕黏连的发生。

3. 自身免疫性疾病及过敏性疾病

（1）自身免疫性疾病　风湿热、风湿性心肌炎、风湿性关节炎及类风湿关节炎、全身性红斑狼疮、结节性动脉周围炎、皮肌炎、自身免疫性贫血和肾病综合征等应用皮质激素后可缓解症状。一般采用综合疗法，不宜单用，以免引起不良反应。异体器官移植手术后所产生的排异反应也可应用皮质激素治疗。

（2）过敏性疾病　荨麻疹、花粉症、血清热、血管神经性水肿、过敏性鼻炎、支气管哮喘和过敏性休克等，应以肾上腺素受体激动药和抗组胺药治疗。病情严重或无效时，也可应用皮质激素辅助治疗，能抑制抗原－抗体反应导致的组织损害和炎症过程。

4.抗休克治疗　感染中毒性休克时，在有效的抗菌药物治疗下，可及早、短时间突击使用大剂量皮质激素，见效后即停药；对过敏性休克，皮质激素为次选药，可与首选药 AD 合用；对心源性休克，须结合病因治疗；对低血容量性休克，在补液补电解质或输血后，效果不佳者，可合用超大剂量的皮质激素。

5.血液病　可用于急性淋巴细胞性白血病、再生障碍性贫血、粒细胞减少症、血小板减少症和过敏性紫癜等的治疗，但停药后易复发。

6.局部应用　对接触性皮炎、湿疹、肛门瘙痒、牛皮癣等都有疗效。宜用氢化可的松、泼尼松龙或氟轻松。对天疱疮及剥脱性皮炎等严重患者仍需全身用药。

【不良反应】◆ …

1.长期大量应用引起的不良反应

(1)类肾上腺皮质功能亢进综合征：因物质代谢和水盐代谢紊乱所致，如满月脸、水牛背、向心性肥胖、皮肤变薄、痤疮、多毛、浮肿、低血钾、高血压、糖尿等。停药后可自行消退，必要时采取对症治疗，如应用降压药、降糖药、氯化钾、低盐、低糖、高蛋白饮食等。

医源性肾上腺皮质功能亢进征

(2)诱发或加重感染：因皮质激素抑制机体防御功能所致。长期应用可诱发感染或使体内潜在病灶扩散，特别是因原有疾病已使抵抗力降低，如肾病综合征者更易产生。还可使原来静止的结核病灶扩散、恶化，故结核病患者必要时应合用抗结核药。

(3)消化系统并发症：使胃酸、胃蛋白酶分泌增加，抑制胃黏液分泌，降低胃肠黏膜的抵抗力，故可诱发或加剧胃、十二指肠溃疡，甚至造成消化道出血或穿孔，对少数患者可诱发胰腺炎或脂肪肝。

(4)心血管系统并发症：长期应用可引起高血压和动脉粥样硬化。

(5)骨质疏松、肌肉萎缩、伤口愈合迟缓：与激素促进蛋白质分解、抑制其合成及增加钙、磷排泄有关。骨质疏松多见于儿童、老人和绝经妇女，严重者可有自发性骨折。因抑制生长素分泌和造成负氮平衡，还可影响生长发育。对孕妇偶可引起畸胎。

(6)其他：可引起精神失常。有精神病或癫痫病史者禁用或慎用。

2.停药反应

(1)长时间用药的患者：长期应用，尤其是连日给药的患者，减量过快或突然停药时，由于皮质激素反馈性抑制脑垂体前叶对 ACTH 的分泌，可引起肾上腺皮质萎缩和机能不全，多数患者可无表现。肾上腺皮质功能恢复的时间与剂量、用药期限和个体差异有关。垂体分泌 ACTH 的功能停用激素后需经 3～5 个月才能恢复，肾上腺皮质对 ACTH 起反应机能的恢复时间需 6～9 个月或更久，因此不可骤然停药。停药后少数患者可遇到严重应激情况，如感染、创伤、手术时可发生肾上腺危象，或恶心、呕吐、乏力、低血压、休克等，须及时抢救。这种皮质功能不全需半年甚至 1～2 年才能恢复。

（2）反跳现象：因患者对激素产生了依赖性或病情尚未完全被控制，突然停药或减量过快而致原病复发或恶化，常需加大剂量再行治疗，待症状缓解后再逐渐减量、停药。

曾患或现患严重精神病和癫痫、活动性消化性溃疡病、新近胃肠吻合术、骨折、创伤修复期、角膜溃疡、肾上腺皮质功能亢进症、严重高血压、糖尿病、孕妇、抗菌药不能控制的感染如水痘、真菌感染等都是皮质激素的禁忌证。当适应证与禁忌证并存时，应全面分析、权衡利弊、慎重决定。一般来说，对病情危重患者的适应证，虽有禁忌证存在，仍不得不用，待危急情况过去后，尽早停药或减量。

【用法及疗程】◆

宜根据患者一般情况及病情、药物的作用和不良反应确定制剂、剂量、用药方法及疗程。

1. 大剂量突击疗法　用于严重中毒性感染及各种休克。氢化可的松首次剂量可静脉滴注 200～300 mg，一日量至少可达 1 g，疗程不超过 3 天。对于休克，有人主张用超大剂量，每次静脉注射 1 g，一日 4～6 次。

2. 一般剂量长期疗法　用于治疗结缔组织病、肾病综合征、顽固性支气管哮喘、中心性视网膜炎、各种恶性淋巴瘤、淋巴细胞性白血病等。开始一般用泼尼松口服 10～20 mg 或相应剂量的其他皮质激素制剂，每日 3 次，产生临床疗效后，逐渐减量至最小维持量，持续数月。

3. 小剂量替代疗法　用于治疗垂体前叶功能减退、阿狄森病及肾上腺皮质次全切除术后。一般维持量，可的松每日 12.5～25 mg，或氢化可的松每日 10～20 mg。

4. 隔日疗法　皮质激素的分泌具有昼夜节律性，每日 8：00～10：00 为分泌高潮（约 450 mmol/L），随后逐渐下降（16：00 约 110 mmol/L），24：00 为低潮，这是由 ACTH 昼夜节律所引起的。临床用药可随这种节律进行，即长期疗法中对某些慢性病采用隔日一次给药法，将一日或两日的总药量在隔日早晨一次给予，此时正值激素正常分泌峰值，对肾上腺皮质功能的抑制较小。实践证明，外源性皮质激素类药物对垂体 - 肾上腺皮质轴的抑制作用，在早晨最小，午夜抑制最大，隔日服药用泼尼松、泼尼松龙等中效制剂较好。

■ 第二节　盐皮质激素

盐皮质激素有醛固酮和去氧皮质酮两类，对维持机体正常水、电解质代谢起重要作用，具有明显的保钠排钾作用，主要用于慢性肾上腺皮质功能减退症。

肾上腺皮质激素的发现

[知识拓展] ◆

　　1927 年，美国威斯顿大学的加罗高夫和斯瓦特发现狗切除了肾上腺外皮层后，不断肌内注射肾上腺外皮层提取物仍可存活。从此，人们开始了从肾上腺分离活性物质的研究。20 世纪 30 年代末，巴勒斯大学的撒迪厄斯·赖希斯坦从牛的肾上腺中分离出了 6 种活性物质。1948 年，美国用合成的方法得到了可的松。20 世纪 50 年代初，施贵宝公司发现了可的松的第一个衍生物氢化可的松。1958 年，地塞米松投入市场。从此，通过分子结构的一系列修饰改造，合成了大量高效的糖皮质激素类药物。

■ 学习检测

单项选择题

1. 糖皮质激素的停药反应是（　　　）。

　　A. 严重精神障碍　　　　　　　　　　B. 消化道溃疡

　　C. 骨质疏松　　　　　　　　　　　　D. 可发生肾上腺危象

　　E. 糖尿病

2. 长期服用糖皮质激素不产生的不良反应有（　　　）。

　　A. 肾上腺皮质萎缩　　　　　　　　　B. 高血钾

　　C. 溃疡或出血穿孔　　　　　　　　　D. 满月脸

　　E. 糖尿

3. 糖皮质激素用于中毒性感染的作用是（　　　）。

　　A. 中和破坏细菌内毒素　　　　　　　B. 对抗细菌内毒素

　　C. 防止发生并发症　　　　　　　　　D. 提高机体免疫功能

　　E. 发挥对机体的保护作用

常用药物制剂与用法

　　醋酸可的松替代（补充）疗法：口服，12.5～37.5 mg／日，分两次；药理治疗：口服，开始 75～300 mg／日，分 3～4 次，维持量 25～50 mg／日；肌内注射 25～125 mg／次，2～3 次／日，用前摇匀。

　　氢化可的松替代（补充）疗法：口服，20～30 mg／日，分两次；药理治疗：口服，开始 60～120 mg／日，分 3～4 次，维持量 20～40 mg／日；静脉滴注，100～200 mg／次或更多，1～2次/日，临用时以0.9%氯化钠注射液或5%葡萄糖注射液500 mL稀释；0.5%～2.5%软膏外用。

氢化可的松琥珀酸钠　肌内或静脉注射，135 mg相当于氢化可的松100 mg。

泼尼松　开始剂量5～15 mg/次，3～4次/日，维持量5～10 mg。

泼尼松龙　口服，开始20～40 mg/日，分3～4次，维持量5 mg/日；静脉滴注，10～20 mg/次，加入5%葡萄糖注射液50～500 mL中。

甲泼尼龙　口服，开始16～40 mg/日，分4次，维持量4～8 mg/日；注射用其琥珀酸钠，53 mg相当于甲泼尼龙40 mg。

氟氢可的松　口服，0.1～0.3 mg/日，用于替代疗法。

地塞米松　口服，开始0.75～1.5 mg/次，3～4次/日，维持量0.5～0.75 mg/日；皮下、肌内或静脉注射，5～10 mg/次，2次/日。

曲安西龙　开始8～40 mg/日，分1～3次，维持量4～8 mg/日；肌内注射，40～80 mg/次，1次/周；关节腔内或皮损部位注射，10～25 mg/次。

倍他米松　口服，开始1.5～2 mg/日，分3～4次，维持量0.5～1 mg/日。

氟轻松　0.01%～0.025%软膏剂、洗剂、霜剂，外用，3～4次/日。

促皮质素　静脉滴注，5～25U/次，溶于0.9%氯化钠注射液内，于8 h内滴入，1次/日；肌内注射，25～50U/次。

美替拉酮　2天对照观察期后，口服，每次750 mg，共6次。

第二十七章
甲状腺激素及抗甲状腺药

学习目标

1. 掌握甲状腺激素的药理作用、临床应用及抗甲状腺药的药理作用、临床应用。

2. 了解甲状腺激素的体内过程。

预习案例

患者于半年前无明显诱因出现心悸气短，活动后明显，伴有乏力，主要为双下肢，剧烈运动后明显，自觉易疲乏，怕热多汗，多食善饥，情绪紧张，焦躁易怒，双手抖动，无畏寒发热、头昏及头痛、胸痛咯血、呼吸困难、腹痛腹胀、夜尿增多、腰痛、肢体麻木。发病后患者曾在当地医院就诊，诊断为"甲亢"。

思考

该患者应给予哪种药物治疗？

甲状腺激素

甲状腺激素由甲状腺滤泡上皮细胞所分泌，是维持机体正常代谢和生长发育所必需的激素。甲状腺功能低下或亢进，会引起各种临床症状，应以甲状腺激素或抗甲状腺药治疗。

第一节　甲状腺激素

甲状腺激素为碘化酪氨酸的衍化物，包括甲状腺素（T_4）和三碘甲状腺原氨酸（T_3）。正常人每日释放 T_4 与 T_3 量分别为 75 µg 及 25 µg。

【体内过程】

口服易吸收，T_3 及 T_4 的生物利用度分别为 50%～75% 及 90%～95%，与血浆蛋白结合率均至少达 99%。但 T_3 与蛋白质的亲和力低于 T_4，其游离量可为 T_4 的 10 倍，T_3 作用快而强，维持时间短，而 T_4 作用慢而弱、维持时间长。$t_{1/2}$ 较长，T_4 为 5 天，T_3 为 2 天，主要在肝、肾线粒体内脱碘，并与葡萄糖醛酸或硫酸结合而经肾脏排泄。甲状腺激素可通过胎盘进入乳汁，妊娠和哺乳期应注意。

【药理作用】

1. 维持生长发育　甲状腺激素为人体正常生长发育所必需，其分泌不足或过量都可引起疾病。甲状腺功能不足时，躯体与智力发育均受影响，可致呆小病（克汀病），成人甲状腺功能不全时，可引起黏液性水肿。

2. 促进代谢　甲状腺激素能促进物质氧化，增加氧耗，提高基础代谢率，使产热增多，而又不能很好利用，故甲状腺功能亢进时有怕热、多汗等症状。

3. 神经系统及心血管效应　呆小病患者的中枢神经系统的发育发生障碍。因甲状腺激素可增强心脏对儿茶酚胺的敏感性，故甲状腺功能亢进时出现神经过敏、急躁、震颤、心率加快、心排血量增加等现象。

【临床应用】

甲状腺激素主要用于甲状腺功能低下的替代补充疗法。

1. 呆小病　功能减退始于胎儿或新生儿，若尽早诊治，则发育仍可正常。若治疗过晚，则智力仍然低下，应终生治疗。

2. 黏液性水肿　一般服用甲状腺片，从小量开始，逐渐增大至足量。剂量不宜过大，以免增加心脏负担而加重心脏疾患。垂体功能低下的患者因易发生急性肾上腺皮质功能不全，宜先用皮质激素再给予甲状腺激素。黏液性水肿昏迷者必须立即静脉注射大量 L-T_4（左旋甲状腺素），以后每日给予 50 µg，待患者苏醒后改为口服。

3. 单纯性甲状腺肿　其治疗取决于病因。由于缺碘所致者应补碘；临床上无明显原因可给予适量甲状腺激素，以补充内源性激素的不足，并可抑制甲状腺激素过多分泌，以缓解甲状腺组织代偿性增生。

【不良反应】

过量可引起甲状腺功能亢进的表现；在老人和心脏病患者中，可发生心绞痛和心肌梗死，宜用 β 受体阻断药对抗，并应停用甲状腺激素。

第二节　抗甲状腺药

一、硫脲类

硫脲类可分为二类：①硫氧嘧啶类，包括甲硫氧嘧啶，丙硫氧嘧啶；②咪唑类，包括甲巯咪唑（他巴唑），卡比马唑（甲亢平）。

【体内过程】◆ ⋯

硫氧嘧啶类药物口服后吸收迅速，生物利用度约为80%。血浆蛋白结合率约为75%，在体内分布较广，易进入乳汁和通过胎盘。主要在肝内代谢，$t_{1/2}$ 为2 h。

甲状腺激素的生物过程及抗甲状腺药的作用环节

甲巯咪唑的血浆 $t_{1/2}$ 约为4.7 h，但在甲状腺组织中药物浓度可维持16～24 h，其疗效与甲状腺内药物浓度有关，而后者的高低又与每日给药量呈正相关。每日给药一次（30 mg）与每日给药3次（每次10 mg）一样，都可发挥较好的疗效。

卡比马唑为甲巯咪唑的衍化物，在体内转化成甲巯咪唑而发挥作用。

【药理作用】◆ ⋯

硫脲类的基本作用是抑制甲状腺过氧化物酶所中介的酪氨酸的碘化及偶联，而药物本身则作为过氧化物酶的底物而被碘化，使氧化碘不能结合到甲状腺球蛋白上，从而抑制甲状腺激素的生物合成。硫脲类药物对已合成的甲状腺激素无效，须待已合成的激素被消耗后才能完全生效。一般用药2～3周甲亢症状开始减轻，1～3个月基础代谢率才恢复正常。本类药物长期应用后，可使血清甲状腺激素水平显著下降，反馈性增加促甲状腺激素（thyrotropin, thyroid stimulating hormone, TSH）分泌而引起腺体代偿性增生，腺体增大、充血，重者可产生压迫症状。

丙硫氧嘧啶还能抑制外周组织的 T_4 转化为 T_3，能迅速控制血清中生物活性较强的 T_3 水平，故在重症甲亢、甲亢危象时该药可列为首选。此外，硫脲类药物尚有免疫抑制作用，能轻度抑制免疫球蛋白的生成，使血循环中甲状腺刺激性免疫球蛋白（TSI）下降。因此对甲亢患者除能控制高代谢症状外，对病因也有一定的治疗作用，认为甲亢的发病与自体免疫机制异常有关。

【临床应用】◆ ⋯

主要用于甲状腺功能亢进。

1. 内科药物治疗　适用于轻症和不宜手术或 ^{131}I 治疗者，如儿童、青少年及术后复发而不适于 ^{131}I 治疗者。开始治疗给予大剂量，对甲状腺激素合成产生最大抑制作用。经治疗后1～3个月症状明显减轻，当基础代谢率接近正常时，药量即可递减，直至维持量，疗程1～2年。

2. 手术前准备　减少甲状腺次全切除手术患者在麻醉和手术后的并发症，防止术后发生甲状腺危象，可在手术前应先服用硫脲类药物，使甲状腺功能恢复或接近正常，然后于术前2周加服碘剂，以利手术进行及减少出血。

3.甲状腺危象的治疗 甲状腺危象的患者可因高热、虚脱、心力衰竭、肺水肿、电解质紊乱而死亡。此时除应用大剂量碘剂和采取其他综合措施外，大剂量硫脲类可作为辅助治疗，以阻断甲状腺激素的合成。

【不良反应】

常见的不良反应有瘙痒、药疹等过敏反应，多数情况下不停药也可消失；严重不良反应有粒细胞缺乏症。一般发生在治疗后的 2～3 个月，故应定期检查血象。若用药后出现咽痛或发热，立即停药则可恢复。特别要注意与甲亢本身所引起的白细胞总数偏低相区别。

二、碘及碘化物

碘及碘化物是治疗甲状腺病最古老的药物，不同剂量的碘化物对甲状腺功能可产生不同的作用。小剂量的碘用于治疗单纯性甲状腺肿，在食盐中按 $1/10^5$～$1/10^4$ 的比例加入碘化钾或碘化钠可有效地防止发病。

【药理作用】

1.小剂量碘剂促进甲状腺激素合成 碘是甲状腺激素合成的原料。当碘摄入量不足时，甲状腺激素合成减少，反馈性地使 TSH 分泌增多，刺激甲状腺组织增生性肥大，称为单纯性甲状腺肿。

2.大剂量碘剂产生抗甲状腺作用 大剂量的碘通过抑制甲状腺球蛋白水解酶，使甲状腺激素不能和甲状腺球蛋白解离；还可通过抑制过氧化物酶，影响酪氨酸碘化和碘化酪氨酸的缩合，使 T_4、T_3 合成减少；此外，大剂量的碘剂能抑制垂体分泌 TSH，使甲状腺缩小。

【临床用途】

1.单纯性甲状腺肿 在单纯性甲状腺肿流行地区，在食盐中按 $1/10^5$～$1/10^4$ 的比例加入碘化钾或碘化钠可防止发病。

2.甲亢手术前准备 在硫脲类药物控制症状的基础上，于术前 2 周加用大剂量的碘，以纠正硫脲类引起的腺体增生、充血，有利于手术进行并减少出血。

3.甲状腺危象 大剂量的碘剂可阻止甲状腺激素的释放，须配合服用硫脲类药物。

【不良反应】

1.变态反应 表现为皮疹、药热、皮炎、血管神经性水肿，严重者可因上呼吸道黏膜水肿及喉头水肿而窒息。停药后即可消退，必要时给予抗过敏治疗。

2.慢性碘中毒 长期应用可出现咽喉烧灼感、流涎、鼻炎和结膜刺激症状等，停药后可消退。

3.诱发甲状腺功能紊乱 久用可诱发甲亢。碘能进入乳汁，并能通过胎盘，引起新生儿甲状腺肿，严重者可压迫气管而致命，故孕妇与哺乳妇女慎用。

三、放射性碘

临床应用的放射性碘是 ^{131}I，其 $t_{1/2}$ 为 8 天。

【药理作用】

利用甲状腺高度摄碘能力，^{131}I 可被甲状腺摄取，并可产生 β 射线（占 99%），在组织内的射程仅约 2 mm，因此其辐射作用只限于甲状腺内，破坏甲状腺实质，而很少波及周围组织。^{131}I 还产生 γ 射线（占 1%），可在体外测得，可用作甲状腺摄碘功能的测定。

【临床应用】◆ ⋯

1. 甲状腺功能亢进的治疗 ^{131}I 能使腺泡上皮破坏、萎缩、减少分泌，同时可降低腺泡内淋巴细胞从而减少抗体产生。一般用药后 1 个月见效，用药后 3～4 个月甲状腺功能恢复正常。

2. 甲状腺功能检查 小剂量 ^{131}I 可用于检查甲状腺功能。甲状腺功能亢进时，摄碘率高，摄碘高峰时间前移；反之，摄碘率低，摄碘高峰时间后延。

【不良反应】◆ ⋯

过量易致甲状腺功能低下，故应严格掌握剂量和密切观察有无不良反应。一旦发生甲状腺功能低下，可补充甲状腺激素来对抗。

【知识拓展】◆ ⋯

吃碘盐致甲状腺癌高发证据不足

专家分析，近年来国内外报道甲状腺疾病呈上升趋势有两方面的原因：一是甲状腺疾病发生与饮食、生活方式、精神压力等多种因素改变有关；二是高分辨率 B 超和高灵敏激素。

其测定方法在临床上广泛应用，大幅提高了甲状腺疾病的早期检出率。

联合国儿童基金会卫生和营养处谢若博介绍，在过去的三四十年里，绝大多数国家甲状腺癌发病率增加，主要原因是因检测微小乳头状癌（预后良好的一种癌症）为代表的检测能力的提高所致。从全球范围来看，人口碘摄入水平增加、不变或下降的国家均出现了乳头状甲状腺癌发病率上升的情况。由于甲状腺癌的高发存在多种因素，目前没有来自动物或者人体实验的证据证明食盐加碘会诱发甲状腺癌。

谢若博指出，科学补碘并不会引起碘过量。由国家食品营养评估专家委员会开展的《中国食盐加碘和居民碘营养状况的风险评估》显示，沿海地区居民的碘营养状况总体处于适宜和安全水平，食盐加碘并未造成沿海地区居民碘摄入过量。在传统缺碘地区，即水碘含量小于 150 mL/L 的地区，居民碘营养状况也处于总体适宜和安全水平。

另外，膳食结构变化可能会造成育龄妇女的碘缺乏。随着人群盐摄入量减少，碘摄入量会相应减少。相关监测数据显示，中国城市地区的育龄妇女每日盐摄入量中位数已经下降到 6.3 g/日，在低水碘地区，如果育龄妇女每日盐的摄入量降低到世界卫生组织推荐的 5 g/日，盐中碘的浓度按照 25 mg/kg 计算，大概会有 50% 的育龄妇女有缺碘的风险，应重点关注育龄妇女碘摄入。

学习检测

单项选择题

1. 甲状腺素的合成需要（　　　　）。

    A. 碳酸酐酶　　　　　　　　　　　B. 过氧化物酶

    C. 环氧化酶　　　　　　　　　　　D. 蛋白水解酶

    E. 单胺氧化酶

2. 硫脲类抗甲状腺药的主要药理作用是（　　　　）。

    A. 影响碘的摄取　　　　　　　　　B. 抑制甲状腺素的释放

    C. 干扰甲状腺素的作用　　　　　　D. 抑制甲状腺素的生物合成

    E. 干扰甲状腺素的分泌

3. 幼儿甲状腺素不足易患（　　　　）。

    A. 侏儒症　　　　　　　　　　　　B. 呆小病

    C. 黏液性水肿　　　　　　　　　　D. 单纯性甲状腺肿

    E. 肢端肥大症

4. 下列关于硫脲类抗甲状腺药的不良反应的描述，错误的是（　　　　）。

    A. 粒细胞缺乏　　　　　　　　　　B. 药疹、瘙痒

    C. 中毒性肝炎　　　　　　　　　　D. 咽痛、发热

    E. 肾功能减退

常用药物制剂与用法

甲状腺　是家畜甲状腺的干燥微黄色粉末，不溶于水，片剂含碘量为 0.17%～0.23%，治疗黏液性水肿，开始剂量不超过 15～30 mg／日，渐增至 90～180 mg／日，分 3 次服。基础代谢恢复到正常（成人在 –5% 左右，儿童应在 +5% 左右）后，改用维持量（成人一般为 60～120 mg／日）。单纯性甲状腺肿，开始每日 60 mg，渐增至 120～180 mg／日，疗程一般为 3～6 个月。

三碘甲状腺原氨酸钠（甲碘安）　成人开始 10～20 μg／日，以后渐增至 80～100 μg／日，分 2～3 次服；儿童体重在 7 kg 以下者开始 2.5 μg／日，7 kg 以上者 5 μg／日，以后每隔 1 周增加 5 μg／日，维持量 15～20 μg／日，分 2～3 次服。

甲状腺素钠　本品 0.1 mg 相当于甲状腺片 60 mg，口服 0.1～0.2 mg／日，静脉注射 0.3～0.5 mg／日。

丙硫氧嘧啶　开始剂量 300～600 mg／日，分 3～4 次，维持量 25～100 mg／日，分

1～2 次服。

甲硫氧嘧啶　剂量基本同上。

甲巯咪唑（他巴唑）　开始剂量 20～60 mg／日，分 3 次服，维持量 5～10 mg／日，服药最短不能少于 1 年。

卡比马唑　15～30 mg／日，分 3 次服，服用 4～6 周后如症状改善，改用维持量，2.5～5 mg／日，分 3 次服。

碘化钾　治疗单纯性甲状腺肿开始剂量宜小 10 mg／日，20 天为一疗程，连用 2 个疗程，疗程间隔 30～40 天，1～2 月后，剂量可渐增大至 20～25 mg／日，总疗程为 3～6 个月。

复方碘溶液（卢戈液）　每 1 000 mL 含碘 50 g、碘化钾 100 g，治疗单纯性甲状腺肿：0.1～0.5 mL／次，1 次／日，2 周为一疗程，疗程间隔 30～40 d；用于甲亢术前准备：3～10 滴／次，3 次／日，用水稀释后服用，约服 2 周；用于甲状腺危象：首次服 2～4 mL，以后每 4 h 服 1～2 mL，或静脉滴注，3～5 mL 溶于 10% 葡萄糖注射液 500 mL 中。

第二十八章
胰岛素及口服降血糖药

1. 掌握胰岛素的药理作用、临床应用、不良反应。

2. 熟悉口服降血糖药的分类及降血糖特点。

预习案例

　　患者，男，65 岁，于 20 年前无明显诱因现多饮、多食、多尿，伴有消瘦，每日饮水量明显增多，饭量大增，夜尿频多，平均 10 次／晚，当时无排尿困难及尿路刺激症状，体重由 90 kg 渐降至 70 kg，现约 50 kg，查血糖偏高，诊断糖尿病。曾服消渴丸治疗，未监测血糖，控制情况不详，3 天前留院观察，昨天测空腹血糖 11.51 mmol／L，总蛋白 54.2 mmol／L，白蛋白 30.3 mmol／L，血尿素氮（BUN）15 mmol／L，血肌酐（Cr）259 μmol／L，胆固醇（CHO）7.88 mmol／L，随机血糖至少为 30 mmol／L，改用胰岛素降糖，门诊拟以"2 型糖尿病"收住院。

　　思考

　　糖尿病的临床分型有哪几种？该患者应给予哪种药物治疗？

糖尿病是一组以高血糖为特征的代谢性疾病。高血糖则是由胰岛素分泌缺陷或其生物作用受损，或两者兼有引起。糖尿病时长期存在的高血糖，导致各种组织，特别是眼、肾、心脏、血管、神经的慢性损害、功能障碍。

第一节　胰岛素

胰岛素是由胰岛 B 细胞分泌的一种分子量为 56 kD 的酸性蛋白质，药用胰岛素多从猪、牛胰腺提取，目前通过基因重组技术合成的人胰岛素已成临床治疗的主流。

【体内过程】

胰岛素易被消化酶破坏，口服无效，需注射给药，皮下注射吸收快。血浆蛋白结合率低于 10%，主要经肝、肾灭活。$t_{1/2}$ 为 9～10 min，作用可维持数小时。为延长其作用时间，可制成中效及长效制剂（表 28-1）。

表 28-1　胰岛素制剂分类

分类制剂	给药途径	作用时间（h）			给药时间和次数
		起效	高峰	维持	
短效					
正规胰岛素	皮下、静脉	0.3～0.7	2～4	5～8	餐前 0.5 h，3～4 次/日，急症用
半慢胰岛素锌混悬液	皮下	0.5～1.0	2～8	12～16	餐前 0.5 h，3～4 次/日
中效					
低精蛋白锌胰岛素	皮下	1～2	6～12	18～24	早餐前 1 h，1 次/日或早餐、晚餐前 1 h 各 1 次
慢胰岛素锌混悬液	皮下	1～2	6～12	18～24	同上
长效					
精蛋白锌胰岛素	皮下	4～6	14～20	24～36	早餐前或晚餐前 1 h，1 次/日
特慢胰岛素锌混悬液	皮下	4～6	16～18	20～36	同上

【药理作用】

1. 糖代谢　胰岛素可增加葡萄糖的转运，加速葡萄糖的氧化和酵解，促进糖原的合成和储存，抑制糖原分解和异生而降低血糖。

2. 脂肪代谢　胰岛素能增加脂肪酸的转运，促进脂肪合成并抑制其分解，减少游离脂肪酸和酮体的生成。

3. 蛋白质代谢　胰岛素可增加氨基酸的转运和蛋白质的合成（包括 mRNA 的转录及翻译），同时又抑制蛋白质的分解。

【临床应用】◆ ⋯

胰岛素是治疗胰岛素依赖型糖尿病（IDDM）的唯一药物，对胰岛素缺乏的各型糖尿病均有效。主要用于下列情况：①重症糖尿病（IDDM，1型）；②非胰岛素依赖型糖尿病（NIDDM，2型），经饮食控制或用口服降血糖药未能控制者；③糖尿病发生各种急性或严重并发症者，如酮症酸中毒及非酮症高血糖高渗性昏迷（要建立和维持电解质的平衡）；④合并重度感染、消耗性疾病、高热、妊娠、创伤以及手术的各型糖尿病。

【不良反应】◆ ⋯

1. 过敏反应　多数为使用牛胰岛素所致，它作为异体蛋白进入人体后可产生相应抗体，如 IgE 并引起过敏反应。一般反应轻微而短暂，偶可引起过敏性休克。可用猪胰岛素代替，因其与人胰岛素较为接近。

2. 低血糖症　为胰岛素过量所致，正规胰岛素能迅速降低血糖，出现饥饿感、出汗、心跳加快、焦虑、震颤等症状，严重者引起昏迷、惊厥及休克，甚至脑损伤及死亡。长效胰岛素降血糖作用较慢，不出现上述症状，不良反应而以头痛和精神情绪、运动障碍为主要表现。

为防止低血糖症的严重后果，应教会患者熟知胰岛素的不良反应，以便及早发现和摄食，或饮用糖水等，严重者应立即静脉注射 50% 葡萄糖注射液。必须在糖尿病患者中鉴别低血糖昏迷、酮症酸中毒性昏迷及非酮症性糖尿病昏迷。

3. 胰岛素耐受性　糖尿病患者应用超过常用量的胰岛素后未出现明显的低血糖反应，即发生胰岛素耐受。急性耐受性处理方法是消除诱因，并加大胰岛素用量。慢性耐受性处理方法是换用高纯度胰岛素或人胰岛素，并适当调整剂量。

■ 第二节　口服降血糖药

一、磺酰脲类

磺酰脲类药常用的有甲苯磺丁脲（D860，甲糖宁）、氯磺丙脲、格列本脲（优降糖）、格列吡嗪（吡磺环己脲）、格列齐特（达美康）等。

【体内过程】◆ ⋯

磺酰脲类药物在胃肠道吸收迅速而完全，与血浆蛋白结合率很高。其中多数药物在肝内氧化成羟基化合物，并迅速从尿中排出。

甲苯磺丁脲作用最弱、维持时间最短，而氯磺丙脲 $t_{1/2}$ 最长，且排泄慢，每日只需给药一次。新型磺酰脲类作用较强，可维持 24 h，每日只需给药 1~2 次。

【药理作用】◆ ⋯

胰岛 B 细胞膜含有磺酰脲受体及与之相偶联的 ATP 敏感的钾通道，以及电压依赖性的钙通道。当磺酰脲类药物与其受体相结合后，阻钾外流，致使细胞膜去极化，增强电压依赖性钙通道开放，胞外钙内流。胞内游离钙浓度增加后，触发胞吐作用及胰岛素的释放。长期服用且胰岛素已恢复至给药前水平时，其降血糖作用仍然存在，这可能与抑制胰高血糖素的分泌，提高靶细胞对胰岛素的敏感性有关，也可能与增加靶细胞膜上胰岛素受体的数目和亲和力有关。

【临床应用】◆ …

1. 糖尿病　用于胰岛功能尚存的非胰岛素依赖型糖尿病且单用饮食控制无效者。对胰岛素产生耐受的患者用该类药物后可刺激内源性胰岛素的分泌而减少胰岛素的用量。

2. 尿崩症　氯磺丙脲能促进抗利尿激素的分泌，可治疗尿崩症。

【不良反应】◆ …

常见不良反应为胃肠不适、恶心、腹痛、腹泻。大剂量氯磺丙脲还可引起中枢神经系统症状，如精神错乱、嗜睡、眩晕、共济失调。也可引起粒细胞减少和胆汁郁积性黄疸及肝损害，一般在服药后 1～2 个月发生。因此须定期检查肝功能和血象。较严重的不良反应为持久性的低血糖症，常因药物过量所致，尤以氯磺丙脲为甚，但新型磺酰脲类较少引起低血糖。老人及肝、肾功能不良者较易发生，故老年糖尿病患者不宜用氯磺丙脲。

二、双胍类

国内常用的双胍类药物有二甲双胍（甲福明）、苯乙双胍（苯乙福明）。

二甲双胍作用时间短，在体内不与蛋白结合，不被代谢，从尿中排出。其作用机制可能是降低食物吸收及糖原异生、促进组织摄取葡萄糖等。主要用于轻症糖尿病患者，尤适用于肥胖者及单用饮食控制无效者。不良反应为食欲下降、恶心、腹部不适、腹泻等，危及生命的不良反应为乳酸血症，尤以苯乙福明的发生率高。与苯乙双胍相比，二甲双胍一般不引起乳酸血症，故应用较广。

三、α-葡萄糖苷酶抑制药

α-葡萄糖苷酶抑制药是一类新型口服降血糖药，其中阿卡波糖已用于临床。其降血糖的机制是：在小肠上皮刷状缘与碳水化合物竞争水解糖类物（碳水化合物）的酶，从而减慢水解及产生葡萄糖的速度，并延缓葡萄糖的吸收，使血糖峰值降低。主要不良反应为胃肠道反应。服药期间应增加糖类物的比例，并限制单糖的摄入量，以提高药物的疗效。

[知识拓展] ◆ …

胰岛素抵抗

胰岛素抵抗是大家关注的热点问题之一。早在 20 世纪 60 年代人们便观察到糖耐量受损（IGT）、糖尿病、肥胖、脂代谢紊乱和高血压等常同时出现于同一个体，当时有人称其为繁荣综合征，但在相当长时间内人们并不了解该综合征的各种成分为何先后或同时出现在同一个体或同一家族，因此又称其为 X 综合征。直至 1988 年 Reaven 首先提出胰岛素抵抗综合征后，人们才将上述多种表现与胰岛素抵抗联系在一起，认为他们发病的共同病理基础为胰岛素抵抗。胰岛素抵抗的定义：机体对胰岛素的生理作用的反应性降低或敏感性降低。狭义的胰岛素抵抗是指组织细胞对胰岛素介导的葡萄糖利用的反应性降低。产生胰岛素抵抗的主要部位在肝脏、肌肉和脂肪组织。

学习检测

单项选择题

1. 关于胰岛素体内过程描述错误的是 (   )。

  A. 口服易被消化酶破坏

  B. 主要在肝、肾灭活

  C. 中效及长效制剂应静脉注射

  D. 皮下注射吸收快

  E. 降糖作用可维持数小时

2. 下列属于 α- 葡萄糖苷酶抑制药的是 (   )。

  A. 罗格列酮   B. 阿卡波糖

  C. 瑞格列奈   D. 格列苯脲

  E. 二甲双胍

3. 下列是长效胰岛素制剂的是 (   )。

  A. 珠蛋白锌胰岛素   B. 正规胰岛素

  C. 精蛋白锌胰岛素   D. 低精蛋白锌胰岛素

  E. 普鲁卡因锌胰岛素

常用药物制剂与用法

胰岛素（正规胰岛素） 剂量和给药次数按病情而定，通常 24 h 内排尿糖每 2~4 g 者给胰岛素 1U，中型糖尿病患者每日需给 5~10U，重型者每日用量在 40U 以上。一般饭前 0.5 h 皮下注射，3~4 次／日，必要时可作静脉注射或肌内注射。

低精蛋白锌胰岛素 剂量视病情而定，早饭前（或加晚餐前）30~60 min 给药，皮下注射。

珠蛋白锌胰岛素 剂量视病情而定，早餐前（或加晚饭前）30 min 给药，1~2 次／日，皮下注射。

精蛋白锌胰岛素 剂量视病情而定，早餐前 30~60 min 给药，1 次／日，皮下注射。

甲苯磺丁脲（D860，甲糖宁） 口服，第 1 天服 1 g／次，3 次／日；第 2 天起 0.5 g／次，3 次／日，餐前服、待血糖正常或尿糖少于 5 g／日时，改为维持量，0.5 g／次，2 次／日。

氯磺丙脲（P-607） 治糖尿病：0.1~0.3 g／次，1 次／日，待血糖降到正常时，剂量酌减至 0.1~0.2 g／日，早饭前一次口服；治疗尿崩症：0.125~0.25 g／日。

格列本脲（HB–419）　开始每日早餐后口服 2.5 mg，以后逐渐增量，但每日不得超过 15 mg，待增至每日 10 mg 时，应分早、晚 2 次口服，至出现疗效后，逐渐减量至 2.5～5 mg／日。

　　二甲双胍（DMBG，甲福明，降糖片）　0.25～0.5 g／次，3 次／日，餐后口服，以后根据尿糖（或血糖）情况增减。

第二十九章
性激素类药及避孕药

学习目标

1. 熟悉雌激素、孕激素、雄激素的药理作用、临床用途。

2. 了解常用避孕药的分类。

预习案例

患者，女，42岁，因月经过多于半月前开始服用复方去氧孕烯片（妈富隆），1周前发现左下肢疼痛，行走时加重，因工作繁忙未就诊，之后出现左下肢肿胀，停用复方去氧孕烯片后未见显著改善，遂来医院就诊。

诊断：左下肢深静脉血栓形成。

思考 ....

为什么服用避孕药会引起静脉血栓？

性激素为性腺分泌的甾体类激素，包括雌激素、孕激素和雄激素。目前临床应用的是人工合成品及其衍生物，广泛应用于妇科疾病、抗恶性肿瘤及计划生育。常用的避孕药多属雌激素和孕激素的复方制剂。

排卵、受精、开始
受孕示意图

▌第一节　雌激素类药

卵巢分泌的雌激素主要是雌二醇，是传统的雌激素类药物。

【体内过程】◆ …

雌二醇可经消化道吸收，但易在肝破坏，生物利用度低，故需注射给药。部分从肾脏排出，也有部分从胆道排泄并形成肝肠循环。人工合成的炔雌醇、炔雌醚或己烯雌酚等在肝内破坏较慢，口服效果好，作用较持久。

【药理作用】◆ …

1. 促使未成年女性第二性征和性器官发育成熟　如子宫发育、乳腺腺管增生及脂肪分布变化等。

2. 保持成年女性性征并参与形成月经周期　它使子宫内膜增殖变厚（增殖期变化），并在黄体酮的协同作用下，使子宫内膜进而转变为分泌期状态，提高子宫平滑肌对缩宫素的敏感性。同时使阴道上皮增生，浅表层细胞发生角化。

3. 抗排卵作用　较大剂量时，可作用于下丘脑-垂体系统，抑制促性腺激素释放激素的分泌，发挥抗排卵作用，并能抑制乳汁分泌及对抗雄激素的作用。

4. 轻度水钠潴留作用　能增加骨骼钙盐沉积，加速骨骺闭合；大剂量可使甘油三酯和磷脂升高而胆固醇降低，也使糖耐量降低；有促进凝血作用。

【临床应用】◆ …

1. 绝经期综合征　可抑制垂体促性腺激素的分泌从而减轻各种症状。绝经期和老年性骨质疏松症可用雌激素与雄激素合并治疗。亦可用于老年性阴道炎及女阴干枯症等。

2. 卵巢功能不全和闭经　可促进外生殖器、子宫及第二性征的发育。与孕激素类合用，可产生人工月经周期。

3. 功能性子宫出血　可促进子宫内膜增生，修复出血创面，也可配伍孕激素，以调整月经周期。

4. 乳房胀痛　大剂量可抑制乳汁分泌而退乳止痛。

5. 恶性肿瘤　绝经 5 年以上的乳腺癌可用雌激素制剂治疗，缓解率可达 40% 左右。但对绝经前的患者因可促进肿瘤生长而被禁用。大剂量还可治疗前列腺癌。

6. 痤疮　可治疗雄激素分泌过多所致青春期痤疮。

7. 避孕　多与孕激素合用。

【不良反应】◆ …

（1）常见恶心、食欲不振，早晨较多见。减少剂量也可减轻反应，逐渐增量可减轻反应。

（2）长期大量应用可引起子宫内膜过度增生及子宫出血，故有子宫出血倾向及子宫内膜炎患者慎用。

（3）肿瘤患者（前列腺癌和绝经期后乳腺癌除外）不可用。因在肝灭活并可能引起胆汁郁积性黄疸，故肝功能不良者慎用。

■ 第二节　孕激素类药

孕激素主要由卵巢黄体分泌，妊娠 3～4 个月后，黄体逐渐萎缩而由胎盘分泌，直至分娩。天然孕激素为黄体酮，又称孕酮，临床应用的是人工合成品及其衍生物。孕激素类按化学结构可分为两大类：17 α– 羟孕酮类和 19– 去甲睾酮类。

【体内过程】◆ …

黄体酮口服后被灭活，故采用注射给药。血浆中大部分与蛋白结合，其代谢产物主要从肾脏排出。人工合成品作用较强，对肝脏破坏较慢，可以口服，是避孕药的主要成分。油溶液肌内注射可减慢吸收，延长作用时间。

【药理作用】◆ …

1. 生殖系统

（1）与雌激素协同作用，使月经后期的子宫内膜由增殖期转为分泌期，有利于孕卵的着床和胚胎发育。

（2）抑制子宫的收缩，并降低子宫对缩宫素的敏感性。

（3）一定剂量可抑制黄体分泌激素，从而抑制排卵。

（4）促进乳腺腺泡发育，为哺乳做准备。

2. 代谢　竞争性地拮抗醛固酮，从而促进 Na^+ 和 Cl^- 的排泄并利尿。

3. 升温　轻度升高体温，使月经周期的黄体相对基础体温较高。

【临床应用】◆ …

1. 功能性子宫出血　可使子宫内膜同步转为分泌期，而维持正常的月经。

2. 痛经和子宫内膜异位症　与雌激素制剂合用，抑制排卵并减轻子宫痉挛性收缩而止痛，也可使异位的子宫内膜退化。

3. 先兆流产与习惯性流产　大剂量可用于黄体功能不足所致的先兆流产与习惯性流产，但对习惯性流产，疗效不确实。

4. 子宫内膜腺癌、前列腺肥大或癌症　可使子宫内膜癌细胞分泌耗竭而抗癌。

【不良反应】

少见，偶见头晕、恶心及乳房胀痛等。长期应用应注意诱发阴道真菌感染。

■ 第三节　雄激素类药和同化激素类药

一、雄激素类药

天然雄激素主要是睾丸间质细胞分泌的睾酮（睾丸素），临床常用的为甲睾酮、丙酸睾酮和苯乙酸睾酮。

【体内过程】◆　…

临床多用睾酮的油溶液作肌内注射，其酯化物吸收缓慢，作用强，维持时间长；也可做成片剂植于皮下，吸收缓慢，作用可持续 6 周。

【药理作用】◆　…

1.生殖系统　促进并维持男性性征和生殖器官发育，大剂量抑制女性雌激素的分泌，且有抗雌激素作用。

2.同化作用　可显著促进蛋白质合成，减少氨基酸分解而导致正氮平衡，使肌肉增长，体重增加，降低氮质血症，并引起水、钠、钙、磷潴留。

3.骨髓造血功能　在骨髓功能低下时，大剂量雄激素可促进促红细胞生成素的分泌，增加红细胞的生成。

【临床应用】◆　…

1.睾丸功能不全　替代疗法用于无睾症或类无睾症（睾丸功能不全）。

2.功能性子宫出血　通过其抗雌激素作用使子宫平滑肌及其血管收缩、内膜萎缩而止血。

3.晚期乳腺癌　对晚期乳腺癌或乳腺癌转移者，用雄激素治疗可使病情得以缓解。

4.贫血　可改善骨髓造血功能，用于再生障碍性贫血及其他贫血。

【不良反应】◆　…

（1）长期应用，可使女性患者出现痤疮、多毛、声音变粗、闭经、乳腺退化、性欲改变等男性化现象，男性出现性欲亢进，一旦出现应立即停药。

（2）干扰肝内毛细胆管的排泄功能，引起胆汁郁积性黄疸，出现黄疸或肝功能障碍时应停药。

二、同化激素类药

雄性激素有较强的同化作用，因此女性患者常可出现男性化现象，故临床合成了同化作用较强而雄激素样作用较弱的睾酮的衍生物，即同化激素，如苯丙酸诺龙、司坦唑醇及去氢甲基睾丸素等。主要用于蛋白质同化或吸收不良，以及蛋白质分解亢进或损失过多等情况，如严重烧伤、术后恢复期、老年骨质疏松和肿瘤恶病质等患者，应同时食用高蛋白食物。本类药物还是体育竞赛的一类违禁药。长期应用可引起水钠潴留及女性轻微男性化现象。肾炎、心力衰竭和肝功能不良者慎用，孕妇及前列腺癌患者禁用。

■ 第四节　避孕药

生殖过程是一个复杂的生理过程，阻断其中任何一个环节都可以达到避孕和终止妊娠的目的。避孕药是目前较为便捷、安全、有效的避孕方法，且多为女性用药。

避孕药的特点：① 应用广；② 服药时间长；③ 对于安全度要求较高；④ 疗效应达 99%。

一、主要抑制排卵的避孕药

【药理作用】◆ …

女性避孕药多为此类。由不同类型的雌激素和孕激素类药物组成，主要避孕作用包括抑制排卵，使子宫内膜萎缩，影响子宫和输卵管的正常活动，使宫颈黏液变得更黏稠而精子不易进入子宫腔等。

【临床应用】◆ …

1. 短效口服避孕药　如复方炔诺酮片、复方甲地孕酮片及复方炔诺孕酮片等。

2. 长效口服避孕药　以长效雌激素类药物炔雌醚与孕激素类，如炔诺孕酮或氯地孕酮等，配伍而成的复方片剂。

3. 长效注射避孕药　如复方己酸孕酮注射液。

4. 埋植剂　以己内酮小管装入炔诺孕酮 70 mg，形成棒状物，植入臂内侧或左肩胛部皮下。

5. 多相片剂　为使激素水平近似月经周期水平并减少月经期间出血的发生率，可将避孕药制成多相片剂，如炔诺酮双相片、三相片和炔诺孕酮三相片。

【不良反应】◆ …

较为常见的不良反应包括类早孕反应、子宫不规则出血、哺乳妇女乳汁减少、凝血功能亢进、痤疮、皮肤色素沉着、血压升高等。少数妇女甚至发生闭经，若连续 2 个月闭经，应予停药。

二、抗着床避孕药

抗着床避孕药也称探亲避孕药，通过使子宫内膜发生各种功能和形态变化而不利于孕卵着床。我国多用大剂量炔诺酮、甲地孕酮或新型抗着床药双炔失碳酯，其应用不受月经周期的限制。

三、其他

其他避孕药包括男性避孕药棉酚和外用避孕药孟苯醇醚等，前者可发生不可逆性精子发生障碍，后者避孕失败率较高，故都限制了两者的使用。

【知识拓展】 ◆
┊

口服避孕药的认识误区

误区一：哺乳期妇女不来月经时不用避孕。哺乳期妇女不能服用口服避孕药，但是有些哺乳期妇女闭经期间会无月经排卵，所以，不能盲目依赖安全期避孕，这种情况下建议使用安全套。

误区二：更年期女性不需避孕。对更年期妇女来说，规律性排卵已不存在，但也有一部分女性虽然月经紊乱，但卵巢有时仍能发生排卵并受精。因此，在更年期也不可疏忽大意。绝经半年以上，方可不采取避孕措施。

误区三：所有避孕药需停用避孕药3~6个月再怀孕。停药只是针对长效口服避孕药，目前使用这种避孕药的人很少。对短效口服避孕药来讲，一般停药后的第2个月或第3个月就可以怀孕了。

误区四：长期服用避孕药会影响妇女的生育能力。无任何临床资料表明，长期服用口服避孕药后妇女生育能力会受到抑制。停药后，妇女的生育力即可恢复。生育能力的恢复与口服避孕药服用的时间无关。

误区五：紧急避孕药也可以当作普通避孕药。绝对不能把服用紧急避孕药作为常规避孕手段，它只适合发生无保护性行为之后。需要强调的是，提前服用紧急避孕药是没有效果的。

■ 学习检测

单项选择题

1. 主要抑制排卵的避孕药是（　　　）。

    A. 甲基睾丸素　　　　　　　　　　　B. 雌激素与孕激素复方制剂

    C. 大剂量炔诺酮　　　　　　　　　　D. 己烯雌酚

    E. 前列腺素

2. 抗着床的避孕药是（　　　）。

    A. 复方氯地孕酮　　　B. 大剂量雌激素　　　C. 炔雌醇

    D. 大剂量甲地孕酮　　E. 以上都不是

3. 雌激素禁用于（　　　）。

    A. 有出血倾向的子宫肿瘤　　　　　　B. 绝经5年以上的乳腺癌

    C. 前列腺癌　　　　　　　　　　　　D. 功能性子宫出血

    E. 青春期痤疮

常用药物制剂与用法

苯甲酸雌二醇　肌内注射，每次 1～2 mg，每周 2～3 次。

己烯雌酚　用于人工周期：口服，每日 0.25 mg，连服 20 日，待月经后再服，用法同前，共 3 轮；或先用己烯雌酚每次 1 mg，每晚一次，连用 22 日，服药后第 16 日开始肌内注射黄体酮 10 mg，共 5 日。治疗闭经或绝经期综合征，每日不超过 0.25 mg。

炔雌醇　作用强于己烯雌酚，用量为己烯雌酚的 1/20。

黄体酮　用于先兆流产或习惯性流产，肌内注射，每天 10～20 mg；用于检查闭经原因：每日 10 mg，用 3～5 日，停药后 2～3 日若子宫出血，则为非妊娠闭经。

炔诺酮　口服，每日 1 次，每次 1.25～5 mg。

丙酸睾酮　肌内注射，每日 10～50 mg，每周 1～3 次。

甲睾酮　舌下给药或口服，每日 1～2 次，每次 5～10 mg。

苯丙酸诺龙　肌内注射，每次 25 mg，每周 1～2 次。

美雄酮　口服，每日 2～3 次，每次 5～10 mg。

司坦唑醇　口服，每日 2～3 次，每次 2 mg。

米非司酮　紧急避孕：单次口服 10～25 mg；流产：口服米非司酮片 25～50 mg（每片 25 mg）每日 2 次，连服 2～3 日。

米索前列醇　服米非司酮片 40～48 h 后，单次饭前口服米索前列醇片 0.6 mg（3 片）。

短效口服避孕药　炔雌醇＋炔诺酮（或甲地孕酮、炔诺孕酮），月经第 5 日开始连续 22 日每晚服 1 片，不间断。下月仍在月经来潮第 5 日开始服。漏服后应在 24 h 内补服 1 片。

长效口服避孕药　炔雌醚＋炔诺酮（氯地孕酮、甲氯地孕酮），月经第 5 日服 1 片，隔 20 日再服 1 片，以后每月 1 片。

长效注射避孕药　雌激素＋孕激素：开始每月 2 支，后每月 1 支。（每支含己酸孕酮 250 mg＋戊酸雌二醇 5 mg，或每支含甲地孕酮 25 mg＋雌二醇 3.5 mg）。

埋植剂　70 mg 炔诺孕酮装入内酯小管，在臂内侧或左肩胛部植入皮下。

紧急避孕药物　左炔诺孕酮 0.75 mg，在避孕失败或无保护性同居 72 h 内服一片，12 h 后再服一片。

探亲避孕药　可临时服用，同居后每晚 1 片，超过 14 日，接服短效口服避孕药。

抗早期及中期妊娠药（米司诺酮＋米索前列醇）　口服米司诺酮片 25～50 mg（每片 25 mg）一日 2 次 连服 2～3 日，服米非司酮片 40～48 h 后，单次餐前口服米索前列醇片 0.6 mg（3 片）。

第三十章
抗菌药物概述

学习目标

1. 掌握抗菌药物常用术语及临床应用的原则。

2. 了解抗菌药药理作用机制。

预习案例

患者，男，50岁，因左上腹剧痛、恶心、呕吐伴发热半天来院急诊，诊断为急性胰腺炎。使用头孢曲松抗感染和静脉滴注胰酶抑制药综合治疗未见腹痛缓解。药物敏感试验发现该患者对碳青霉烯类抗生素敏感，改用美罗培南治疗后，控制感染，病愈出院。

思考 ....

如何合理选用抗菌药物？

抗菌药物是一类能抑制或杀灭病原微生物，用于防治感染性疾病的药物，包括抗生素和人工合成的抗菌药。对病原微生物、寄生虫所致疾病及肿瘤的药物治疗称为化学治疗，简称化疗。用于化学治疗的药物称化疗药物，包括抗微生物药、抗寄生虫药和抗肿瘤药。

在化疗药物的作用下，感染性疾病的发生与转归，是病原体、药物和机体之间相互作用的过程（图 30-1）。机体的免疫功能和防御功能是决定疾病转归的主要内在因素，应用抗菌药物时，应注意提高机体的防御功能，尽量减少不良反应，避免病原体耐药性的产生，以充分发挥药物的疗效。

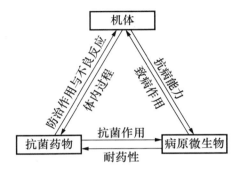

图 30-1　机体、抗菌药物及病原微生物的相互作用关系

■ 第一节　抗菌药物的基本概念

抗生素　它是某些微生物代谢产生的、具有抑制或杀灭其他微生物作用的物质，也包括一些半合成衍生物。

抗菌谱　它是指抗菌药的抗菌作用范围。仅作用于某一菌种或某一菌属的称为窄谱抗菌药，如异烟肼仅对结核分枝杆菌有效；对多种病原微生物有抑制或杀灭作用的称为广谱抗菌药，如四环素类、氯霉素、广谱青霉素等。

抗菌活性　它是指抗菌药物抑制或杀灭病原微生物的能力，临床常用下述指标评价抗菌药物的抗菌活性：最低抑菌浓度（minimum inhibitory concentration，MIC），指在体外试验中抑制培养基内细菌生长的最低浓度；最低杀菌浓度（minimum bactericidal concentration，MBC），指在体外试验中杀灭培养基内细菌的最低浓度。仅能抑制细菌生长繁殖，但对其无杀灭作用的药物称为抑菌药；能杀灭细菌的药物称为杀菌药。化疗指数（CI）是衡量化疗药物临床应用价值和安全性评价的主要参数。

抗菌后效应（postantibiotic effect，PAE）指撤除抗菌药物后，病原体生长仍受到持续抑制的效应。几乎所有的抗菌药物都有后效应，PAE 已成为评价抗菌药物、确定抗菌药物剂量和用药间隔时间的重要参数。

■ 第二节　抗菌药物的作用机制

抗菌药物抑制或杀灭细菌，主要通过不同方式干扰细菌的生理生化代谢过程，进而影响其结构和功能（图30-2）。

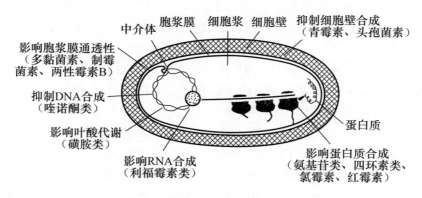

图 30-2　细菌结构与抗菌药作用部位示意图

1. 抑制细菌细胞壁合成　细菌胞体外有一层坚韧的细胞壁，除具有维持细菌形态和物质交换功能外，还可维持菌体内的高渗压，其基础成分为肽聚糖（亦称黏肽）。β-内酰胺类抗生素能抑制转肽酶的活性，阻止肽聚糖的合成，造成细胞壁缺损，菌体内的高渗压使水分不断渗入，加上自溶酶的激活，致使菌体肿胀、破裂、溶解而死亡。

2. 增加胞浆膜的通透性　多黏菌素类能选择性地与病原菌胞浆膜中磷脂结合，多烯类抗生素（两性霉素 B、制霉菌素）能与真菌细胞膜上固醇类物质结合，使胞浆膜通透性增加，菌体内重要营养成分外漏，导致病原菌死亡。

3. 抑制细菌蛋白质合成　细菌的核糖体为 70S，由 30S 和 50S 亚基组成。抗菌药物对细菌核糖体具有高度的选择性，抑制细菌蛋白质的合成，产生抑菌或杀菌作用。其中大环内酯类、氯霉素、林可霉素类作用于 50S 亚基，而四环素类、氨基苷类则作用于 30S 亚基，影响菌体蛋白质合成的多个环节而抗菌。

4. 影响细菌叶酸和核酸代谢　磺胺类、甲氧苄啶（TMP）等分别抑制细菌二氢叶酸合成酶及二氢叶酸还原酶，影响四氢叶酸形成，导致核酸合成障碍而抑制细菌的生长繁殖。

■ 第三节　细菌的耐药性

耐药性又称抗药性，指病原菌与抗菌药多次接触后，病原菌对抗菌药的敏感性降低乃至消失。

一、细菌耐药性产生机制

1. 细菌产生灭活酶 灭活酶有两种：一种为水解酶，如 β- 内酰胺酶，可破坏青霉素和头孢菌素的 β- 内酰胺环；另一种为钝化酶，又称合成酶，如乙酰转移酶、磷酸转移酶，可改变氨基糖苷类的分子结构。病原菌产生的这两种酶，均可以使抗菌药物失去活性。

2. 细菌改变药物作用的原始靶位结构 细菌通过改变药物作用的原始靶蛋白，降低与抗生素的亲和力；或者通过增加靶蛋白的数量，在药物存在的同时仍有足量靶蛋白可以维持微生物的正常形态和功能；合成新的敏感菌所没有的、功能正常的、与抗生素亲和力低的靶蛋白。

3. 细菌胞浆膜通透性发生改变 细菌通过降低胞浆膜通透性，阻止药物进入菌体而呈现耐药性，如铜绿假单胞菌对某些广谱青霉素、头孢菌素的耐药性，革兰阴性（G⁻）杆菌对青霉素 G 的天然耐药性。氨苄西林、头孢菌素对 G⁻ 杆菌有效，是因为可进入微孔蛋白的通道，对敏感菌的微孔蛋白量减少或关闭时可转为耐药。

4. 细菌改变自身代谢途径 通过改变自身代谢途径而改变对营养物质的需要。如对磺胺类耐药的细菌，不再利用对氨苯甲酸及二氢蝶啶合成自身需要的叶酸，而是直接利用叶酸；也可通过增加抗菌药物拮抗物的量而呈现耐药性。

二、避免细菌产生耐药性的措施

由于抗菌药物的广泛应用，各种抗菌药物的耐药率逐年增加。为了减少和避免耐药性的产生应严格控制抗菌药物的使用，合理应用抗菌药物：①可用一种抗菌药物控制的感染不使用多种抗菌药物联合；②窄谱抗菌药可控制的感染不用广谱抗菌药物；③严格掌握抗菌药物预防应用、局部使用的适应证。

■ 第四节　抗菌药临床应用的基本原则

一、严格按照适应证选药

每一种抗菌药物各有不同抗菌谱与适应证，临床诊断、细菌学诊断和体外药敏试验可作为选药的重要参考。此外，还应根据患者全身情况，肝、肾功能，感染部位，药物代谢动力学特点，细菌产生耐药性的可能性，药物不良反应和价格等因素综合考虑。

二、防止抗菌药不合理应用

（1）抗菌药物一般对各种病毒、支原体或衣原体的感染无效，感冒、上呼吸道感染等病毒性疾病，除确诊细菌性或继发性细菌感染外，很少有抗菌药物使用的指征。

（2）除病情严重或怀疑为细菌感染外，发病原因不明患者不宜用抗菌药，否则可致临床症状不典型和病原体不易被检出，以至延误正确诊断与治疗。

（3）除供局部应用的杆菌肽、磺胺米隆、磺胺嘧啶银等外，应尽量避免抗菌药的局部使用，因易发生过敏反应及产生耐药菌株。

（4）抗菌药物应用剂量应适当，疗程时间应足够，剂量过小，既达不到治疗作用，又易产生耐药性；剂量过大，不仅是不必要的浪费，有些反应还会产生严重的不良反应；疗程过短易复发或转为慢性，如氯霉素不足疗程的伤寒治疗常会复发。

三、抗菌药物的预防性应用

预防应用抗菌药应严格掌握适应证，仅限于临床实践证明确实有效的少数情况。

（1）青霉素或氨苄西林可用于风湿性心脏病、先天性心脏病、动脉硬化性心脏病患者进行口腔、尿路、心脏手术（人工瓣膜置换术）之前。

（2）苄星青霉素或普鲁卡因青霉素常用于风湿性心脏病患儿、链球菌所致咽峡炎或风湿热的儿童及成人，以防风湿热发作。

（3）复杂的外伤、战伤、闭塞性脉管炎患者进行截肢手术时，可用青霉素防止气性坏疽的发生。

（4）应用甲硝唑＋庆大霉素或卡那霉素于结肠手术前，预防术后多种需氧与厌氧菌感染。

（5）接触过流行性脑膜炎、结核病、白喉患者而又无免疫力者，可采用相应药物预防接触性感染。

四、抗菌药物的联合应用

联合用药的目的是发挥药物间的协同作用而提高疗效，降低毒性反应和延迟、减少耐药性的发生。但抗菌药物的联合应用，在体外或动物实验中可出现作用的无关、相加、增强和拮抗4种现象。无关作用系联合用药的作用未超过其中作用较强者；相加作用是总的作用为各药作用之和；增强作用系联合用药产生的作用大于各药作用之和；拮抗作用为联合用药的作用因相互发生抵消而减弱。抗菌药物目前依据其作用性质可分为：一类为细菌繁殖期杀菌药，如青霉素类、头孢菌素类抗生素等；二类为细菌静止期杀菌药，如氨基苷类抗生素、多黏菌素类抗生素，它们对繁殖期和静止期细菌均有杀灭作用；三类为快效抑菌药，如四环素类抗生素、氯霉素类抗生素和大环内酯类抗生素等；四类为慢效抑菌药，如磺胺类药物等。一类与二类合用常可获得增强作用，如青霉素与链霉素或庆大霉素合用治疗肠球菌心内膜炎，由于青霉素造成细菌细胞壁的缺损而利于链霉素、庆大霉素等氨基苷类抗生素进入细菌细胞内作用于靶位所致。三类因可快速抑制细菌细胞内的蛋白质合成，使细菌处于静止状态，致使作用于细菌繁殖期的一类杀菌药作用减弱，而出现拮抗作用，如青霉素类抗生素与氯霉素或四环素类抗生素的合用。但四类慢效抑菌药可与一类杀菌药合用，不会影响一类杀菌药的抗菌作用，可能有时还能产生相加作用，如青霉素与磺胺嘧啶合用治疗流行性脑膜炎时可提高疗效。三类与二类合用可获得相加或增强作用。三类与四类合用则产生相加作用。

应该说明的是上述联合用药的可能结果，多来自体外与动物试验在特定条件下的观察，与临床实际不尽相同，因为联合用药所产生的作用，还将因不同菌种和菌株而异，抗菌药的给药剂量及给药的先后顺序均会影响联合用药的作用。须注意，临床多数细菌性感染疾病仅用一种抗菌药物就可控制，联合用药仅适用于少数情况，即使需联合用药，一般二药联合即可，无必要三药、四药联合，且联合用药较单一用药须有更明确的指征。如：①未明病原菌的细菌性严重感染，为扩大抗菌范围，可先联合用药，细菌学诊断一经明确即调整用药。②单一抗菌药物不能控制的严重混合感染，如腹腔脏器穿孔所致的腹膜感染和创伤感染等。③单一抗菌药物不能有效控制的心内膜炎或败血症。④较长期用药细菌有可能产生耐药者，如结核病、慢性骨髓炎等的治疗。⑤两性霉素 B 和氟胞嘧啶联用治疗深部真菌感染时，可使前者用量减少，从而减少毒性反应。⑥为能更好地控制中枢神经系统或骨组织等的感染，可合用易渗入这些组织的抗菌药，如以大剂量氨苄西林、青霉素等治疗细菌性脑膜炎时，可合用易透入脑脊液的磺胺嘧啶、氯霉素等；应用青霉素类、头孢菌素类抗菌药治疗金黄色葡萄球菌所致的慢性骨髓炎时，可加用较易透入骨组织的克林霉素、喹诺酮类抗菌药等。

【知识拓展】◆

抗菌药相关知识

　　感染是由各种病原微生物引起的局部或全身性疾病，发病率高。防治感染性疾病主要依靠抗微生物药，它包括抗菌药、化学合成药物、消毒防腐药等。抗微生物药物迅速发展，对人类战胜病原微生物引起的感染提供了重要武器。正确合理使用抗微生物药物治疗感染性疾病，并减少耐药性的产生至关重要。使用四不原则：不自行购买，不主动要求，不任意服用，不随便停药。

▋学习检测

单项选择题

1. 化学治疗药的概念是（　　　　）。

　　A. 治疗各种疾病的化学药物

　　B. 治疗恶性肿瘤的化学药物

　　C. 防治病原微生物引起感染的化学药物

　　D. 防治细菌感染、寄生虫病和恶性肿瘤的药物

　　E. 治疗结核病的药物

2. 下列有关药物、机体、病原体三者之间关系的叙述，错误的是（　　　　）。

　　A. 药物对机体有防治作用和不良反应　　　　B. 机体对病原体有抵抗能力

　　C. 机体对药物有耐药性　　　　D. 药物对病原体有抑制或杀灭作用

　　E. 病原体的数量多、毒力强，可使机体致病

第三十一章
抗生素

学习目标

1. 掌握青霉素类、头孢菌素、红霉素、链霉素、庆大霉素等抗生素的抗菌谱、药理学特性、临床应用、不良反应及防治。

2. 熟悉四环素、氯霉素的药理作用、临床应用及不良反应。

3. 了解其他 β - 内酰胺类抗生素、林克霉素类及肽类抗生素的药理作用、临床应用及不良反应。

预习案例

患者，男，30 岁，因腹部疖子感染，自带青霉素到社区卫生院，请护士注射，并拒绝做过敏试验，称自己以前用过青霉素，对它不过敏，肯定没有问题。

思考 ··

1. 青霉素用前必做皮试的原因是什么？

2. 过敏反应的预防措施是什么？

抗生素是由微生物（包括细菌、真菌、放线菌属）或动物在生活过程中所产生的具有抗病原体或其他活性的一类代谢产物，能干扰其他细胞发育功能的化学物质。现临床常用的抗生素有微生物培养液中提取物以及用化学方法合成或半合成的化合物。抗生素包括天然抗生素及人工半合成品。

■ 第一节　β-内酰胺类抗生素

β-内酰胺类抗生素是指化学结构中含有β-内酰胺环的一类抗生素，包括青霉素类、头孢菌素类和其他β-内酰胺类。该类抗生素品种多，具有抗菌活性高、毒性低、疗效高、适应证广的特点。

青霉素

一、青霉素类

（一）天然青霉素

青霉素（penicillin G，苄青霉素）

青霉素 G，从青霉菌培养液中提取，临床常用其钠盐或钾盐，其干燥粉末性质稳定。其水溶液易被酸、碱、醇、氧化剂、重金属离子分解破坏，且不耐热，室温中放置 24 h 大部分降解失效，并生成具有抗原性的降解产物，易引起过敏反应，故须临用时配制。

【体内过程】◆ …

青霉素口服易被胃酸和消化酶破坏。肌内注射吸收迅速而完全，30 min～1 h 血药浓度达峰值。广泛分布于细胞外液，不易透过血脑屏障，脑膜炎时脑脊液可达有效浓度。青霉素几乎全部以原形经肾脏排泄，$t_{1/2}$ 为 0.5～1 h，作用可维持 4～6 h。

青霉素钠盐和钾盐为短效制剂，其长效制剂有普鲁卡因青霉素（双效西林）、苄星青霉素（长效西林），前者一次注射 40 万～80 万 U，作用可维持 24 h；后者一次注射 120 万 U，作用可维持 15 天。两者仅用于轻症患者或预防感染。

【抗菌作用】◆ …

青霉素抗菌作用强大，其抗菌谱：①大多数革兰阳性（G^+）球菌，如溶血性链球菌、肺炎链球菌、草绿色链球菌、不产酶的金黄色葡萄球菌和表皮葡萄球菌等；② G^+ 杆菌，如白喉棒状杆菌、炭疽芽孢杆菌、产气荚膜梭菌、破伤风梭菌等；③ G^- 球菌，如脑膜炎奈瑟菌、敏感的淋病奈瑟菌等；④少数 G^- 杆菌，如流感杆菌、百日咳鲍特菌等；⑤螺旋体、放线菌，如梅毒螺旋体、钩端螺旋体、回归热螺旋体、牛放线杆菌等。

抗菌特点：①对 G^+ 菌作用强，对 G^- 菌作用弱；②对繁殖期细菌作用强，对静止期细菌作用弱，属于繁殖期杀菌药；③对真菌、病毒无效，对人和动物的毒性小。

【临床应用】◆ …

青霉素一般肌内注射或静脉滴注，为治疗敏感菌所致感染的首选药。

1. G^+ 球菌感染　如溶血性链球菌引起的咽炎、扁桃体炎、中耳炎、蜂窝组织炎、心内膜炎、丹毒、猩红热、产褥热等；肺炎链球菌引起的大叶性肺炎、支气管肺炎、脓胸等；敏感的金黄色葡萄球菌引起的疖、痈、脓肿、骨髓炎、败血症等。

2. G⁺杆菌感染　如白喉、破伤风、炭疽、气性坏疽等，须合用相应的抗毒素。

3. G⁻球菌感染　如脑膜炎奈瑟菌引起的流行性脑脊髓膜炎，淋病奈瑟菌引起的淋病。

4. 螺旋体感染　如钩端螺旋体病、梅毒、回归热等。

5. 放线菌感染　如放线菌引起的局部肉芽肿样炎症、脓肿、多发性瘘管及肺部感染、脑脓肿等，应大剂量、长疗程用药。

【不良反应】

1. 过敏反应　发生率为1%～10%，以皮肤过敏和血清病样反应较多见，但多不严重，停药或服用 H_1 受体阻断药后可消失。最严重的反应为过敏性休克，发生率为0.4～1.0/10000，病死率约为0.1/10000，主要表现为呼吸、循环衰竭和中枢抑制。防治措施：①详细询问过敏史，对青霉素过敏者禁用；②初次使用、用药间隔24 h以上或换批号者均须做皮试，反应阳性者禁用；③避免局部应用，避免在饥饿时使用；④临用时新鲜配制；⑤使用前备好急救药品（AD、糖皮质激素及抗组胺药等）及急救设备；⑥每次用药后需观察30 min，无反应者方可离去；⑦过敏性休克一旦发生，立即皮下注射或肌内注射AD 0.5～1 mg，严重者应稀释后缓慢静脉注射或静脉滴注，必要时加入糖皮质激素和抗组胺药，同时采用其他急救措施。

2. 赫氏反应　应用青霉素治疗螺旋体感染时，可出现症状加剧现象，表现为全身不适、寒战、发热、咽痛、肌痛、心跳加快等，称为赫氏反应。多于给药后的6～8 h出现，于治疗后12～24 h消失。

3. 其他　肌内注射可引起局部红肿、疼痛、硬结等局部刺激症状，钾盐尤甚；大剂量青霉素钾盐或钠盐静脉滴注，可引起高钾血症或高钠血症，甚至引起心脏抑制；椎管内注射或大剂量静脉滴注，可引起脑膜或神经刺激症状，表现为头痛、肌肉痉挛、抽搐、昏迷等，偶可引起精神失常，称青霉素脑病。

（二）半合成青霉素

天然青霉素具有高效、低毒等优点，但抗菌谱窄、不耐酸、不耐酶而易耐药、易引起过敏反应。半合成青霉素具有耐酸、耐酶、广谱、抗铜绿假单胞菌、抗G⁻杆菌等特点。其抗菌机制、不良反应与青霉素相同，与青霉素有交叉过敏反应，用药前需做皮试。常用的半合成青霉素分4类（表31-1）。

表31-1　半合成青霉素的分类、特点及临床应用

分类	常用药物	特点及临床应用
1. 耐酸青霉素	青霉素 V	①耐酸，口服吸收好 ②不耐酶，对耐药金黄色葡萄球菌无效 ③抗菌谱同青霉素，抗菌活性弱于青霉素 ④主要用于敏感菌引起的轻度感染、恢复期的巩固治疗和防止感染复发的预防用药 ⑤有轻微胃肠道反应

续表 31-1

分类	常用药物	特点及临床应用
2.耐酶青霉素	苯唑西林 氯唑西林 双氯西林 氟氯西林 萘夫西林	①耐酶 ②耐酸，可口服 ③抗菌谱同青霉素，抗菌活性弱于青霉素 ④主要用于耐青霉素的金黄色葡萄球菌感染 ⑤少数患者有胃肠道反应
3.广谱青霉素	氨苄西林 阿莫西林 海他西林 美坦西林 酞氨西林 匹氨西林 巴氨西林	①抗菌谱广，对 G^+ 菌和 G^- 菌均有杀灭作用，但对 G^+ 菌的作用弱于青霉素，对 G^- 杆菌作用强，对厌氧菌有效，对肠球菌效果好，对铜绿假单胞菌无效 ②耐酸，可口服 ③不耐酶 ④用于各种敏感菌所致的全身感染 ⑤有胃肠道反应、皮疹、二重感染等
4.抗铜绿假单胞菌广谱青霉素	羧苄西林 哌拉西林 磺苄西林 呋布西林 替卡西林 阿洛西林 美洛西林	①抗菌谱广，对 G^- 杆菌作用强，尤其对铜绿假单胞菌 ②不耐酸 ③不耐酶 ④用于铜绿假单胞菌、大肠埃希菌、变形杆菌等引起的感染 ⑤有胃肠道反应、皮疹等
5.抗 G^- 杆菌青霉素	美西林 替莫西林 匹美西林	①对 G^- 杆菌作用强，但对铜绿假单胞菌无效，对 G^+ 菌作用弱 ②美西林和匹美西林仅对部分肠道 G^- 杆菌有效，替莫西林对大部分 G^- 杆菌有效 ③为抑菌药 ④主要用于敏感菌引起的尿路、肠道、胆道感染等 ⑤有胃肠道反应和一般过敏反应

二、头孢菌素类

头孢菌素类抗菌作用机制同青霉素，为繁殖期杀菌药，与青霉素有部分交叉耐药。具有抗菌谱广、杀菌力强、对胃酸及 β- 内酰胺酶稳定、过敏反应少等优点。根据抗菌谱、抗菌活性、对 β- 内酰胺酶的稳定性和对肾脏的毒性分为四代（表 31-2）。

表 31-2　常用头孢菌素的分代、特点

分代	常用药物	特点
第一代	头孢氨苄 头孢羟氨苄 头孢唑啉 头孢拉定 头孢匹林	①对 G^+ 菌作用较第二、三代强，对革兰阴性菌作用弱 ②对铜绿假单胞菌无效 ③对金黄色葡萄球菌产生的 β- 内酰胺酶较稳定，对 G^- 菌产生的 β- 内酰胺酶稳定性差 ④有肾毒性，头孢氨苄较重，头孢拉定较轻

分代	常用药物	特点
第二代	头孢克洛 头孢呋辛 头孢孟多 头孢替安	①对 G⁺ 菌和 G⁻ 菌作用均较强 ②对部分厌氧菌有高效,对铜绿假单胞菌无效 ③对 β-内酰胺酶较稳定 ④肾毒性较小
第三代	头孢他啶 头孢曲松 头孢哌酮 头孢噻肟 头孢唑肟	①对 G⁺ 菌作用较第一、二代弱,对 G⁻ 菌作用较强 ②对铜绿假单胞菌、厌氧菌作用较强 ③对 β-内酰胺酶稳定 ④基本无肾毒性
第四代	头孢匹罗 头孢吡肟 头孢利定	①广谱、高效,对 G⁺ 菌和 G⁻ 菌均有强大的抗菌作用 ②对铜绿假单胞菌作用强,对大多数厌氧菌有抗菌活性 ③对 β-内酰胺酶稳定性高 ④基本无肾毒性

【临床应用】◆ ⋯

1. 第一代头孢菌素 主要用于治疗肺炎链球菌、溶血性链球菌、耐青霉素金黄色葡萄球菌及其他敏感菌所致呼吸道、泌尿道、皮肤软组织感染及心内膜炎、败血症等。

2. 第二代头孢菌素 主要用于治疗大肠埃希菌、肺炎链球菌、克雷伯菌、变形杆菌等所致的呼吸道、泌尿道、胆道、皮肤软组织、盆腔感染及败血症、腹膜炎等。

3. 第三代头孢菌素 主要用于治疗重症耐药 G⁻ 杆菌感染或以 G⁻ 杆菌为主要致病菌、兼有厌氧菌和 G⁺ 菌的重症混合感染。可用于危及生命的败血症、脑膜炎及其他部位的严重感染。其中,治疗铜绿假单胞菌感染宜选用头孢他啶,新生儿脑膜炎和肠杆菌科细菌所致的成人脑膜炎宜选用头孢曲松或头孢他啶。头孢曲松、头孢哌酮可作为治疗伤寒的首选药物。

4. 第四代头孢菌素 主要用于治疗对第三代头孢菌素耐药的细菌所致的严重感染。

【不良反应】◆ ⋯

1. 过敏反应 较青霉素发生率低。多为皮疹、药热、荨麻疹等,罕见过敏性休克。约有 5%～10% 对青霉素过敏者也可对头孢菌素类发生过敏。

2. 肾毒性 第一代头孢菌素大剂量应用时可引起蛋白尿、血尿、血中尿素氮升高,甚至肾衰竭。

3. 局部刺激 口服可引起恶心、呕吐、食欲不振、腹泻等胃肠道反应,静脉给药可发生静脉炎。

4. 其他 长期应用第三代和第四代头孢菌素偶见二重感染;头孢孟多、头孢哌酮可引起低凝血酶原血症或血小板减少而致严重出血;大剂量使用头孢菌素可发生头痛、头晕及可逆性中毒性精神病等。

三、其他 β－内酰胺类

(一) 碳青霉烯类

碳青霉烯类具有抗菌谱广、抗菌作用强、毒性低、对 β－内酰胺酶高度稳定，而本身又抑制 β－内酰胺酶活性等特点。

亚胺培南 (亚胺硫霉素)

本品在体内可被肾脱氢肽酶水解而失活，故临床所用制剂为本品与肾脱氢肽酶抑制药西司他丁的复方制剂，称为泰能。因其不耐酸，仅供注射用。主要用于 G^+ 和 G^- 需氧菌和厌氧菌感染，以及耐甲氧西林金黄色葡萄球菌 (MRSA) 所致的各种严重感染，或其他常用抗菌药疗效不佳者。常见不良反应为恶心、呕吐、腹泻、药疹、静脉炎。较大剂量可引起惊厥、意识障碍等，肾功能不全者慎用。

美罗培南、帕尼培南

美罗培南对肾脱氢肽酶稳定，不需要与肾脱氢肽酶抑制剂配伍，可单独使用。中枢神经系统不良反应较轻。帕尼培南与氨基酸衍生物倍他米隆组成复方制剂，供临床注射使用，倍他米隆可抑制帕尼培南在肾皮质的蓄积而减轻肾毒性。

(二) 头霉素类

头孢西丁

抗菌谱和抗菌活性与第二代头孢菌素相似，特点是抗厌氧菌作用强，对 β－内酰胺酶高度稳定。可用于治疗由需氧菌和厌氧菌引起的盆腔、腹腔及妇科的混合感染。常见不良反应有皮疹、静脉炎、嗜酸性粒细胞增多、蛋白尿等。本类药物中还有头孢美唑、头孢替坦、头孢拉宗、头孢米诺。

(三) 氧头孢烯类

拉氧头孢

抗菌谱和抗菌活性与第三代头孢菌素相似，对 β－内酰胺酶极稳定。主要用于治疗敏感菌所致的泌尿道、呼吸道、胆道、妇科感染及脑膜炎、败血症等。不良反应以皮疹最常见，偶见凝血酶原减少或血小板功能障碍导致的出血。本类药物中还有氟氧头孢。

(四) 单环 β－内酰胺类

氨曲南

该药对需氧 G^- 菌，包括铜绿假单胞菌，有强大的抗菌作用，对 G^+ 菌和厌氧菌作用弱。具有耐酶、低毒、体内分布广、与青霉素类和头孢菌素类无交叉过敏等特点。可用于对青霉素过敏者，或作为氨基苷类、第三代头孢菌素的替代品，用于敏感菌引起的感染。不良反应主要为皮疹、血清转氨酶升高、胃肠道不适等。本类药物中还有卡芦莫南。

(五) β－内酰胺酶抑制药

克拉维酸 (棒酸)、舒巴坦 (舒巴克坦，青霉烷砜)、他唑巴坦 (三唑巴坦)

β－内酰胺酶抑制类药物主要针对细菌产生的 β－内酰胺酶发挥作用。其特点是本身没有或只有较弱的抗菌活性，但与其他 β- 内酰胺类抗生素联合应用时，可发挥抑酶增效作用。临床常用其复方制剂。

■ 第二节　大环内酯类、林可霉素类及其他类抗生素

一、大环内酯类抗生素

大环内酯类药物有红霉素、麦迪霉素、乙酰螺旋霉素、吉他霉素、交沙霉素、罗红霉素、克拉霉素、阿奇霉素等，均呈碱性。其中大多数药与红霉素有交叉耐药性。

红霉素

红霉素是由链霉菌培养液中提取的 14 元环大环内酯类抗生素，在中性条件下稳定，在酸性环境中易被破坏，在碱性环境中抗菌活性增强。

【体内过程】◆ …

红霉素口服易被胃酸破坏，临床用其肠溶片或酯化物。分布广，尤以胆汁中浓度高，不易透过血脑屏障。主要在肝脏代谢，经胆汁排泄，少量以原形经肾脏排泄。

【抗菌作用】◆ …

红霉素对青霉素敏感的 G^+ 菌、G^- 球菌抗菌作用强，效力不及青霉素，但对耐药金黄色葡萄球菌有效；对部分 G^- 杆菌，如流感嗜血杆菌、百日咳鲍特菌、布鲁斯菌、军团菌等，具高度敏感；对弯曲杆菌、支原体、衣原体、立克次体、螺旋体、幽门螺杆菌等也有抗菌作用。抗菌机制是通过抑制细菌蛋白质的合成而达到抗菌作用，为快速抑菌药。细菌对红霉素易产生耐药性。

【临床应用】◆ …

红霉素用于治疗耐青霉素的 G^+ 球菌感染、对青霉素过敏的患者感染及其他敏感菌感染。对军团菌肺炎、支原体肺炎、白喉带菌者、沙眼衣原体所致的新生儿结膜炎和婴儿肺炎、弯曲杆菌所致肠炎或败血症等可作为首选药。

【不良反应】◆ …

红霉素常见胃肠道反应；大剂量或长期使用可致胆汁淤积、转氨酶升高、肝肿大、黄疸等，停药后可自行恢复；大剂量或静脉给药可致耳鸣、暂时性耳聋；偶见皮疹、药热等；孕妇、肝功能不全者不宜应用，婴幼儿慎用。

麦迪霉素、乙酰螺旋霉素、吉他霉素、交沙霉素

上述药物抗菌谱与红霉素相似，但抗菌作用较弱。主要作为红霉素的替代品，用于敏感菌引起的呼吸道、皮肤和软组织、胆道等部位的感染。不良反应较红霉素轻。

罗红霉素抗菌谱和抗菌作用与红霉素相近。在胃酸中稳定，体内分布广，作用持久。主要用于敏感菌所致的呼吸道、泌尿道、皮肤和软组织、耳鼻喉等部位感染。主要有胃肠道反应，偶见皮疹、药热、头痛、头晕等。

克拉霉素（甲红霉素）

克拉霉素抗菌谱与红霉素相似，但抗菌活性较强。对酸稳定，口服吸收快而完全，

但生物利用度仅有 55%。分布广，肺和扁桃体组织浓度最高。主要用于呼吸道、泌尿生殖道及皮肤软组织感染。常见胃肠道反应，偶见头痛、皮疹、肝损害等。

阿奇霉素

阿奇霉素抗菌谱较红霉素广，对 G⁻ 菌的作用明显强于红霉素，对红霉素敏感菌的抗菌活性与其相当。耐酸，生物利用度较高；分布广，组织细胞内药物浓度较血药浓度高 10～100 倍；$t_{1/2}$ 长达 35～48 h，每日仅需给药一次。主要用于治疗敏感菌所致的呼吸道、泌尿生殖道及皮肤软组织感染。胃肠道反应较多见，偶见神经系统反应、皮疹、肝损害等。对大环内酯类过敏者禁用，肝功能不全者慎用。

二、林可霉素类抗生素

林可霉素（洁霉素）和克林霉素（氯林可霉素，氯洁霉素）

【体内过程】 ◆ …

克林霉素口服生物利用度为 87%，不受食物影响；林可霉素口服生物利用度为 20%～35%，易受食物影响。二者分布广，骨组织中浓度最高，可透过胎盘屏障，可进入乳汁中，不易透过血脑屏障，但炎症时脑组织可达有效浓度。经肝脏代谢，胆汁排泄，10% 以原形经肾脏排泄。

【抗菌作用】 ◆ …

林可霉素和克林霉素抗菌谱与红霉素相似而较窄。对多数 G⁺ 菌有显著抗菌活性，对部分 G⁻ 球菌、人型支原体和沙眼衣原体也有抑制作用，主要特点是对各类厌氧菌有强大抗菌作用。但对肠球菌、G⁻ 杆菌、耐甲氧西林金黄色葡萄球菌（MRSA）、肺炎支原体不敏感。克林霉素的抗菌活性比林可霉素强 4～8 倍，两药存在完全交叉耐药性，与大环内酯类有部分交叉耐药性。

【临床应用】 ◆ …

林可霉素和克林霉素药物主要用于治疗厌氧菌感染或厌氧菌与需氧菌的混合感染，如腹腔、盆腔及妇科感染等；也用于治疗需氧 G⁺ 球菌引起的呼吸道、骨及软组织、胆道感染及败血症、心内膜炎等；为金黄色葡萄球菌引起的急、慢性骨髓炎抗感染的首选药。

【不良反应】 ◆ …

林可霉素和克林霉素药物主要不良反应为胃肠道反应，克林霉素发生率较林可霉素低。长期用药可引起伪膜性肠炎，是由难辨梭状芽孢杆菌大量繁殖和产生外毒素所致，如出现严重腹泻、水样或血样便，应及时停药，可口服万古霉素或甲硝唑治疗。偶见皮疹、药热、一过性中性粒细胞减少和血小板减少、肝损害等。肝功能不全者慎用。

三、万古霉素类抗生素

万古霉素、去甲万古霉素和替考拉宁。

万古霉素类抗生素对 G⁺ 菌呈现强大杀菌作用，尤其是对 MRSA 和耐甲氧西林表皮葡萄球菌（MRSE）。不易产生耐药性，与其他抗生素之间无交叉耐药性。仅用于严重 G⁺ 菌感染，特别是 MRSA、MRSE 和肠球菌属所致的严重感染及对其他抗生素耐药或对 β–内酰胺类抗生素过敏者；口服用于治疗伪膜性肠炎、消化道感染。

万古霉素和去甲万古霉素毒性较大，替考拉宁较小。主要有耳毒性、肾毒性、偶见过敏反应。快速静脉滴注万古霉素时，出现极度皮肤潮红、红斑、荨麻疹、心动过速、低血压等特征性症状，称为"红人综合征（red man syndrome）"。口服可引起恶心、呕吐、金属异味感、眩晕，静脉滴注偶致疼痛和血栓性静脉炎。

第三节 氨基苷类及多黏菌素类抗生素

一、氨基苷类抗生素

常用的氨基苷类抗生素有：链霉素、卡那霉素、妥布霉素、大观霉素、新霉素、庆大霉素、小诺米星、阿司米星、阿米卡星等。

【体内过程】◆ ⋯

氨基苷类药物口服难吸收，主要采用肌内注射，吸收快，分布于细胞外液，在肾皮质部和内耳淋巴液高浓度聚积，与其肾毒性和耳毒性直接相关；可透过胎盘屏障，不易透过血脑屏障。约 90% 以原形经肾脏排泄，尿中药物浓度高，有利于泌尿道感染的治疗，碱化尿液可增强抗菌疗效。

【抗菌作用】◆ ⋯

抗菌谱：①对各种需氧 G⁻ 杆菌，包括大肠埃希菌、变形杆菌属、克雷伯菌属、肠杆菌属、志贺菌属、枸橼酸杆菌属等，具有强大抗菌活性；②对沙雷菌属、沙门菌属、产碱杆菌属、不动杆菌属、嗜血杆菌属等也有一定抗菌活性；③对淋病奈瑟菌、脑膜炎奈瑟菌等 G⁻ 球菌作用较差；④对 MRSA 和 MRSE 有较好抗菌活性，对各组链球菌作用微弱，对肠球菌和厌氧菌不敏感。此外，铜绿假单胞菌对妥布霉素、庆大霉素、阿米卡星、西索米星、奈替米星、小诺米星敏感，结核分枝杆菌对链霉素、卡那霉素、阿米卡星敏感。

抗菌机制主要是通过抑制细菌蛋白质合成的各个阶段，并能破坏细菌细胞膜的完整性，使通透性增加，导致菌体内重要物质外漏而死亡。属于静止期杀菌药。

【不良反应】◆ ⋯

1.耳毒性 包括前庭神经和耳蜗神经的损害。①前庭神经功能损害出现较早，表现为眩晕、恶心、呕吐、眼球震颤和共济失调；②耳蜗神经功能损害较迟，主要表现为耳鸣、听力减退和耳聋。孕妇用药可影响胎儿。耳毒性发生是由于药物损伤毛细胞所致。防治措施：①用药期间应经常询问患者有无眩晕、耳鸣等先兆症状；②定期做听力检查；③避免与其他有耳毒性的药物合用。

2.肾毒性 可引起肾小管上皮细胞损伤，出现蛋白尿、管型尿、血尿等，严重者可发生无尿、氮质血症和肾衰。注意：①定期检查肾功能，如出现管型尿、蛋白尿、血尿素氮、肌酐升高，尿量每 8 h 少于 240 mL 等现象应立即停药；②有条件的应做血药浓度监测；③避免合用有肾毒性的药物。

3.神经肌肉麻痹 常见于大剂量腹膜内或胸膜内给药或静脉滴注速度过快时，偶见于肌内注射后。可引起骨骼肌收缩无力，表现为肢体瘫痪、呼吸困难，甚至呼吸停止，是由于药物与突触前膜"钙结合部位"结合，阻止 ACh 的释放，使神经肌肉接头传递阻断所致。注意：①不宜大剂量腹膜内或胸膜内给药，静脉滴注速度不宜过快；②避免合用肌松药和全麻药，血钙过低、重症肌无力患者禁用；③抢救时应立即静脉注射新斯的明和钙剂。

4. 过敏反应　皮疹、药热、血管神经性水肿、口周发麻等常见，严重者可发生过敏性休克。链霉素过敏性休克发生率仅次于青霉素，但病死率较高。过敏反应的防治措施除与青霉素相同外，抢救时还应加用钙剂。

常用药物

链霉素

链霉素主要用于：①对土拉菌病和鼠疫有特效，为首选药，与四环素合用为目前治疗鼠疫的最有效手段；②与其他抗结核病药联合应用治疗各型结核病；③与青霉素合用治疗溶血性链球菌、草绿色链球菌、肠球菌等引起的心内膜炎。易引起过敏反应，过敏性休克通常于注射后 10 min 内出现；耳毒性、神经肌肉麻痹较常见，肾毒性少见；大剂量致急性毒性反应，表现口唇、面部及四肢麻木感，可用钙剂对抗。

庆大霉素

庆大霉素主要用于：①治疗各种 G⁻ 杆菌感染，如呼吸道、泌尿道、腹腔、皮肤软组织、伤口感染以及败血症等，尤其对沙雷菌属作用更强；②铜绿假单胞菌感染，可与抗铜绿假单胞菌广谱青霉素或头孢菌素等合用；③与青霉素或其他药联合应用治疗严重的肺炎球菌、肠球菌、葡萄球菌、草绿色链球菌感染；④口服用于肠道感染或肠道手术前准备；⑤局部用于皮肤、黏膜表面及眼、耳、鼻部感染。不良反应主要有肾毒性、耳毒性和神经肌肉麻痹，偶见过敏反应。

阿米卡星（丁胺卡那霉素）

阿米卡星对 G⁻ 杆菌和金黄色葡萄球菌有较强的抗菌活性，但较庆大霉素弱；对一些氨基糖苷类耐药菌感染仍有效。主要用于治疗对其他氨基糖苷类抗生素耐药的细菌感染；也用于治疗结核病及其他一些非典型分枝杆菌感染。不良反应有耳毒性和肾毒性；偶见皮疹、药热等；长期应用可导致二重感染。

妥布霉素

妥布霉素抗菌作用与庆大霉素相似，对铜绿假单胞菌的作用较庆大霉素强 2～4 倍，且对庆大霉素耐药的菌株仍有效，适用于铜绿假单胞菌所致的各种感染。不良反应主要表现耳毒性和肾毒性，但较庆大霉素轻；偶见神经肌肉麻痹和二重感染。

奈替米星

奈替米星抗菌作用与庆大霉素基本相似。对耐其他氨基糖苷类的 G⁻ 杆菌及耐青霉素类的金黄色葡萄球菌仍有效。主要用于敏感菌引起的泌尿道、肠道、呼吸道、皮肤软组织、创口等部位感染。耳毒性和肾毒性小。

二、多黏菌素类抗生素

多黏菌素类包括多黏菌素 B、多黏菌素 E（抗敌素）和多黏菌素 M。

口服不吸收，但盐酸多黏菌素 M 吸收好，穿透力弱。体内代谢慢，肾脏排泄缓慢。属窄谱慢效杀菌药，只对某些 G^- 杆菌包括铜绿假单胞菌有强大抗菌活性。本类药物的表面活性可增加细菌细胞膜通透性，使重要营养物质外漏而导致细菌死亡。对繁殖期和静止期细菌均有杀菌作用。与利福平、磺胺类和 TMP 合用有协同抗菌作用。细菌不易耐药，局部应用于敏感菌引起的眼、耳、皮肤黏膜感染及烧伤后铜绿假单胞菌感染，口服用于肠道术前准备。本类药物毒性较大，主要表现为严重的肾和神经系统损害。

第四节　四环素类及氯霉素

四环素类和氯霉素均为广谱抗生素，对 G^+ 菌和 G^- 菌、立克次体、支原体、衣原体、螺旋体、放线菌有较强抑制作用。四环素类及氯霉素属于速效抑菌药。

一、四环素类

（一）天然四环素类

四环素和土霉素

【体内过程】◆ …

四环素和土霉素口服吸收不完全，食物、抗酸药、H_2 受体阻断药、多价金属离子（如 Ca^{2+}、Mg^{2+}、Fe^{2+}、Al^{3+}）等可减少吸收，酸性药物可促进其吸收。分布广，易沉积于新形成的牙齿和骨骼中，但不易透过血脑屏障。主要以原形经肾脏排泄。

【抗菌作用】◆ …

四环素和土霉素抗菌谱广，对 G^+ 菌和 G^- 菌都有效，对 G^+ 菌的抗菌活性强于 G^- 菌，但对 G^+ 菌的作用不如青霉素类和头孢菌素类，对 G^- 菌的作用不如氨基苷类和氯霉素。对立克次体、支原体、衣原体、螺旋体、放线菌有较强抑制作用，对阿米巴原虫有间接抑制作用，但对铜绿假单胞菌、结核分枝杆菌、伤寒沙门菌、病毒和真菌无效。

【临床应用】◆ …

四环素和土霉素目前主要用于：①为立克次体感染、支原体感染的首选药；②对衣原体感染所致鹦鹉热、螺旋体感染所致回归热等有较好疗效；③对急性阿米巴痢疾和肠道感染，土霉素效果较好，但对肠外阿米巴病无效。

【不良反应】◆ …

1. 局部刺激　口服可引起胃肠道刺激症状；静脉滴注可引起静脉炎。

2. 二重感染　正常人体口腔、鼻咽部、肠道等存在着完整的微生物群，菌群间维持平衡的共生状态。长期大量应用四环素类抗生素，敏感菌被抑制，体内正常菌群间的生态平衡被破坏，致使一些不敏感菌（耐药菌和真菌等）乘机大量繁殖，造成新的感染，称为二重感染或菌群交替症。多见于老年人、幼儿及使用糖皮质激素类药、抗恶性肿瘤药、免疫抑制剂等造成免疫功能低下者。

3. 对骨骼和牙齿生长的影响　四环素类药物与新形成的骨骼、牙齿中所沉积的钙结合，可致牙齿黄染，牙釉质发育不全，还抑制婴幼儿骨骼发育。故孕妇、哺乳期妇女及8岁以下儿童禁用。

4. 其他　可引起肝、肾损伤。肝、肾功能不全者慎用。偶见过敏反应。

(二)半合成四环素类

多西环素（强力霉素）

多西环素抗菌谱、抗菌机制与天然四环素类相同，抗菌活性比四环素强 2~10 倍，具有速效、强效、长效及不易耐药的特点。现已取代天然四环素作为各种适应证的首选药或次选药。特别适合肾外感染伴肾功能不全及胆道感染患者。也可用于治疗呼吸道感染，如老年性慢性支气管炎、肺炎，及泌尿道感染。口服给药常见胃肠道刺激症状，舌炎、口腔炎、肛门炎。静脉注射时，可出现舌麻木及口腔异味感。易致光敏反应。

米诺环素（二甲胺四环素）

米诺环素抗菌活性在四环素类药物中最强，对天然四环素及青霉素类耐药的金黄色葡萄球菌、溶血性链球菌、大肠埃希菌仍敏感。临床主要用于酒糟鼻、痤疮和沙眼衣原体所致的性传播疾病及耐药菌感染。可引起眩晕、恶心、呕吐、共济失调等，首剂服药可迅速出现，停药后 24~48 h 可消失。

二、氯霉素

氯霉素

【体内过程】 ◆ …

氯霉素口服吸收迅速，分布广，易透过血脑屏障，脑脊液中浓度较其他抗生素高，可透过胎盘屏障。90% 在肝代谢失活，10% 的原形药物经肾排泄。

【抗菌作用】 ◆ …

氯霉素抗菌谱广，对 G^+ 菌和 G^- 菌都有抑制作用，对 G^- 菌作用更强，对 G^+ 菌不如青霉素类和四环素类。对伤寒和副伤寒杆菌、流感嗜血杆菌、脑膜炎奈瑟菌、肺炎链球菌作用强。对立克次体、支原体、衣原体、螺旋体等也有抑制作用。但对铜绿假单胞菌、结核分枝杆菌、真菌、病毒及原虫无效。

【临床应用】 ◆ …

由于氯霉素对造血系统的严重不良反应，该药一般不作为首选药物。可用于伤寒和副伤寒、对青霉素类耐药或过敏的细菌性脑膜炎、多药耐药的流感嗜血杆菌感染及立克次体感染等。

【不良反应】 ◆ …

1. 抑制骨髓造血功能　是最严重的毒性反应，包括：①可逆性血细胞减少：较常见，发生率和严重程度与用量和疗程有关；②再生障碍性贫血：与剂量和疗程无关。多在停药数周到数月后发生，一旦发生，常难逆转。总发生率低（1/30 000），但病死率很高，妇女、儿童、肝肾功能不全者的发生率较高。

2. 灰婴综合征　主要发生在早产儿或新生儿大剂量（每日超过 25 mg/kg）应用氯霉素后，表现为腹胀、呕吐、皮肤苍白和发绀、呼吸困难、循环衰竭等，称为灰婴综合征。

3. 其他 长期应用可致二重感染、视神经炎、周围神经炎、中毒性精神病等。口服有胃肠道反应。少数患者有过敏反应。葡萄糖 –6– 磷酸脱氢酶（G–6–PD）缺陷的患者可诱发溶血性贫血。

老年人、妊娠末期及哺乳期妇女、肝肾功能不全者、葡萄糖 –6– 磷酸脱氢酶缺陷者慎用。早产儿、新生儿及精神病患者禁用。

■ 第五节 其他类抗生素

其他类抗生素包括磷霉素、杆菌肽等。

磷霉素

磷霉素抗菌谱广，对金黄色葡萄球菌（包括 MRSA）、大肠埃希菌、沙雷菌属、志贺菌属有较高抗菌活性；对部分厌氧菌、铜绿假单孢菌、某些克雷白杆菌、变形杆菌、链球菌等也有一定抗菌作用，但抗菌活性较 β– 内酰胺类抗生素差。静脉给药用于敏感菌引起的败血症、骨髓炎、肺部感染、脑膜炎等严重感染；口服给药用于呼吸道、泌尿道、肠道、皮肤软组织等部位的轻、中度感染。口服可致轻度胃肠道反应，静脉给药过快可致血栓性静脉炎、心悸等，肌内注射可致局部疼痛、硬结。偶可发生皮疹、转氨酶升高等。

杆菌肽

杆菌肽对 G$^+$ 菌具有强大抗菌作用，对耐 β– 内酰胺类抗生素的细菌也有抗菌作用，对 G$^-$ 球菌、螺旋体、放线菌等也有一定作用，属于慢性杀菌药。细菌对其耐药性产生较慢，与其他抗生素之间无交叉耐药性。本品口服不吸收，注射用有严重的肾毒性。临床仅局部外用或口含，其优点是刺激性小、过敏反应少、不易产生耐药性，其锌盐制剂可增加抗菌作用。

【知识拓展】◆ ……

青霉素的发现

1928 年英国细菌学家弗莱明在研究葡萄球菌过程中一次偶然的短期休假，回来后他意外发现一个没盖好盖子的培养皿上附了一层青霉菌，是从楼上飘落下来的，令他惊讶的是，在青霉菌的旁边，葡萄球菌全部不见了。这个意外发现吸引他继续进行多次试验，证明青霉素可以在数小时内将葡萄球菌全部杀死。据此弗莱明发明了细菌的克星——青霉素。1935 年牛津大学生物化学家切恩和物理学家法洛理在弗莱明研究的基础上完成了对青霉素的分离、提纯和抗菌作用的进一步确认。1941 年青霉素上市，拯救了若干第二次世界大战伤病员和千百万肺炎、脑膜炎、脓肿、败血症患者的生命。青霉素的出现，标志着人类进入抗生素时代。为表彰这一造福人类的贡献，弗莱明、切恩和法洛理于 1945 年共同获得诺贝尔生理学或医学奖。

学习检测

单项选择题

1. 青霉素对下列病原体无效的是（　　　）。
   A. 脑膜炎奈瑟菌　　　　　　　　　B. 螺旋体
   C. 流感嗜血杆菌　　　　　　　　　D. 放线菌
   E. 肺炎球菌

2. β-内酰胺类抗生素的抗菌机制是（　　　）。
   A. 抑制菌体细胞壁合成　　　　　　B. 影响胞浆膜的通透性
   C. 抑制细菌核酸合成　　　　　　　D. 抑制菌体蛋白质合成
   E. 抑制 DNA 回旋酶

3. 青霉素类中对铜绿假单胞菌有作用的是（　　　）。
   A. 青霉素 G　　　　B. 苯唑西林　　　　C. 羧苄西林
   D. 氨苄西林　　　　E. 阿莫西林

4. 青霉素 G 对下列疾病无效的是（　　　）。
   A. 猩红热　　　　　　　　　　　　B. 蜂窝组织炎
   C. 流脑　　　　　　　　　　　　　D. 伤寒
   E. 淋病

5. 下列不属于大环内酯类的药物是（　　　）。
   A. 红霉素　　　　　　　　　　　　B. 罗红霉素
   C. 万古霉素　　　　　　　　　　　D. 阿奇霉素
   E. 乙酰螺旋霉素

6. 下列药物中不须做皮肤过敏试验的是（　　　）。
   A. 氨苄西林　　　　　　　　　　　B. 青霉素 G
   C. 苯唑西林　　　　　　　　　　　D. 红霉素
   E. 头孢曲松

7. 与呋塞米合用时耳毒性增强的抗生素是（　　　）。
   A. 青霉素 G　　　　　　　　　　　B. 螺旋霉素
   C. 林可霉素　　　　　　　　　　　D. 链霉素
   E. 红霉素

8.氯霉素最严重的不良反应是（　　　）。

A.骨髓抑制　　　　　　　　　　B.胃肠道症状

C.肝损害　　　　　　　　　　　D.肾损害

E.灰婴综合征

常用药物制剂与用法

青霉素 G 钾或钠盐　粉针剂：40 万 U、80 万 U、100 万 U，40 万～80 万 U/次，普通感染 2 次/日，肌内注射，小儿 2.5 万～5 万 U/kg/日，分 2～4 次肌内注射。严重感染肌内注射或静脉滴注 4 次/日。青霉素 G 钾盐需计算含钾量（每 60 万 U 青霉素 G 盐含钾离子 39 mg），用量较大或肾功不全时应用青霉素 G 钠盐静脉滴注。

苄星青霉素　粉针剂：30 万 U、60 万 U、120 万 U，成人 1～2 次/月，儿童 1 次/月，60 万～120 万 U/次，肌内注射。

苯唑西林钠　片剂：0.25 g；胶囊剂：0.25 g；粉针剂：0.5 g。成人 0.5～1 g/次，4～6 次/日；儿童 50～100 mg/（kg·d），分 4～6 次，空腹口服。肌内注射剂量同口服。成人 4～6 g/日，儿童 50～100 mg/（kg·d），静脉滴注。

双氯西林钠　片剂：0.25 g；胶囊剂：0.5 g。成人 0.25～0.5 g/次，4 次/日；儿童 30～50 mg/（kg·d），分 4 次服用。

氨苄西林钠　片剂：0.25 g，成人 0.25～1 g/次，4 次/日；儿童 20～80 mg/kg/日，分 4 次服；粉针剂：0.5 g、1 g，成人 0.5～1 g/次，4 次/日，肌内注射，1～2 g/次溶于 100 mL 0.9% 氯化钠注射液中静脉滴注，3～4 次/日。儿童 50～150 mg/（kg·d），分次给予。

阿莫西林钠　胶囊剂：0.3 g，成人 0.3～0.6 g/次，3～4 次/日。儿童 50～100 mg/kg/日，分 3～4 次服。

羧苄西林钠　粉针剂：0.5 g、1 g，成人 1 g/次，4 次/日，肌内注射；用于铜绿假单胞菌感染，成人 10～20 g/日，静脉注射或静脉滴注。儿童 100 mg/（kg·d），分 4 次肌内注射或 100～400 mg/（kg·d），静脉注射。

美西林钠　粉针剂：0.4 g、0.6 g，成人 1.6 g～2.4 g/日，儿童 30～50 mg/（kg·d），分 4 次静脉或肌内注射。

头孢噻吩钠　粉针剂：0.5 g、1 g，0.5～1 g/次，4 次/日，肌内注射；严重感染时 2～4 g/日，分 2～3 次稀释后静脉推注或静脉滴注。

头孢噻啶　粉针剂：0.5 g、1 g，0.5～1 g/次，2～3 次/日，肌内注射，成人每日用量不超过 4 g。儿童 50～75 mg/（kg·d）。

头孢氨苄　胶囊剂：0.125 g、0.25 g，成人 1～4 g/日，儿童 25～50 mg/（kg·d），分 3～4 次服。

头孢唑啉钠　粉针剂：200 mg、500 mg，成人 500 mg/次，2～4 次/日，肌内注射或静脉注射，病情严重或耐药菌株，剂量可增大为 3～5 g／日。儿童 20～40 mg／(kg·d)，分 3～4 次给药。

头孢拉定　胶囊剂：0.25 g、0.5 g，成人 1～2 g／日，儿童 25～50 mg／(kg·d)，分 4 次服；粉针剂：0.25 g、0.5 g、lg，成人 2～4 g／日，分 4 次肌内注射、静脉注射或静脉滴注。儿童 50～100 mg／(kg·d)，分 4 次注射。

头孢羟氨苄　胶囊剂：0.25 g，成人 1g／次，2 次／日。儿童 30～60 mg／(kg·d)，分 2～3 次服。

头孢孟多　粉针剂：0.5 g、1 g、2 g，成人 2～6 g／日，儿童 50～100 mg／(kg·d)，分 3～4 次肌内注射。严重感染时，成人 8～12 g／日，儿童 100～200 mg／(kg·d)，分 2～4 次静脉注射或静脉滴注。

头孢呋辛　粉针剂：0.25 g、0.5 g、0.75 g、1.5 g，成人 0.75 g／次，3 次／日，肌内注射；儿童 30～60 mg／(kg·d)，分 3～4 次肌内注射。严重感染时，4.5～6 g／日，儿童 50～100 mg／(kg·d)，分 2～4 次，静脉注射。

头孢曲松　粉针剂：0.25 g、0.5 g、1 g，1 g／次，1 次／日，溶于 1% 3.5mL 利多卡因注射液中，深部肌内注射；或 0.5～2 g／日溶于 0.9% 氯化钠注射液或 5% 葡萄糖注射液中静脉滴注，30 min 内滴完。

头孢他啶　粉针剂：0.5 g、1 g、2 g，成人 0.5～2 g／次，2～3 次／日；儿童 25～50 mg／(kg·d)，2 次／日，静脉注射或肌内注射。静滴时以 0.9% 氯化钠注射液 500 mL 稀释后 30 min 滴完。肌注一般溶于 1% 利多卡因 0.5 mL，深部注射。

头孢哌酮　粉针剂：0.5 g、1 g、2 g，成人 2～4 g／日，儿童 50～150 mg／(kg·d)，分 2～3 次静脉滴注、静脉注射或肌内注射。严重感染时，6～8 g／日，分 2～3 次肌注或静注。

头孢吡肟　粉针剂；0.5 g、1g、2 g，0.5～2 g／次，2 次／日，静脉注射或肌内注射。

红霉素　肠溶片剂：0.1 g、0.25 g，0.2～0.5 g／次，3～4 次／日；乳糖酸盐注射剂 0.3 g，成人 1～2 g／日，儿童 30～50 mg／kg／日，分 3～4 次，一般用 5% 葡萄糖注射液稀释后静脉滴注；软膏：每支 4 g；眼膏：每支 0.5 g、2.5 g、4.0 g。

麦迪霉素　胶囊剂：0.2 g；糖衣片：0.1 g。0.8～1.2 g／日，分 3～4 次服。

阿奇霉素　口服，成人 500 mg／日，1 次／日，连续 3 日，或第 1 日 500 mg，第 2～5 日 250 mg／日；儿童 10 mg／kg，1 次／日，连用 3 日。

盐酸林可霉素　片剂、胶囊剂：0.25 g、0.5 g，成人 0.5 g／次，3～4 次／日，饭后服；儿童 30～60 mg／(kg·d)，分 3～4 次服。注射剂：0.6 g，成人 0.6 g／次，2～3 次／日，肌内注射或溶于 100～200 mL 输液中缓慢静滴；儿童 15～40 mg／(kg·d)，分 2～3 次肌内注射或静脉滴注。

盐酸克林霉素　片剂或胶囊剂：0.075 g、0.15 g，成人 0.15～0.3 g／次，3～4 次／日；儿童 8～16 mg／(kg·d)，分 3～4 次服。注射剂：0.15 g，0.6～1.8 g／日，分 2～4

次肌内注射或静脉滴注。

万古霉素 散剂、注射剂: 0.5g, 成人 1~2g/日, 分 4 次服, 1~2g/日; 儿童 20~40 mg/ (kg·d), 分 2~4 次稀释后缓慢静脉滴注。

硫酸链霉素 粉针剂: 0.75g、1g、2g, 成人 0.75~1g/日, 儿童 15~30 mg/kg/日, 分 1~2 次肌内注射。

硫酸庆大霉素 注射剂: 4 万 U、8 万 U, 成人 16 万~24 万 U/日, 儿童 3 000U~ 5 000U/kg/日, 分 2~3 次肌内注射。静脉滴注剂量同肌肉注射。忌与青霉素等混合滴注。鞘内注射, 成人 5 000U~10 000U/次。

硫酸阿米卡星 粉针剂: 0.1g、0.2g, 0.2~0.4g/日, 分 1~2 次肌内注射。静脉滴注剂量同肌内注射。疗程一般不超过 14 日。

硫酸西索米星 注射剂: 50 mg, 全身性感染可按 3 mg/(kg·d), 分 3 次肌内注射; 尿路感染可按 2 mg/(kg·d), 分 2 次肌内注射。

硫酸奈替米星 注射剂: 50 mg、100 mg、150 mg, 成人 4~6 mg/(kg·d), 严重感染 7.5 mg/(kg·d), 儿童按 6~7.5 mg/(kg·d), 分 2~3 次肌内注射。

盐酸金霉素 眼膏: 0.5%; 软膏: 0.1%, 外用。

多西环素 片剂或胶囊剂: 0.1g, 首剂 0.2g, 以后 0.1~0.2g/日, 分 1~2 次服。8 岁以上儿童首剂 4 mg/kg, 以后每次 2~4 mg/kg, 1~2 次/日。

米诺环素 片剂: 0.1g, 首剂 0.2g, 以后 0.1g/次, 2 次/日。

氯霉素 片剂或胶囊剂: 0.25g, 0.25~0.5g/次, 3~4 次/日; 注射液: 0.5g/2 mL, 0.5~1g/次, 每 12 h 一次, 静脉滴注; 滴眼液: 20 mg/8 mL, 滴眼; 滴耳液: 0.25g/l0 mL, 滴耳; 眼膏: 1%、3%, 外用。

第三十二章
人工合成的抗菌药

学习目标

1. 掌握氟喹诺酮类药物的抗菌作用、临床应用、不良反应及用药注意事项。

2. 熟悉磺胺类药物和甲氧苄啶的抗菌作用、临床应用和不良反应及防治。

3. 了解呋喃妥因、呋喃唑酮、小檗碱的抗菌作用和临床应用。

预习案例

患者，男，26岁，因腹痛、腹泻4h，急诊收治入院。伴恶心，呕吐，无发热、心悸、胸闷、乏力等，无肝区疼痛。入院时一般状况可，腹部有压痛，心肺无异常，肝、脾不大，肝区无叩痛。入院后腹部B超、X线未见明显异常，血常规和肝肾功能均正常，诊断为急性胃肠炎，予诺氟沙星0.2g，每天3次，口服治疗6天后，症状缓解，腹痛消失，大便恢复正常。

思考

1. 诺氟沙星是什么药？

2. 诺氟沙星为什么可用于急性胃肠炎？

凡对细菌和其他微生物具有抑制和杀灭作用的物质，统称抗菌药。它包括化学合成药，如磺胺类药、呋喃类药、喹诺酮类药，也包括具有抗菌作用的抗生素，还包括具有抗菌作用的中草药等。人类合成的第一种抗菌药是磺胺，1932～1933 年由德国病理学家与细胞学家格哈德·多马克发现。20 世纪 60 年代后合成了萘啶酸等喹诺酮类药物。人工合成抗菌药可治疗大多数细菌、立克次体、支原体等微生物感染导致的疾病。

第一节 喹诺酮类药物

喹诺酮类药物按其临床应用先后顺序及抗菌作用分为四代。第一代已淘汰。第二代以吡哌酸（PPA）为代表，主要用于治疗敏感菌所致的泌尿道和肠道感染。第三代、第四代结构中含氟原子，统称氟喹诺酮类，目前临床广泛使用。第三代常用药物有诺氟沙星、依诺沙星、培氟沙星、环丙沙星、氧氟沙星等，具有抗菌谱广、抗菌活性强、口服吸收好、不良反应少等特点。第四代有莫西沙星、吉米沙星、加替沙星等，抗菌谱进一步扩大，抗菌活性明显提高，对绝大多数致病菌的临床疗效已达到或超过 β- 内酰胺类抗生素。

一、共同特点

【体内过程】 …

喹诺酮类药物大多数药物口服吸收良好，一般不受食物影响，但多价金属离子，如 Ca^{2+}、Mg^{2+}、Fe^{2+}、Zn^{2+} 等，可与其络合而减少其吸收。体内分布广，诺氟沙星、培氟沙星和环丙沙星在脑脊液中可达有效浓度。部分经肝代谢，部分以原形经肾脏排泄，尿中浓度较高。

【抗菌作用】 …

喹诺酮类药物抗菌谱广，抗菌活性强，具有较长的抗菌后效应（PAE）。第三代喹诺酮类对 G^- 菌，如淋病奈瑟菌、大肠埃希菌、志贺菌属、克雷伯菌属、伤寒沙门菌属、变形杆菌等，具有强大杀菌作用；对流感嗜血杆菌、弯曲军、军团菌等也有肯定的抗菌活性；对 G^+ 菌，如金黄色葡萄球菌、肺炎链球菌、溶血性链球菌等，也有良好抗菌作用；某些药物对铜绿假单胞菌、结核分枝杆菌、支原体、衣原体及厌氧菌也有作用。第四代喹诺酮类对 G^+ 菌、结核分枝杆菌、军团菌、支原体、衣原体及厌氧菌的作用更强。

喹诺酮类药物的抗菌机制主要是通过抑制细菌 DNA 回旋酶，干扰细菌 DNA 的复制而杀菌。本类药物之间存在交叉耐药性。

【临床应用】 …

喹诺酮类药物适用于敏感菌引起的泌尿生殖道、呼吸道、肠道及骨、关节、皮肤软组织感染，可替代青霉素和头孢菌素等治疗全身感染；可替代大环内酯类用于支原体肺炎、衣原体肺炎、军团菌病；可作为治疗伤寒的首选药。

【不良反应】 …

1. 胃肠道反应 轻微，多数患者能耐受。

2. 中枢神经系统反应 轻者表现为焦虑、烦躁、头痛、头晕、失眠等，重者可出现精神异常、惊厥等。常在用量过大、有精神病或癫痫病史、与茶碱合用时出现。

3. 过敏反应　可见皮疹、皮肤瘙痒、血管神经性水肿等，少数出现光敏性皮炎。以洛美沙星、氟罗沙星、司氟沙星多见。

4. 软骨损害　对多种幼年动物负重关节的软骨有损伤作用，儿童用药后可出现关节痛和关节肿胀等症状。儿童、孕妇及哺乳期妇女慎用。

5. 其他　少数患者有肌无力、肌肉疼痛、严重的关节疼痛，偶见肝肾功能异常、跟腱炎、心脏毒性、眼毒性等。

二、常用氟喹诺酮类药物

诺氟沙星（氟哌酸）

诺氟沙星是第一个用于临床的氟喹诺酮类药物。对 G⁻ 菌和 G⁺ 菌均有杀灭作用。主要用于敏感菌引起的泌尿生殖道、肠道及胆道感染，也可用于呼吸道、皮肤及软组织、眼部感染。

依诺沙星（氟啶酸）

依诺沙星抗菌谱和抗菌活性与诺氟沙星相似。主要用于敏感菌引起的泌尿生殖道、肠道及呼吸道感染，也可用于皮肤及软组织感染。

环丙沙星（环丙氟哌酸）

环丙沙星抗菌谱广，抗菌作用强。对 β- 内酰胺类或氨基苷类抗生素产生耐药的菌株仍敏感，但对多数厌氧菌不敏感。主要用于对其他抗菌药耐药且 G⁻ 杆菌所致的各种感染。可诱发跟腱炎和跟腱撕裂，老年人和运动员慎用。

氧氟沙星（氟嗪酸）

氧氟沙星抗菌特点及活性与环丙沙星相似，并对结核分枝杆菌、沙眼衣原体、部分厌氧菌有较好的抗菌活性，与其他抗结核药之间无交叉耐药。主要用于敏感菌引起的各种感染；对伤寒、副伤寒包括多重耐药菌株的感染疗效肯定；还可与其他抗结核病药联合用于多重耐药结核分枝杆菌感染。偶见轻度中枢神经系统反应和转氨酶升高；静脉滴注部位有血管刺激反应；可诱发跟腱炎和跟腱撕裂，肾功能减退和老年人应减量。

左氧氟沙星

左氧氟沙星抗菌活性为氧氟沙星的 2 倍，对 MRSA、表皮葡萄球菌、链球菌和肠球菌的抗菌活性强于环丙沙星，对厌氧菌、支原体、衣原体及军团菌也有较强的杀灭作用。主要用于敏感菌引起的各种急慢性感染、难治性感染。抗结核分枝杆菌作用强度是氧氟沙星的 2 倍，与其他抗结核药之间无交叉耐药。不良反应主要是胃肠反应。

洛美沙星

洛美沙星体内抗菌活性高于诺氟沙星、氧氟沙星和左氧氟沙星，但比氟罗沙星弱，对多数厌氧菌的抗菌活性低于氧氟沙星。主要用于敏感菌引起的呼吸道、泌尿道、消化道、皮肤软组织和骨组织感染。其光敏反应在本类药物中最易发生，且发生率随用药时间延长而增高。

氟罗沙星（多氟沙星）

氟罗沙星抗菌具有广谱、高效和长效的特点。对 G⁺ 菌和 G⁻ 菌、厌氧菌、结核分枝杆菌、衣原体、支原体均有强大抗菌作用。体内抗菌活性远高于诺氟沙星、环丙沙星和氧氟沙星。主要用于敏感菌引起的各种感染或二次感染。

司氟沙星（司帕沙星）

司氟沙星对 G⁺ 菌、厌氧菌、结核分枝杆菌、衣原体和支原体的抗菌活性明显优于环丙沙星，对军团菌和 G⁻ 的抗菌活性与环丙沙星相同；对上述菌的抗菌活性优于诺氟沙星和氧氟沙星；对结核分枝杆菌的作用优于氧氟沙星和左氧氟沙星。主要用于敏感菌引起的呼吸道、消化道、泌尿生殖道、耳鼻喉、皮肤软组织感染。

莫西沙星

莫西沙星属第四代喹诺酮类药物。抗菌谱广，抗菌活性高，对大多数 G⁺ 菌和 G⁻ 菌、厌氧菌、结核分枝杆菌、衣原体、支原体均有较强抗菌作用。主要用于敏感菌所致的呼吸道、泌尿生殖道和皮肤软组织感染。不良反应发生率低，几乎没有光敏反应。

■ 第二节　磺胺类药物和甲氧苄啶

一、磺胺类药物

磺胺类药物分为 3 大类：全身感染用药（肠道易吸收类）、肠道感染用药（肠道难吸收类）、局部外用药。

（一）治疗全身感染的磺胺药

磺胺嘧啶（sulfadiazine, SD）

磺胺嘧啶口服易吸收。血浆蛋白结合率为 45%，较易透过血脑屏障，脑脊液中浓度最高可达血药浓度的 80%。临床首选用于预防和治疗流行性脑脊髓膜炎及治疗诺卡菌属所致肺部感染、脑膜炎和脑脓肿。与甲氧苄啶合用可产生协同抗菌作用。

磺胺甲噁唑（新诺明）（sulfamethoxazole, SMZ）

磺胺甲噁唑口服吸收完全，但缓慢，脑脊液中浓度低于 SD。常与甲氧苄啶组成复方制剂——复方磺胺甲噁唑（复方新诺明），用于敏感菌引起的呼吸道、泌尿道及肠道感染等。

（二）治疗肠道感染的磺胺药

柳氮磺吡啶

柳氮磺吡啶口服很少吸收，大部分进入小肠远端和结肠。本身并无抗菌活性，在肠道碱性条件下和局部微生物作用下，分解为磺胺吡啶和 5- 氨基水杨酸盐，前者有微弱的抗菌作用，后者有抗炎和免疫抑制作用。口服或灌肠用于治疗急、慢性溃疡性结肠炎、节段性回肠炎；栓剂用于溃疡性直肠炎。长期应用可引起恶心、呕吐、皮疹、药热和白细胞减少等，服药期间应定期检查血象，可影响精子活力而致不育症。

（三）局部外用磺胺药

磺胺米隆（甲磺灭脓）

磺胺米隆抗菌谱广，对铜绿假单胞菌、金黄色葡萄球菌和破伤风杆菌有效，抗菌活性不受脓液和坏死组织中的对氨基苯甲酸（para-aminobenzoic acid, PABA）的影响。药物可迅速渗入创面和焦痂，并能促进创面上皮组织生长。适用于烧伤和大面积创伤后的创面感染。用药局部可出现疼痛、灼烧感，还可引起过敏反应。大面积创面应用其盐酸盐易引起酸中毒，宜选其醋酸盐。

磺胺嘧啶银（烧伤宁）

磺胺嘧啶银兼有 SD 的抗菌作用和银盐的收敛作用。抗菌谱广，抗铜绿假单胞菌作用明显强于磺胺米隆。适用于烧伤及烫伤的创面感染，并可促进创面干燥、结痂和愈合。

磺胺醋酰

磺胺醋酰对引起眼部感染的细菌和沙眼衣原体有较强的抗菌活性。其钠盐的水溶液（15%～30%）近中性，几乎无刺激性，溶解度高，穿透力强。作为滴眼剂适用于治疗沙眼、结膜炎、角膜炎等眼科感染性疾病。

【体内过程】◆ ···

治疗全身感染的药物体内分布广泛，血浆蛋白结合率为 25%～95%，易通过血脑屏障。磺胺类药物主要在肝脏代谢为无活性的乙酰化物，也可与葡萄糖醛酸结合。主要从肾脏以原形、乙酰化物、葡萄糖醛酸结合物 3 种形式排泄。磺胺类药物及其乙酰化产物在碱性尿液中溶解度高，在酸性尿液中易析出结晶。肠道难吸收药物必须在肠腔内水解，使对位氨基游离后才能发挥抗菌作用。

【抗菌作用】◆ ···

抗菌谱较广，对多种 G^+ 菌和 G^- 菌均有较强的抑制作用，其中最敏感的有溶血性链球菌、肺炎链球菌、脑膜炎奈瑟菌、淋病奈瑟菌、鼠疫耶氏菌和诺卡菌属，其次是大肠埃希菌、志贺菌属、布鲁菌属、变形杆菌属和沙门菌属。对沙眼衣原体、疟原虫、放线菌有效，但对支原体、立克次体和螺旋体无效。

磺胺类药及甲氧苄啶的作用机制

磺胺药的结构与对氨基苯甲酸（PABA）相似，可与之竞争二氢叶酸合成酶，阻止二氢叶酸的合成，从而影响细菌核酸合成而抑制细菌的生长繁殖，产生抗菌作用。对已合成的叶酸无效，作用出现较慢，为慢效抑菌药。

细菌对磺胺药易产生耐药性，尤其在用量不足及单用时。一般为永久的、不可逆的，本类药物间有交叉耐药性。

【不良反应】◆ ···

1. 泌尿系统损害　由于磺胺药及其乙酰化代谢产物在尿中浓度高，溶解度较低，尤其在酸性环境中易析出结晶，故而可损伤肾小管，产生结晶尿、管型尿、血尿、尿痛和尿闭等。

2. 过敏反应　常见皮疹、药热、血管神经性水肿等；偶见多形性红斑、剥脱性皮炎，严重者可致死。一旦发生应立即停药，必要时可使用 H_1 受体阻断药或糖皮质激素治疗。磺胺类药物之间有交叉过敏反应。

3. 造血系统反应　可抑制骨髓造血功能，导致粒细胞、血小板减少，严重者出现再生障碍性贫血。对先天性葡萄糖 –6– 磷酸脱氢酶（G–6–PD）缺乏患者，可致溶血性贫血。

4. 其他　口服可致胃肠反应；少数患者出现头晕、头痛、乏力、精神不振等；新生儿、早产儿可出现黄疸，甚至核黄疸；可能致畸；可致肝损害，甚至急性肝坏死。

磺胺醋酰类药物用药期间避免驾驶、高空作业；新生儿、早产儿、孕妇不宜应用；肝功能受损者避免使用。

二、甲氧苄啶

甲氧苄啶（甲氧苄胺嘧啶）（trimethoprim, TMP）

TMP 又称为抗菌增效剂、磺胺增效剂。

TMP 是二氢叶酸还原酶抑制剂，抗菌谱与 SMZ 相似，属抑菌药，抗菌活性比 SMZ 强数十倍，与磺胺药或某些抗生素合用有增效作用。TMP 口服吸收迅速、完全，分布广泛，脑脊液中药物浓度较高，炎症时接近血药浓度。细菌二氢叶酸还原酶与 TMP 的亲和力高，故对人体毒性小。对某些敏感的患者可引起叶酸缺乏症，导致巨幼红细胞性贫血、白细胞减少及血小板减少等，上述反应一般较轻，停药后可恢复。TMP 单独用药易引起细菌耐药，常与磺胺类合用。

第三节 其他合成抗菌药

一、硝基呋喃类

呋喃妥因（呋喃坦啶）

呋喃妥因抗菌谱较广，对葡萄球菌、肠球菌、大肠埃希菌、淋病奈瑟菌、志贺菌属、伤寒沙门菌等有良好的抗菌作用，但对铜绿假单胞菌无效。血药浓度低而尿药浓度高，主要用于敏感菌所致的泌尿系统感染。常见胃肠反应；剂量过大、用药时间过长或肾功能不全时可致周围神经炎；长期应用也可致肺浸润或肺纤维化；先天性葡萄糖 -6- 磷酸脱氢酶（G-6-PD）缺乏患者，可致溶血性贫血；偶见过敏反应。

呋喃唑酮（痢特灵）

呋喃唑酮抗菌谱与呋喃妥因相似。口服吸收差，肠腔内浓度高。主要用于肠道感染；也可用于阴道滴虫病；还可治疗消化性溃疡，与其抗幽门螺杆菌有关，与铋剂、甲硝唑合用可提高疗效。不良反应与呋喃妥因相似。

呋喃西林

呋喃西林口服难吸收，且毒性大，仅外用。可用于化脓性中耳炎、结膜炎、创面感染、膀胱冲洗等。

二、小檗碱

小檗碱（黄连素）

小檗碱抗菌谱较广，对志贺菌属、伤寒沙门菌、金黄色葡萄球菌及阿米巴原虫均有抑制作用。口服吸收差，用于胃肠炎、菌痢等肠道感染，也用于治疗消化性溃疡。偶见恶心、呕吐、皮疹等。

三、硝基咪唑类

常用药物包括甲硝唑、替硝唑。

【知识拓展】◆

抗菌药使用的几个误区

误区一：抗菌药是消炎药、感冒药，有病就用。

抗菌药不等于消炎药或感冒药，抗菌药仅适用于由细菌引起的炎症，而对其他类型的炎症，如过敏性炎症、变态反应性炎症等无菌性炎症无效。同样，抗菌药也不宜用于治疗病毒性感冒。如果滥用，不但无益，还会引起菌群失调。

误区二：抗菌药越新越好、抗菌范围越广越好、价格越贵越好。

有些人往往迷信新药、贵药，认为抗菌药"越新越好""越贵越好"。其实每种抗菌药都有自己的抗菌谱，使用时必须明确病原体，合理选药，同时考虑患者的个体情况（如肝肾功能、药物的过敏史等），尽量避免或减少不良反应。

误区三：疗程不当，频繁换药，疗程过短或过长。

有些患者对抗菌药期望过高，使用某种抗生素一两天后病情没有明显好转，就要求医生换用其他抗生素，或增加其他抗生素。治疗时间的长短应取决于感染的严重程度、临床反应和细菌的种类。疗程过短，容易增加细菌耐药性的产生，还可能造成二重感染；疗程过长则会增加不良反应及造成浪费，增加经济负担。

■ 学习检测

单项选择题

1. 服用磺胺嘧啶时加服碳酸氢钠的目的是（　　　　）。

　　A. 减少胃肠刺激　　　B. 促进药物吸收　　　C. 增强抗菌效果

　　D. 延缓药物排泄　　　E. 碱化尿液，增加磺胺药及其乙酰化物在尿中溶解度

2. 治疗流行性脑脊髓膜炎首选（　　　　）。

　　A. 磺胺甲噁唑　　　B. 磺胺嘧啶　　　　　C. 磺胺异噁唑

　　D. 甲氧苄啶　　　　E. 磺胺米隆

3. 适用于烧伤和大面积创伤后感染的磺胺类药物是（　　　　）。

　　A. 磺胺米隆　　　　B. 磺胺异噁唑　　　C. 磺胺嘧啶

　　D. 磺胺甲噁唑　　　E. 甲氧苄啶

4. 小儿不宜使用喹诺酮类药物的原因是（   ）。

    A. 影响生长发育   B. 引起软骨组织损害

    C. 肾毒性   D. 耳毒性

    E. 引起中枢神经系统不良反应

常用药物制剂与用法

诺氟沙星　胶囊剂：0.1 g，0.1～0.2 g/次，3～4次/日；注射剂：200 mg / 100 mL；200～400 mg/次，2～3次/日，静脉滴注。

氧氟沙星　片剂：0.1g，0.3 g/次，2次/日；注射剂：400 mg / 100 mL，400 mg/次，2次/日，静脉滴注。

左氧氟沙星　片剂：0.1 g，0.2 g；0.1～0.2 g/次，2次/日。

环丙沙星　片剂：0.25 g、0.5 g、0.75 g；0.25～0.5 g/次，2次/日；注射剂：0.1g、0.2 g，0.1～0.2 g/次，溶于0.9%氯化钠注射液或5%葡萄糖注射液中静脉滴注，静脉滴注时间不少于30 min，2次/日。

氟罗沙星　胶囊剂：0.2 g、0.4 g，0.4 g/次，1次/日。

司氟沙星　胶囊剂：0.1g，0.1～0.3 g/次，1次/日。

莫西沙星　片剂：0.4 g，0.4 g/次，1次/日。

磺胺嘧啶　片剂：0.5 g，1g/次，2次/日，首剂加倍，治疗流脑时，2 g/次，4次/日；小儿0.2～0.3 g / kg/日；注射剂：0.4 g / 2 mL、1g / 5 mL，需用灭菌注射用水或0.9%氯化钠注射液稀释，静脉滴注时浓度约为1%，1～1.5 g/次，3～4.5 g/日。

磺胺甲噁唑　片剂：0.5 g，成人1 g/次，2次/日，首剂加倍。儿童25 mg / kg/次，2次/日。

复方磺胺甲噁唑片（复方新诺明）　每片含TMP 0.08 g，SMZ 0.4 g，2片/次，2次/日。

柳氮磺吡啶　片剂：0.25 g，1～1.5 g/次，3～4次/日，症状好转后减为0.5 g/次，直到症状消失；栓剂：0.5 g，0.5 g/次，1～1.5 g/日，直肠给药。

磺胺米隆　5%～10%溶液：湿敷；5%～10%软膏：涂敷；散剂：撒布。

磺胺嘧啶银　软膏：1%；乳膏：1%。用软膏或乳膏涂敷创面。

磺胺醋酰钠　滴眼剂：15%，1～2滴/次，3～5次/日，滴眼。

呋喃妥因　肠溶片：0.05g、0.1g，成人0.05～0.1 g/次，4次/日；儿童5～10 mg / (kg·d)，分4次服。连续服用不宜超过2周。

呋喃唑酮　片剂：0.1 g，成人0.1 g/次，3～4次/日；儿童5～10 mg / (kg·d)，分4次服，5～7日为一疗程。

第三十三章
抗真菌药及抗病毒药

学习目标

1. 掌握常用抗真菌药物和常用抗病毒药物的药理作用、临床用途和不良反应。

2. 了解各类抗真菌药物的用法。

预习案例

患者，男，12岁，后颅窝占位切除术后25天，高热7天，临床诊断为脑脊液漏、颅内感染、手术切口感染。入院后行切口换药及抗感染治疗，万古霉素发生过敏而停用，先后使用了利福平、头孢曲松等抗感染治疗，但仍然持续高热。

思考 ···

该患者应给予什么药物治疗？首选什么药？

真菌感染可分为表浅真菌感染和深部真菌感染两类，表浅真菌感染是由癣菌侵犯皮肤、毛发、指（趾）甲等体表部位造成的，发病率高，危害性较小。深部真菌感染多由白色念珠菌和新型隐球菌等侵犯内脏器官及深部组织造成，发病率低，但病情严重甚至危及生命。尤其在机体免疫功能明显下降时，以及长期不合理应用广谱抗生素、免疫抑制剂、肾上腺皮质激素和抗肿瘤药物时更易发生。

病毒是病原微生物中最小的一种，核心含有核酸 [核糖核酸（RNA）或脱氧核糖核酸（DNA）] 和复制酶，其外包有蛋白质的外壳和膜，本身无细胞结构，缺乏完整的酶系统，必须依赖寄主的细胞和酶而繁殖（复制）。

▌ 第一节 抗真菌药

抗真菌药能抑制或杀灭真菌，常用药物包括抗生素类、唑类、丙烯胺类和嘧啶类。常用的抗真菌药物如下。

酮康唑

酮康唑属广谱抗真菌药，主要使真菌的细胞膜合成受阻，导致真菌细胞破裂死亡。口服易吸收，体内分布广，不易通过血脑屏障，主要由胆汁排泄。对深部及浅部真菌均有抗菌活性，主要用于浅表和深部真菌感染。本药在酸性环境下易吸收，不易与抗酸药、抗胆碱药及 H_2 受体阻断药同时服用。

酮康唑主要有恶心、呕吐、肝功能异常及肝坏死、干扰人体内分泌，引起男性乳房发育等不良反应。

氟康唑

氟康唑属广谱抗真菌药，氟康唑既可口服，也可注射。体内分布广，可通过血脑屏障，脑脊液中浓度为血浆浓度的 60%，主要以原形经肾脏排泄。通过抑制真菌细胞的合成，导致细胞死亡。主要用于白色酵母菌病和隐球菌病及各种真菌引起的脑膜炎和皮肤癣菌感染，但对曲霉菌属作用弱，抗菌活性比酮康唑强。与本类其他抗真菌药相比毒性较低，常见有恶心、呕吐、腹痛、头痛及肝功能异常等。哺乳期妇女及儿童禁用，孕妇慎用。

伊曲康唑

伊曲康唑口服吸收好，体内分布广泛，脑脊液中浓度较低，组织中分布浓度高于血浆浓度，皮肤与指（趾）甲等处浓度高，可存留数月。用于治疗多种浅部真菌感染，尤其是治疗指（趾）甲真菌病，对深部真菌感染，如孢子菌病、芽生菌病和隐球菌病等疗效好。

克霉唑

克霉唑抗真菌谱广，不良反应多而严重，临床主要供局部外用，治疗皮肤癣症及口腔、阴道真菌病。

两性霉素 B

两性霉素 B 口服、肌内注射均难吸收，采用缓慢静脉滴注。不易通过血脑屏障，但可鞘内注射。此类药物通过与真菌细胞膜磷脂双分子层上的甾醇发生交互作用，导致细胞膜产生水溶性的孔道，使细胞膜的通透性发生改变，最终导致重要的细胞内容物流失而造成菌体死亡。两性霉素 B 也可通过刺激巨噬细胞调整自体免疫功能产生杀菌作用。主要用于治疗真菌性肺炎、心内膜炎、脑膜炎及尿路感染等深部真菌感染性疾病，对浅部真菌无效。

两性霉素 B 不良反应较多，毒性较大。常见寒战、发热、头痛、呕吐、厌食、血压下降、低血钾、贫血及肝、肾功能损害等。静脉滴注过快易引起惊厥和心律失常。给药前预防性服用解热镇痛药和抗组胺药可减少治疗初期寒战、发热症状。用药期间应定期检查血尿常规、血钾、肝肾功能和心电图等以便及时调整用量。

尼可霉素

尼可霉素通过阻断真菌细胞壁所必需的几丁质的合成，引起真菌细胞的膨胀和破裂。由于哺乳动物细胞中不存在几丁质合成酶和几丁质，因此，尼可霉素对真菌的作用是选择性的，对哺乳动物的毒性非常低。尼可霉素对敏感的念珠菌、球孢子菌、皮炎芽生菌和组织胞质菌有强大的杀菌作用；对耐药菌株，采用与唑类药物联合用药也有良好活性。

真菌、病毒

氟胞嘧啶

氟胞嘧啶口服吸收迅速，可抑制真菌核酸合成，而对人体细胞无此作用。只用于治疗白色酵母菌、新型隐球菌和芽生菌等敏感菌株所致的深部真菌感染。不良反应有胃肠反应及皮疹。

特比萘芬

特比萘芬脂溶性高，口服吸收好，适用于治疗手足癣、甲癣、体癣、股癣等。不良反应少，主要有胃肠反应。

■ 第二节　抗病毒药

抗病毒药是一类用于预防和治疗病毒感染的药物。在体外可抑制病毒复制酶，在感染细胞或动物体抑制病毒复制或繁殖。抗病毒药物多在病毒复制繁殖的不同阶段抑制其繁殖所需的酶，从而阻断其复制。根据抗病毒药物的主要用途分为治疗艾滋病的抗人类免疫缺陷病毒（HIV）药和治疗疱疹病毒、呼吸道病毒以及肝炎病毒等非转录病毒感染的其他抗病毒药。常用的抗病毒药如下。

一、核苷类逆转录酶抑制药

齐多夫定

齐多夫定是第一个用于抗艾滋病的药物。可以对能引起艾滋病的 HIV 和 T 细胞白血病的 RNA 肿瘤病毒有抑制作用，为抗逆转录酶病毒药物。临床用于治疗艾滋病及重症艾滋病相关症候群，是各期艾滋病患者，包括 3 个月以上婴儿的首选药物。齐多夫定胃肠道吸收较好，口服生物利用度为 60%～70%，$t_{1/2}$ 约为 1 h，在机体组织和脑脊液中较高。齐多夫定对光、热敏感，所以齐多夫定应在 15℃以下避光保管。齐多夫定常与拉米夫定或去羟肌苷合用，但不能与司坦夫定合用，两者可互相拮抗。

齐多夫定进入体内后，经肝脏首过代谢，齐多夫定主要毒性为骨髓抑制，表现为贫血，因此用药后的患者有 30%～40% 出现严重贫血和粒细胞减少，须定期进行输血。

司他夫定

司他夫定为胸腺嘧啶类似物，司他夫定对酸稳定，口服吸收良好，$t_{1/2}$ 比较短，为 1～2 h，大量的药物以原型从尿中排泄。司他夫定作用机制和齐多夫定相似，进入细胞后，生成三磷酸酯，从而达到抑制逆转录酶活性，使 DNA 键断裂的作用。司他夫定对 HIV-1 和 HIV-2 有同等抑制作用，对齐多夫定产生耐药性的 HIV 病毒株有抑制作用，但骨髓毒性是齐多夫定的 1/10 以上。司他夫定适用于对齐多夫定、扎西他滨等不能耐受或治疗无效的艾滋病及其相关综合征。

主要不良反应为疼痛性周围神经病变，患者出现手脚麻木、针刺感，停药后症状可缓解。骨髓抑制作用少见，其他不良反应有恶心、呕吐、腹痛、腹泻、胰腺炎，以及失眠、发热、皮疹、躁狂、转氨酶增高等。

拉米夫定

拉米夫定具有抑制 HIV 逆转录酶作用，因而延缓病毒复制。拉米夫定对逆转录酶的亲和力大于人 DNA 聚合酶的亲和力，因而具有选择性作用。拉米夫定口服吸收良好，生物利用度可达 72%～95%，$t_{1/2}$ 为 2～4 h。其抗病毒作用强而持久，且能提高机体免疫功能，还具有抗乙型肝炎病毒作用。临床上可单用或与齐多夫定合用治疗病情恶化的晚期 HIV 感染患者，合用齐夫多定后其疗效优于任何其他联合治疗方案，且可持续 2 年之久。临床对慢性乙型肝炎有良好疗效。

该药不良反应较少，可有头痛、不适、恶心、呕吐、腹泻、发热、乏力、肌肉酸痛等，此外可有眩晕、失眠、皮疹、脱发、麻木等。实验室检查可有白细胞减少、贫血，儿童患者中胰腺炎的发生率可达 15%。

二、开环核苷类

阿昔洛韦

阿昔洛韦是开环的鸟苷类似物，系广谱抗病毒药物，现已作为抗疱疹病毒的首选药。阿昔洛韦为白色结晶性粉末，微溶于水，口服吸收差，可供注射用。主要由肾脏排泄。阿昔洛韦作用机制独特，只在感染的细胞中被病毒的胸苷激酶专一性磷酸化成单磷酸或二磷酸核苷（在未感染的细胞中不被细胞胸苷激酶磷酸化），而后在细胞酶系中转化为三磷酸形式进入病毒的 DNA 中，才能发挥其干扰病毒 DNA 合成的作用。阿昔洛韦被广泛用于治疗疱疹性角膜炎、生殖器疱疹、全身性带状疱疹和疱疹性脑炎及病毒性乙型肝炎。

阿昔洛韦不良反应较少，可见胃肠反应、皮疹等。静脉滴注可致静脉炎、低血压及暂时性肾毒性反应。阿昔洛韦使用不当时，可引起急性肾功能衰竭。

更昔洛韦

更昔洛韦对巨细胞病毒的作用比阿昔洛韦强，对耐阿昔洛韦的单纯疱疹病毒仍然有效。临床上更昔洛韦主要用于预防及治疗免疫功能缺陷患者的巨细胞病毒感染，如艾滋病患者、接受化疗的肿瘤患者、使用免疫抑制药的器官移植患者。

更昔洛韦毒性比较大，最常见的是白细胞及血小板减少，也可发生中枢神经系统毒性反应。

喷昔洛韦是更昔洛韦的生物电子等排体衍生物，与阿昔洛韦有相同的抗病毒谱，但生物利用度较低。喷昔洛韦与阿昔洛韦的不同在于，喷昔洛韦的三磷酸活化产物在细胞内存在时间更长，所以喷昔洛韦细胞内浓度更高。喷昔洛韦体外对 I 型和 II 型单纯疱疹病毒有抑制作用，临床用于口唇或面部单纯疱疹、生殖器疱疹。

泛昔洛韦是喷昔洛韦 6- 脱氧衍生物的二乙酸酯，是喷昔洛韦的前体药物，口服后在肠壁吸收后迅速去乙酰化和氧化为有活性的喷昔洛韦，故而替代喷昔洛韦。泛昔洛韦口服迅速吸收，生物利用度为 77%，在体内很快转变为喷昔洛韦，$t_{1/2}$ 约为 2 h，60%～65% 经肾脏排出。在水痘 - 带状疱疹病毒感染的细胞内有一个较长的半衰期（9～10 h），单纯疱疹病毒 I 型和 II 型感染的细胞内 $t_{1/2}$ 分别为 10 h 和 20 h。泛昔洛韦临床用于治疗带状疱疹和原发性生殖器疱疹。

三、非核苷类

奈韦拉平

奈韦拉平通过与 HIV-1 的逆转录酶直接连接及通过使此酶的催化端破裂来阻断 DNA 聚合酶活性。但奈韦拉平仅可抑制 HIV 病毒的逆转录酶活性，对其他的逆转录酶无作用。奈韦拉平和核苷类抑制剂合用时有相加作用，对齐多夫定耐药 HIV 病毒株也有效，只能与核苷类抑制剂联合使用治疗成年晚期 HIV 感染患者。奈韦拉平在使用中最大的问题是快速诱导的抗药性。

四、其他类型

利巴韦林

利巴韦林为广谱抗病毒药，对 RNA 和 DNA 病毒都有活性，对多种病毒，如呼吸道合胞病毒、副流感病毒、单纯疱疹病毒、带状疱疹病毒等有抑制作用。对 A 型和 B 型流感病毒引起的流行性感冒、腺病毒肺炎、甲型肝炎、疱疹、麻疹等有防治作用。利巴韦林可用于治疗麻疹、水痘、腮腺炎及静脉注射治疗小儿腮腺病毒性肺炎等，均取得较好疗效。对流行性出血热能明显缩短退热时间，使尿蛋白转阴，血小板恢复正常，也可以抑制 HIV 感染者出现艾滋病的前期症状。利巴韦林在使用过程中有较强的致畸作用，故禁用于孕妇和备孕期的妇女。大剂量使用时，可致心脏损害。

金刚烷胺

金刚烷胺可抑制流感病毒甲型，对乙型无效。作用机理为改变寄主细胞膜的表面电荷，影响病毒与感染细胞的融合，阻断细胞内病毒脱壳和核酸释放。用于预防和治疗甲型流感病毒引起的上呼吸道感染。可引起头痛等神经系统不良反应。

干扰素

干扰素为脊椎动物细胞在病毒感染受其他刺激后，体内产生的一类抗病毒的糖蛋白物质。用于病毒性感染，如病毒性角膜炎、肝炎、流感等，以及恶性肿瘤的治疗或辅助治疗。

碘苷（疱疹净）

碘苷对单纯疱疹病毒 I 型、牛痘病毒及腺病毒等 DNA 病毒（核酸成分为 DNA 的病毒）有抑制作用。由于其全身用药毒性大，有致畸、致突变等危害，只可外用 0.1% 滴眼剂、0.5% 眼膏治疗单纯疱疹病毒角膜炎。

【知识拓展】◆┈

鸡尾酒疗法

鸡尾酒疗法，原指"高效抗逆转录病毒治疗"（HAART），由美籍华裔科学家何大一于 1996 年提出，是通过至少 3 种的抗病毒药物联合使用来治疗艾滋病。该疗法的应用可以减少单一用药产生的抗药性，最大限度地抑制病毒的复制，使被破坏的机体免疫功能部分甚至全部恢复，从而延缓病程进展，延长患者生命，提高生活质量。该疗法把蛋白酶抑制剂与多种抗病毒的药物混合使用，从而使艾滋病得到有效的控制。

■ 学习检测

单项选择题

1. 治疗芽生菌感染的首选药是（　　）。

    A. 酮康唑　　　　　B. 克霉唑　　　　　C. 氟康唑

    D. 伊曲康唑　　　　E. 咪康唑

2. 属于广谱类抗病毒的药物是（　　）。

    A. 利巴韦林　　　　B. 金刚烷胺　　　　C. 阿糖腺苷

    D. 阿昔洛韦　　　　E. 碘苷

3. 金刚烷胺的抗病毒机制是（　　）。

    A. 阻止病毒吸附　　　　　　　　B. 阻碍病毒生物合成

    C. 增强宿主抗病能力　　　　　　D. 阻碍病毒侵入和脱壳

    E. 直接杀死病毒

4.目前能用于 HIV 阳性患者的药物中应除（   ）外。

    A.奈韦拉平   B.齐多夫定

    C.曲氟尿苷   D.拉米夫定

    E.司他夫定

常用药物制剂和用法

灰黄霉素　成人 500～600 mg/日，儿童 10～15 mg/kg/日，分 3～4 次口服。滴丸（固体分散物），剂量减半。疗程 10～14 日。

两性霉素 B　静脉滴注时溶于 5% 葡萄糖注射液中，稀释为 0.1 mg/mL，必要时可在滴注液中加入地塞米松，成人与儿童剂量均按体重计算，从 0.1 mg/(kg·d) 开始，逐渐增至 1 mg/(kg·d) 止，可每日或隔日给药 1 次，药液宜避光缓慢滴入。鞘内注射，首次 0.1～0.2 mg，渐增至 0.5～1.0 mg/次，浓度不超过 0.3 mg/mL，应与地塞米松合用。

制霉菌素　成人 50 万～100 万 U/次，4 次/日，儿童酌减。此外，尚有软膏、阴道栓剂、混悬剂供局部用。

克霉唑　成人 0.5～1.0 g/次，3 次/日；儿童 20～60 mg/(kg·d)，分 3 次服。软膏、栓剂、霜剂可供外用。

咪康唑　成人静脉滴注 200～400 mg，8 h/次，最大剂量不宜超过每日 30 mg/kg 或 2 g。药物稀释于 0.9% 氯化钠注射液或 5% 葡萄糖注射液 200 mL 中，于 30～60 min 内静脉滴注。鞘内注射成人最大量每次为 20 mg。

酮康唑　成人 200 mg/次，1 次/日，必要时剂量可加大至 600 mg/次/日。疗程根据真菌感染的性质而定，可至少达 5 个月。儿童 15 kg 以下 20 mg/次，3 次/日；15～30 kg 为 100 mg/次，1 次/日。

氟康唑　胶囊剂（或片剂）50、100、150 mg/粒，每日 1 次，每次 50 或 100 mg，必要时 150 或 300 mg/日；注射剂 100 mg/50 mL 静滴，100～200 mg/日。

氟胞嘧啶　片剂，每片 250 mg、500 mg，每日 150 mg/kg，分 3～4 次服，疗程自数周至数月。

盐酸金刚烷胺　成人早、晚各服 1 次，0.1 g/次。儿童酌减，可连用 3～5 日，至多不超过 10 日。

碘苷（疱疹净）　治疗疱疹性角膜炎，滴眼白天 1 h/次，夜间 2 h/次，症状显著改善后，改为白天 2 h/次，夜间 4 h/次。

阿昔洛韦（无环鸟苷）　成人口服每次 200 mg，4 h/次，静脉滴注，每次 5 mg/kg，加入输液中，1 h 内滴完，8 h/次，疗程 7 日。另有眼膏、霜剂供外用。

利巴韦林（病毒唑）　口服 0.8～1.0 g/日，分 3～4 次服用，肌注或静脉滴注每支 100 mg/(kg·d)，分 3 次给予，静滴宜缓慢。滴眼液为 0.1%，滴鼻液为 0.5%。

第三十四章
抗结核病药及抗麻风病药

学习目标

1. 掌握一线抗结核病药异烟肼、利福平的抗结核作用和主要不良反应。

2. 了解抗麻风病药的临床应用。

预习案例

患者，女，32岁，因发热、胸痛、咳嗽、血痰1周入院。入院前3个月有低热、午后体温增高、咳嗽，并曾在本院诊断为"感冒"予以抗感冒药、抗病毒药治疗，疗效欠佳。1周来体温增高、咳嗽加剧、痰中带血。半年来有明显厌食、消瘦、夜间盗汗。入院检查:T38℃，P88次/min，R28次/min，发育正常，营养稍差，消瘦，神志清楚，查体合作，胸部检查右下肺叩诊清音，左肺叩诊清音，听诊右下肺呼吸音减弱。胸部X线线片检查见双肺纹理增粗，右肺尖有片状阴影。痰液细菌培养和抗酸检查均为阴性，PPD试验强阳性。再次取痰送检经浓缩集菌后涂片抗酸性细菌阳性。该患者确诊为肺结核(右上肺)。

思考

该患者可选用哪些药物治疗？这些药物的应用原则是什么？

结核病是由结核杆菌引起的慢性消耗性传染病，以肺结核最常见。麻风病是由麻风杆菌通过接触传染而产生的慢性传染病，主要侵犯皮肤及周围神经，少数累及深部组织及内脏器官。根据其病理变化分为结核样型、瘤型、混合型及界线型4型，其中以结核样型最多。麻风很少引起死亡，但可导致肢体残废或畸形。

■ 第一节　抗结核病药

抗结核病药物按照使用频率和效果分为两类，分别是第一线抗结核病药和第二线抗结核病药。第一线抗结核药有异烟肼、利福平、乙胺丁醇、吡嗪酰胺、链霉素，其作用特点为疗效好，毒性低，单独使用易产生耐药性，能有效治疗大部分结核患者。第二线抗结核药有对氨水杨酸、乙硫异烟胺、卷曲霉素、利福定等，其作用特点为抗菌疗效较差，毒性较大，用于对一线抗结核药产生抗药性或不能耐受的患者。

一、第一线抗结核病药

异烟肼（雷米封）

【体内过程】◆ …

异烟肼口服、注射均易吸收，组织穿透力强，分布广，在脑脊液、腹水、胸水、淋巴结、干酪样病灶中均有较高浓度。肝内代谢，人类对异烟肼代谢类型分为快乙酰化型和慢乙酰化型。快乙酰化型 $t_{1/2}$ 平均 7 min，尿中乙酰化异烟肼较多，肝损伤较多见；慢乙酰化型 $t_{1/2}$ 平均 3 h，血中浓度高，尿中原形异烟肼较多。不良反应以周围神经炎多见。

【药理作用】◆ …

异烟肼主要抑制结核杆菌 DNA 和细胞壁合成，且抑制分枝菌酸的合成（分枝菌酸是结核杆菌细胞壁所特有的重要成分，其减少会使细菌丧失耐酸性、疏水性和增殖力而死亡）。对细胞内外结核杆菌均有效，可渗入干酪化组织及空洞中，对静止期结核分枝杆菌有抑制作用，对繁殖期结核杆菌有杀灭作用。

【临床应用】◆ …

异烟肼为目前治疗各型结核病的首选药，除早期轻症肺结核或预防应用外，均宜与其他第一线药合用。单独应用易产生耐药性，临床通过联合用药可延缓耐药性的产生。

【不良反应】◆ …

（1）异烟肼常规剂量很少发生不良反应，加大剂量时偶见周围神经炎（与维生素 B_6 缺乏有关）、中枢神经系统中毒（兴奋或抑制）。

（2）异烟肼大剂量或长期用药可发生肝损害（血清丙氨酸氨基转移酶升高）：老人及慢代谢型者、嗜酒者多见。用药期间应定期检查肝功能，肝病患者慎用。

（3）其他：偶可见变态反应、胃肠反应。

利福平

【体内过程】◆ …

利福平口服吸收快而完全。食物及对氨水杨酸会影响其吸收，故应餐前 1 h 口服。

体内分布广，各组织体液，如胸腔渗出液、腹水、脑脊液可达有效浓度。穿透力强，能进入细胞、结核空洞。主要在肝脏代谢，由胆汁排泄，有肝肠循环，可诱导肝药酶。药物及代谢物呈橘红色，服药期间体液及粪便可呈橘红色。

【药理作用】◆ …

利福平对结核杆菌、麻风杆菌可发挥杀菌作用。抗结核作用与异烟肼相近，但较链霉素强。具有广谱抗菌作用，对革兰阳性菌和阴性菌、某些病毒、沙眼衣原体也有抑制作用，是继异烟肼后最有效的抗结核药，也是初治肺结核治疗方案中不可缺少的组成药物。抗菌机制是特异性地抑制细菌依赖于 DNA 的 RNA 多聚酶，阻碍 RNA 合成。细菌对利福平可快速产生耐药性。

【临床应用】◆ …

利福平临床主要与其他抗结核病药合用治疗各型结核病。利福平对细胞内、外代谢旺盛及偶尔繁殖的结核菌（A、B、C 菌群）均有作用，常与异烟肼、乙胺丁醇联合应用。也可用于治疗麻风病。

【不良反应】◆ …

利福平可见胃肠道刺激症状；少数患者可见肝脏损害而出现黄疸、转氨酶升高，有肝病或与异烟肼合用时较易发生；大剂量间歇疗法可出现乏力、头痛、头晕、嗜睡、共济失调、视力模糊。本药有致畸作用，孕妇禁用。

乙胺丁醇

乙胺丁醇对繁殖期的结核杆菌作用较强，对细胞内、外结核杆菌均有抗菌作用。与其他抗结核药物联用时，可延缓细菌对其他药物产生耐药性。对链霉素、异烟肼耐药的结核杆菌仍有效。毒性小，耐药性产生慢，安全性是抗结核病药中最好的。不良反应较少见，主要引起球后视神经炎，停药多能恢复。治疗期间应定期查视野和视力。

吡嗪酰胺

吡嗪酰胺在中性环境中无活性，只在微酸性环境可杀灭结核分枝杆菌。对细胞内或静止状态的结核杆菌具有特殊杀灭作用，为半效杀菌剂。口服迅速吸收，分布于各组织与体液，经肝脏代谢、尿排泄。单用易产生耐药性。偶见高尿酸血症、关节痛、胃肠不适及肝损害等不良反应。若用低剂量、短程疗法，不良反应明显减少。

链霉素

链霉素为广谱氨基糖苷类抗生素，对结核杆菌有杀灭作用，阻碍蛋白合成，能干扰结核杆菌的酶活性。穿透力弱，也不易通过血脑屏障，对细胞内的结核杆菌作用较少，为最早用于抗结核病的药物，单用毒性较大且易产生耐药性，但与其他药物合用可减低用量，从而使毒性反应发生率降低，并且减少耐药性的发生。现仍作为一线药应用，主要在联合用药中应用（如四联），治疗各种严重的或危及生命的结核分枝杆菌感染，特别是结核性脑膜炎、粟粒性结核和重要器官的结核感染，为肺结核强化期（开始的 2 个月）治疗方案组成药物之一。链霉素的主要不良反应为第 8 对颅神经损害，表现为眩晕、耳鸣、耳聋，严重者应及时停药，肾功能严重减损者不宜使用；其他过敏反应有皮疹、剥脱性皮炎、药物热等，过敏性休克较少见。

二、第二线抗结核病药

对氨基水杨酸钠

对氨基水杨酸钠仅对细胞外的结核分枝杆菌有抑制作用，无杀菌作用，不易产生耐药性，主要与异烟肼或链霉素合并使用以延缓耐药性的产生和增强疗效。吸收快，分布广，但不易入脑脊液及细胞内。毒性小，但不良反应发生率高，包括胃肠反应、肾损害、过敏、甲状腺肿大。

氟喹诺酮类

氟喹诺酮类药物中的氧氟沙星、左氟沙星、司氟沙星等均有较强的抗结核杆菌作用；与其他抗结核药合用有协调作用，不产生交叉耐药；对链霉素、异烟肼、对氨基水杨酸钠耐药结核杆菌仍有效。

三、抗结核病药的应用原则

1. 早期用药 尽早用药，此时细菌生长繁殖旺盛、代谢活跃、对药物敏感；病灶供血丰富，药物也容易渗入并发挥作用；同时患者身体抵抗力也强，及早用药，病情易控制、治预后较好。

2. 联合用药 是指根据不同病情和抗结核药的作用特点联合至少2种药物以增强疗效，并可避免严重的不良反应和延缓耐药性的产生。一般使用2~4种药，主要是为了增强抗菌效果、延缓细菌耐药、减少不良反应、交叉消灭耐药菌株。

3. 适量 是指用药剂量要适当。药量不足，组织内药物难以达到有效浓度，且易诱发细菌产生耐药性常使治疗失败；药物剂量过大则易产生严重不良反应，而使治疗难以继续。

4. 坚持全程规律用药 结核病的治疗必须做到有规律长期用药，不能随意改变药物剂量或改变药物品种，否则难以获得有效的治疗。结核病是一种容易复发的疾病，过早地停药，会使已被抑制的细菌再度繁殖或迁延，导致治疗无效。肺结核用药分2个时期，一期，选用强有力的药物无间断治疗，使症状尽快消失，痰菌转阴，病情明显好转，此期需3~6个月，也叫强化阶段；二期，根据病情联合或单用一种药作彻底治疗，以巩固疗效，防止复发，此期需6~18个月，也叫巩固治疗阶段。

■ 第二节 抗麻风病药

目前，防治麻风病的药物主要为氨苯砜、利福平和氯法齐明等，多采用联合疗法。

氨苯砜

【体内过程】◆ …

氨苯砜口服吸收完全，可分布于全身，皮肤病变部位浓度远高于正常部位。该药排泄缓慢，为蓄积抑菌。疗程长，一般至少2年。为防治蓄积中毒，宜采用周期性间歇疗法及联合用药。

【药理作用】 ◆ …

氨苯砜抗菌谱和抗菌机制与磺胺药相似，且抗菌作用较强。对麻风杆菌有显著的抑制作用。

【临床应用】 ◆ …

氨苯砜因毒性较大，仅用于麻风病的治疗。单用易产生耐药性，常与利福平合用以延缓耐药性的产生。麻风患者服药后口、鼻、咽喉等处的黏膜病变恢复较快；但皮肤病病变、神经损害的恢复和瘤型麻风患者细菌的消失，则需较长时间，应坚持长期用药。

【不良反应】 ◆ …

氨苯砜不良反应较常见为贫血；偶可引起急性溶血性贫血；有时出现胃肠刺激症状、头痛、失眠、中毒性精神病及过敏反应；剂量过大还可引起肝损害及剥脱性皮炎。治疗早期或增量过快，患者可发生麻风症状加剧的反应，称为"砜综合征"，如发热、淋巴结肿大、剥脱性皮炎、贫血等，一般认为是机体对菌体裂解产生的磷脂类颗粒的过敏反应，多认为是预后良好的现象。该反应可用沙利度胺（反应停）防治；其他处理方法是减量停药或暂改用另一些抗麻风药，并用肾上腺皮质激素进行治疗。

［知识拓展］ ◆ …

结核病与分枝杆菌

1882 年，科霍发现了结核病的病原菌为结核杆菌，人类对结核病的认识才取得革命性的飞跃。自 1945 年，有效抗结核药物链霉素使结核病不再是不治之症，结核病的治疗才有革命性的进步。

结核分枝杆菌（M.tuberculosis），俗称结核杆菌，可侵犯全身各器官，但以肺结核为最多见。结核病至今仍为重要的传染病。据 WHO 报道，每年约增加 800 万该病患者，至少有 300 万人死于该病。中华人民共和国成立前该病病死率达 3/1 000，结核病居各种疾病死亡原因之首。中华人民共和国成立后，人民生活水平提高，卫生状态改善，特别是开展了群防群治，儿童普遍接种卡介苗，结核病的发病率和病死率大为降低。但应注意，世界上某些地区因艾滋病、吸毒、免疫抑制药的应用、酗酒和贫困等原因，该病发病率又有上升趋势。

▌学习检测

单项选择题

1. 下列抗结核病药中疗效较差的是（　　　）。

    A. 链霉素　　　　　　B. 利福平　　　　　　C. 异烟肼

    D. 利福定　　　　　　E. 乙胺丁醇

2. 下列表述与利福平不符的是（　　　）。

    A. 为半合成的抗生素

    B. 易被硝酸氧化

    C. 对第 8 对脑神经有显著的损害

    D. 与异烟肼、乙胺丁醇合用有协同作用

    E. 遇光易变质

3. 代谢产物具有色素基团，其尿液、粪便、唾液及汗液呈橘红色的是（　　　）。

    A. 异烟肼   B. 乙胺丁醇

    C. 链霉素   D. 黄连素

    E. 利福平

4. 其水解产物毒性大，变质后不能药用的是（　　　）。

    A. 环丙沙星   B. 利福平

    C. 乙胺丁醇   D. 异烟肼

    E. 吡嗪酰胺

常用药物制剂与用法

异烟肼　片剂：0.05 g、0.1 g、0.3 g，成人 0.1～0.3 g／次，0.2～0.6 g／日，儿童 10～20 mg／（kg·d），3～4 次／日；注射剂：0.1 g/mL，0.3～0.6 g／次，加入 5% 葡萄糖注射液或 0.9% 氯化钠注射液 20～40 mL 缓慢静脉注射。

利福平　片剂或胶囊剂：0.15 g、0.3 g、0.45 g、0.6 g，成人 0.45～0.6 g／次，1 次／日，清晨空腹顿服，儿童 20 mg／（kg·d），分 2 次服；滴眼剂：10 mL／支。

利福喷汀　片剂或胶囊剂：0.15 g／片，0.3 g／片，0.6 g／片，每周 1～2 次，清晨空腹服。

乙胺丁醇　片剂：0.25 g／片，成人 0.25 g／次，2～3 次／日。儿童 15～20 mg／（kg·d），2～3 次／日。

吡嗪酰胺　片剂或胶囊剂：0.25 g，0.5 g，35 mg／日，3～4 次／日。

对氨基水杨酸钠　片剂：0.5 g，成人 2～3 g／次，4 次／日，儿童 0.2～0.3 g／（kg·d），分 4 次服；注射剂：2 g/mL，4 g/mL，6 g/mL，4～12 g／日，加入 5% 葡萄糖注射液或 0.9% 氯化钠注射液中，稀释为 3%～4% 的溶液，静脉滴注，2 h 内滴完。

丙硫异烟胺　片剂：0.1 g，成人 0.1～0.2 g／次，3 次／日，儿童 10～15 mg／（kg·d），3 次／日。

氨苯砜　片剂：50 mg，100 mg，50～100 mg／次，2 次／日。

第三十五章
消毒防腐药

学习目标

1. 熟悉醇类、酚类、酸类、卤素类等常用消毒防腐药的药理作用。

2. 了解常用消毒防腐药的分类及用法。

预习案例

患者，女，80 岁，因髋关节粉碎性骨折卧床不起，形成压疮，检查：疮面为 13 cm×20 cm，溃烂处深达筋膜。诊断：深度压疮（4 度，深溃疡期）。处理：首先用过氧化氢冲洗疮面，然后用消毒剪刀对创面进行清创，将碘附涂于创面，每天 2 次。然后外敷褥疮清等药物治疗，每天 3 次。

思考 ···

请问碘伏和过氧化氢的药理作用有哪些？

消毒防腐药是指能迅速杀灭病原微生物或抑制病原微生物的生长繁殖，起到预防、治疗疾病及防止物质腐败的一类化学物质。消毒药是指能杀灭病原微生物的药物，防腐药是指能抑制病原微生物生长繁殖的药物。它对细菌的作用较缓慢，对人体组织细胞的伤害也较小，因此适用于皮肤、黏膜及伤口的防腐，有些还可用于食品。两者之间没有明显的界线，低浓度消毒药只有防腐作用，高浓度防腐药有消毒作用。

■ 第一节　消毒防腐药的基本作用

理想的消毒药应能杀灭所有的细菌、芽孢、真菌、滴虫及其他感染的微生物，且不伤害人体组织。但目前的消毒药，抗菌谱都有一定限制，消毒防腐药对病原微生物和人体组织细胞无明显选择作用，在抗病原微生物浓度时也损害人体细胞，不可内服，只可将一些刺激性较弱的药外用，称为外用消毒药。而作用强烈对组织有剧烈作用的消毒药，主要用于器械、用具、环境及排泄物的消毒，称为环境消毒药。防腐消毒药的种类很多，其作用机制各不相同，目前认为主要有 3 种。

（1）使病原微生物的蛋白质凝固成胶性，使其生长繁殖停止而达到抑菌（防腐）或杀菌（消毒）的目的，如酚类、醇类、醛类、酸类和重金属盐类等。

（2）改变细菌胞浆膜的通透性，导致细胞的内容物大量流出，使菌体破裂溶解，如清洁剂新洁尔灭及有机型溶剂乙醚等。

消毒防腐药的代表
药物及作用机制

（3）干扰细菌的酶系统，破坏细菌的正常代谢，如氧化剂、卤素类等。

理想消毒药的条件为抗微生物范围广、活性强；作用产生迅速、溶液有效寿命长；较高的脂溶性、分布均匀；对人和动物安全；无臭、无色、无着色性，性质稳定；无易燃、易爆性；对金属、塑料、衣物等无腐蚀作用；价廉易得。

■ 第二节　常用的消毒防腐药

根据化学消毒药的结构不同，常用的消毒防腐药可分为如下几类。

一、酚类

酚类药物包括纯酚及其含有卤素和烷基的替代物，为表面活性物质。作用特点主要损害菌体细胞膜、蛋白质变性、抑制细菌脱氢酶和氧化酶。蛋白质变性和一般原浆毒（杀菌），抑制酶活性（抑菌）。对多数无芽孢的繁殖性细菌和真菌有杀灭作用，对芽孢、病毒作用不强，可用于消毒排泄物，用于环境及用具消毒。该类性质稳定，不与卤素类、碱性化合物、过氧化物合用。

苯酚（石炭酸）

为白色或淡红色细长的针状结晶或结晶块，气味特臭，易溶于乙醇、醚、甘油、脂肪油等有机溶媒中，露置日光下或空气中色渐变深，有潮解性，须避光、密闭保存。该药能抑制和杀死多种细菌，对芽孢和病毒无效，但它也能破坏组织细胞的蛋白质，故主要用于环境的消毒。因苯酚对蛋白质的穿透性很强，受环境中有机物的影响较小，因此适用于排泄物、分泌物的消毒。低浓度对组织有麻痹感觉神经末梢的作用，如0.5%～1%水溶液或2%软膏用于皮肤止痒；1%～2%酚甘油溶液用于中耳炎，有消毒止痛作用；高浓度则呈腐蚀作用，3%~5%溶液可作畜舍、场地、用具等的消毒；纯品可作腐蚀药，用于蹄炎和皮肤赘生物。

甲酚（煤酚）

甲酚为无色或淡棕黄色的澄明液体，有类似酚的臭气，并微带焦臭，久储或与日光接触则色渐变深，略溶于水而成混浊的溶液，可溶于乙醇、乙醚和氢氧化钠溶液。临床上常用其制剂煤酚皂溶液（来苏儿，为煤酚与豆油、氢氧化钠、蒸馏水混合制成的黄棕色至红棕色的黏稠液体），须遮光密封保存。该品抗菌作用强，并有抗病毒、抗疥癣虫作用，但对芽孢无效。高浓度对组织有刺激性，大量内服或大面积外用时可吸收而中毒。1%～3%溶液用于手、器械、皮肤、创伤消毒；3%～5%溶液用作畜舍、用具、排泄物等消毒。1%～4%溶液可用以治疗疥癣，内服作胃肠的防腐制酵药（浓度稀释到1%以下）。

鱼石脂（依克度）

鱼石脂具有较小刺激性，具抗炎消肿及防腐作用。10%软膏用于疖肿、丹毒。其代用品硫桐脂用途与鱼石脂相同。

二、醇类

醇类药物能使蛋白质脱水、凝固及变性而呈现抗菌作用。对芽孢、病毒和真菌无效。

乙醇（酒精）

乙醇为无色澄明、易燃、易挥发的液体，能与水任意混合。浓度为70%（按重量计）的乙醇杀菌力最强，如浓度过高可使蛋白质沉淀形成一层保护膜，反而阻碍其杀菌作用的发挥，主要用于皮肤、体温计及器械消毒（浸泡0.5 h以上）。20%～30%乙醇用于皮肤涂擦，使高热患者体温降低；长期卧床的患者用50%的乙醇涂擦局部受压皮肤，可促进血液循环，防止压疮发生。无水乙醇注于神经干，可缓解三叉神经痛、坐骨神经痛。乙醇对组织有强烈的刺激性，不能用于伤口内及黏膜的消毒；勿用于大面积涂擦，因可引起血管扩张，导致热量散失，老年人可导致体温低下。

苯氧乙醇

苯氧乙醇对铜绿假单胞菌有强大的杀灭作用。2%溶液或乳剂用于铜绿假单胞菌感染性表面创伤、烧伤或烫伤的治疗。

三、醛类

醛类药物的特点是易挥发，又称挥发性烷化剂，能与蛋白质的氨基结合，使菌体蛋白质变性，酶和核酸功能发生改变。对芽孢、真菌、结核杆菌、病毒均有杀灭作用。

甲醛溶液

40% 甲醛水溶液称为福尔马林（formalin），10% 的福尔马林溶液（即 4% 甲醛溶液）用来固定标本及保存疫苗等；2% 福尔马林溶液用于器械消毒，一般浸泡 1～2 h；用于房屋消毒时，每立方米取甲醛 1～2 mL 加等量水加热蒸发；牙科用甲醛配成干髓剂，充填髓洞，使牙髓失活。

四、酸类

酸类可解离出氢离子与菌体蛋白质中的氨基结合，形成蛋白质盐类化合物，使蛋白质变性或沉淀而发挥抗菌作用；有些药物可改变细菌周围环境的酸碱度，从而影响细菌的生长繁殖。

苯甲酸（安息香酸）

苯甲酸毒性小，在酸性环境下抗真菌作用强，常与水杨酸制成复方溶液，用于体癣、手足癣；每 100 g 食物加本品 0.1 g 用于食物防腐。

水杨酸（柳酸）

水杨酸对细菌、真菌有杀灭作用，有刺激性。10%～25% 溶液可溶解角质层，治疗鸡眼和疣；3%～6% 醇溶液或 5% 软膏用于表皮癣病。

过氧乙酸

过氧乙酸为强氧化剂，遇有机物放出新生态氧而起氧化作用。对细菌、芽孢、真菌、病毒均有较强的杀灭作用。0.1%～0.2% 溶液用于洗手消毒（浸泡 1 min）；0.3%～0.5% 溶液用于器械消毒（浸泡 15 min）；0.04% 溶液喷雾或熏蒸用于食具、空气、地面、墙壁、家具及垃圾物消毒；1% 溶液用于衣服、被单消毒（浸泡 2 h）。

十一烯酸

十一烯酸具有杀菌和抑制真菌作用。5%～10% 醇溶液或复方十一烯酸软膏用于治疗皮肤癣病，如头癣、脚癣、股癣等。

五、卤素类

卤素类药物通过卤化或氧化菌体原浆蛋白活化基因而发挥杀菌作用。

碘

碘有强大的抗菌活性，其杀菌力与浓度成正比，对芽孢、真菌、原虫、细菌、病毒均有杀灭作用，对黏膜及皮肤有刺激性，破损处不宜应用。2% 碘酊用于一般皮肤消毒，3.5%～5% 碘酊用于手术野皮肤消毒，稍干后用 75%（按容积计）乙醇擦去（脱碘）；2% 碘甘油用于牙龈感染和咽炎时涂擦咽部；500 mL 水中加入到 2% 碘酊 2～3 滴，可作饮水消毒。对碘过敏者禁用。

聚维酮碘

聚维酮碘杀菌力强，无味，无刺激性，无致敏性，毒性低，为广谱杀菌剂，能杀死细菌、病毒、芽孢，真菌和原虫。常用于：①手术部位的皮肤消毒；②处理烫伤；③治疗滴虫性阴道炎感染；④治疗化脓性皮肤炎症及皮肤真菌感染；⑤餐具和食具的消毒。

六、氧化剂

氧化剂类药物遇有机物可释放新生态氧,使菌体内活性基团氧化而杀菌。

高锰酸钾

高锰酸钾又称灰锰氧,为强氧化剂。有较强的杀菌作用,还原后形成氧化锰与蛋白质结合成复合物,故低浓度有收敛作用,高浓度有腐蚀作用。0.1%～0.5% 溶液用于膀胱及创面洗涤;0.01%～0.02% 溶液用于某些药物、毒物中毒时洗胃;0.0125% 溶液用于阴道冲洗或坐浴;0.01% 溶液用于足癣浸泡;0.02% 溶液用于口腔科冲洗感染的拔牙窝、脓腔等;0.1% 溶液用于蔬菜水果消毒(浸泡 5 min),配置时用凉开水,因热开水能使高锰酸钾失效。应现配现用,久放变为褐紫色时,说明失去消毒作用。密闭保存、防潮且不宜与甘油、乙醇、糖、碘等放在一起,以防爆炸。

过氧化氢溶液(双氧水)

过氧化氢为含过氧化氢的水溶液,其杀菌力弱,作用时间短。遇有机物放出氧分子产生气泡,可消除脓块、血痂、坏死组织及除臭。5% 溶液用于清洁伤口或松动痂皮;3% 溶液用于冲洗创面、溃疡,尤其是厌氧菌感染的伤口;1% 溶液用于化脓性中耳炎、口腔炎、扁桃体炎和坏死性牙龈炎等局部冲洗。

七、表面活性剂

表面活性剂常指阳离子表面活性剂。此类药物可降低表面张力,使油脂乳化和油污清除,故又称清洁剂,而且能改变细菌胞质膜通透性,使菌体成分外渗而杀菌。其特点为抗菌谱广、显效快,刺激性小、性质稳定。其效力可被血浆、有机物、阴离子表面活性剂,如肥皂、合成洗涤剂等降低。

苯扎溴铵(新洁尔灭)

苯扎溴铵杀菌和去污作用快而强、毒性低、渗透力强、无刺激性、应用方便,是目前常用的消毒防腐药。0.05%～0.1% 溶液用于外科手术前洗手(浸泡 5 min);0.1% 溶液用于食具及器械消毒(浸泡 30 min,金属器械需加 0.5% 亚硝酸钠以防锈)。不宜用于膀胱镜、眼科器械和合成胶皮革的消毒以及痰、粪便、呕吐物、污水等消毒。

氯己定(洗必泰)

氯己定为含氯的清洁剂,抗菌谱广(包括铜绿假单胞菌和真菌),作用快而强,毒性小,无刺激性。0.02% 溶液用于手术前洗手消毒(浸泡 3 min);0.05% 溶液冲洗伤口及牙龈炎、牙周炎;0.1% 溶液用于器械消毒;0.5% 醇溶液用于手术野消毒;1% 氯己定软膏用于烧伤、创伤表面消毒。

八、染料类

染料类药物有酸、碱两性染料,分子中阳离子或阴离子分别与细菌蛋白质羧基或氨基结合,从而抑制细菌的生长繁殖。

甲紫（龙胆紫）

甲紫为碱性阳离子染料。对革兰阳性菌、念珠菌、皮肤真菌杀灭作用较强；对铜绿假单胞菌也有杀灭作用。脓血、坏死组织等可降低其疗效。还具有收敛作用，无刺激性及毒性，1%～2% 溶液用于皮肤、黏膜创伤感染、溃疡及真菌感染，也用于小面积烧伤。

依沙吖啶（利凡诺）

依沙吖啶对革兰阳性菌和某些革兰阴性菌有较强的抗菌活性，无刺激性。0.1%～0.5% 溶液用于创伤、皮肤黏膜化脓感染的冲洗和湿敷；本品也常用于引产。

九、其他药物

84 消毒液

84 消毒液是广谱消毒剂，可用于各型肝炎、伤寒、流感、流脑、结核、梅毒、淋病以及医院内污染物品的消毒。1∶25 稀释液用于肝炎、病毒性感冒、肺炎患者及其污染物品的消毒，泡洗 1 h 即可杀菌；1∶500 稀释液可消毒瓜果、餐具和厨房用品。

硝酸银

硝酸银杀菌力强，腐蚀性强。常用其棒剂腐蚀黏膜溃疡、出血点、肉芽组织过度增生及疣；10% 水溶液可用于重症坏死性牙龈炎和牙本质脱敏；0.25%～0.5% 水溶液滴眼用于结膜炎、砂眼，睑缘炎，用硝酸银后立即用 0.9% 氯化钠溶液冲洗以免损伤周围组织。稀释和配制均须用蒸馏水，并避光保存。

硫酸锌、氯化锌和炉甘石

三者均有抑菌和收敛作用。0.25%～0.5% 硫酸锌溶液点眼用于砂眼、结膜炎。氯化锌尚有干燥作用，常与硼酸、滑石粉等配成痱子粉或制成软膏，糊剂用于湿疹、溃疡等。炉甘石洗剂用于皮炎、湿疹和痱子，以减轻瘙痒与渗出。

红汞（汞溴红）

红汞无刺激性，抗菌力弱。0.2% 溶液用于伤口、黏膜及皮肤消毒。不宜与碘酊合用，因可产生碘化高汞而增加毒性。

【知识拓展】◆……

理想的消毒防腐药

1. 杀菌作用强、广谱、速效，即在短时间内杀死各种病原微生物。

2. 对人体无危害性，无毒或基本无毒，无致癌、致畸及致突变作用，对皮肤、黏膜无刺激。

3. 药品性能稳定，水中溶解度大且快。

4. 应用时无味、无臭，特别是应用于人体表面消毒时，不应产生不舒服或厌恶的感觉。

5. 使用方便，价格低廉。

■ 学习检测

单项选择题

1. 下述关于过氧化氢的描述错误的是 ( )。

    A. 高浓度对皮肤及黏膜有腐蚀性

    B. 遇氧化物或还原物即迅速分解

    C. 遇光稳定，不易变质

    D. 可用于急性化脓性外耳道炎

    E. 成人一次 5～10 滴

2. 下述药物中不属于消毒防腐药的是 ( )。

    A. 酚甘油   B. 盐酸麻黄碱溶剂

    C. 过氧化氢溶剂   D. 硼酸溶剂

    E. 碳酸氢钠溶剂

3. 用碘附对细菌繁殖体污染物品的消毒浓度和时间分别是 ( )。

    A. 250 mg／L，20 min   B. 50 mg／L，40 min

    C. 500 mg／L，30 min   D. 200 mg／L，15 min

    E. 300 mg／L，15 min

4. 在医疗诊治活动中高度危险性物品，必须选用的处理方法是 ( )。

    A. 消毒法   B. 灭菌法   C. 一般消毒

    D. 清洗处置   E. 防腐法

第三十六章
抗寄生虫病药

学习目标

　　1. 掌握氯喹、伯氨喹、乙胺嘧啶抗疟药理学特性、临床应用和不良反应。

　　2. 了解其他抗寄生虫药物的药理作用及应用。

预习案例

　　患者，男，42岁，因寒战、高热等症状周期性发作入院治疗。询问病史发现，该患者发病前曾到非洲旅游。随后在血涂片中查到疟原虫。

　　思考 ··

　　对该患者应该首选哪种药治疗？治疗过程中有哪些注意事项？

抗寄生虫病药是指能杀灭或驱除体内外寄生虫的药物，不同寄生虫对不同药物敏感性不同，因此，必须针对不同的寄生虫感染正确选用抗寄生虫药。

第一节 抗疟药

疟疾是由雌性按蚊传播的疟原虫引起的寄生虫性传染病，包括间日疟、三日疟、恶性疟和卵形疟。我国以间日疟和恶性疟多见。抗疟药作用于疟原虫生活史的不同环节，用于治疗或预防疟疾。

疟原虫的生活史及
抗疟药的作用环节

一、疟原虫的生活史及抗疟药的作用环节

疟原虫的生活史可分为人体内的无性生殖阶段和雌性按蚊体内的有性生殖阶段。

1. 人体内无性生殖阶段

（1）原发性红细胞外期（原发性红外期）：此期不发生症状，为疟疾的潜伏期。乙胺嘧啶可杀灭此期疟原虫，起病因性预防作用。

（2）红细胞内期（红内期）：此期引起周期性临床症状反复发作。氯喹、奎宁、青蒿素等能杀灭此期疟原虫，可控制临床症状的发作。

（3）继发性红细胞外期（继发性红外期）：此期是疟疾复发的根源。伯氨喹对此期疟原虫有较强的杀灭作用，可防止复发。

2. 雌性按蚊体内有性生殖阶段　为疟疾流行传播的根源。伯氨喹能杀灭配子体，乙胺嘧啶能抑制雌、雄配子体在蚊体内的发育，故可控制疟疾的传播。

二、常见的抗疟药

（一）主要用于控制症状的药物

氯喹

【体内过程】◆ ⋯

氯喹口服吸收快而完全，血药浓度达峰值时间为1～2 h。血浆蛋白结合率为55%，分布广泛，在肝、脾、肾、肺中的浓度高于血浆浓度达血浆浓度的200～700倍。在红细胞中的浓度为血浆内浓度的10～20倍，被疟原虫侵入的红细胞内的氯喹浓度比正常的高约25倍。在肝脏代谢，其主要代谢产物去乙基氯喹，仍有抗疟作用。从尿中排出，酸化尿液可促进其排泄。

【药理作用】◆ ⋯

1. 抗疟作用　氯喹对各种疟原虫的红细胞内期裂殖体均有较强的杀灭作用，能迅速有效地控制疟疾的临床发作；但对子孢子、休眠子和配子体无效，不能用于病因预防以及控制远期复发和传播。

2. 抗肠道外阿米巴病作用　氯喹在肝脏中的浓度高，能杀灭阿米巴滋养体。

3. 免疫抑制作用　大剂量氯喹能抑制免疫反应。

【临床应用】 ◆ …

（1）氯喹是治疗疟疾急性发作、控制症状的首选药，也可用于症状的预防。

（2）可用于治疗阿米巴肝脓肿。

（3）偶用于类风湿性关节炎、系统性红斑狼疮等免疫功能紊乱性疾病。

【不良反应】 ◆ …

治疗剂量不良反应较轻，可出现头晕、目眩、恶心、呕吐等；大剂量应用时可导致视网膜病；大剂量或快速静脉给药时，可致低血压；给药剂量过大可发生致死性心律失常。目前认为孕妇可服用此药。

奎宁

奎宁为奎尼丁的左旋体，是从金鸡纳树皮中提取的一种生物碱。对各种疟原虫的红细胞内期裂殖体有杀灭作用，能控制临床症状，但疗效不及氯喹，且毒性较大。主要用于耐氯喹或耐多种药物的恶性疟，尤其是严重的脑型疟。对间日疟和三日疟的配子体有效，但对恶性疟的配子体无效；对红细胞外期疟原虫无明显作用。不良反应有耳鸣、头痛、恶心、呕吐、视力和听力减退等；过量或静脉滴注过快可致严重低血压和致死性心律失常；对葡萄糖 –6– 磷酸脱氢酶缺乏者，很小剂量即可致严重的急性溶血和急性肾衰竭；尚可引起皮疹、哮喘、血管神经性水肿等过敏反应，高胰岛素血症和低血糖；对妊娠子宫有兴奋作用，孕妇禁用，妇女月经期慎用。

青蒿素

青蒿素

青蒿素是从黄花蒿及其变种大头黄花蒿中提取的一种倍半萜内酯类过氧化物。它是我国科技工作者根据"青蒿截疟"的记载而发掘出的新型抗疟药。由于对耐药疟原虫有效，受到国内外广泛重视。青蒿素对各种疟原虫红细胞内期裂殖体有快速杀灭作用，给药后 48 h 内疟原虫从血中消失；对红细胞外期疟原虫无效。主要用于治疗对耐氯喹或多药耐药的恶性疟；因可透过血脑屏障，对脑性疟的抢救有较好效果。

由于代谢与排泄均快，故维持有效血药浓度时间短，难以杀灭疟原虫而达到根治效果，停药后复发率较高。不良反应罕见。

蒿甲醚和青蒿琥酯

蒿甲醚是青蒿素的脂溶性衍生物，而青蒿琥酯是青蒿素的水溶性衍生物。前者溶解度大，可制成油针剂注射给药。后者可经口、静脉、肌肉、直肠等多种途径给药。两药抗疟效果强于青蒿素，可用于治疗对耐氯喹的恶性疟及危急患者的抢救。

双氢青蒿素

双氢青蒿素治疗有效率为 100%，复发率约为 2%。不良反应少，少数患者出现皮疹、一过性的网织红细胞下降。

（二）主要用于控制复发和传播的药物

伯氨喹

伯氨喹对间日疟的继发性红细胞外期裂殖体和各种疟原虫的配子体有较强的杀灭作

用，是控制间日疟复发和各型疟疾传播的首选药。与氯喹等红细胞内期抗疟药合用，能根治良性疟。对红细胞内期裂殖体无效。毒性较大，治疗量可引起头晕、恶心、呕吐、腹痛、发绀、药热等，停药后可恢复。多数患者可致高铁血红蛋白血症，少数先天红细胞缺乏葡萄糖 –6– 磷酸脱氢酶患者在小剂量时也可发生急性溶血性贫血和高铁血红蛋白血症。孕妇禁用。

（三）主要用于病因性预防的药物

乙胺嘧啶

乙胺嘧啶对各种疟原虫的原发性红细胞外期裂殖体有较强的杀灭作用，是病因性预防的首选药。服药 1 次，预防作用可维持 1 周以上。对红细胞内期疟原虫仅能抑制未成熟的裂殖体，对成熟的裂殖体无效，故控制症状起效慢。按蚊后，含药血液随配子体被吸入，能阻止疟原虫在蚊体内的发育，阻断传播。长期大剂量应用可抑制人体二氢叶酸还原酶，引起巨幼红细胞性贫血、粒细胞减少症；过量可致急性中毒，表现为恶心、呕吐、发热、发绀、惊厥，甚至死亡；动物实验有致畸作用。可进入乳汁，哺乳妇慎用。

第二节　抗阿米巴病药和抗滴虫药

一、抗阿米巴病药

阿米巴病是由阿米巴的包囊引起的肠道内和肠道外感染。阿米巴包囊在消化道发育成滋养体，通过其膜上的凝集素附着结肠上皮细胞。滋养体可溶解宿主细胞，侵袭黏膜下层组织，引起肠阿米巴病，表现为痢疾样症状或慢性肠道感染；也可随血流侵入肝脏或其他部位，引起肠道外阿米巴病，表现为各脏器的脓肿，以阿米巴肝脓肿和肺脓肿最常见。部分被感染者即包囊携带者，无症状发生，但包囊可随粪便排出体外，成为阿米巴病的传染源。包囊在外界潮湿环境中可存活 1 周，目前的治疗药物主要有甲硝唑、二氯尼特等。

甲硝唑（灭滴灵）

【体内过程】◆ …

甲硝唑口服吸收迅速，血药浓度达峰值时间为 1～3 h，$t_{1/2}$ 为 8～10 h。分布广，渗入全身组织和体液，可通过胎盘和血脑屏障，脑脊液中药物也可达有效浓度。主要在肝脏代谢，代谢产物与原形药主要经肾脏排泄，也可经乳汁排泄，代谢产物可使尿液成红棕色。

【药理作用】◆ …

1. 抗肠内外阿米巴作用　甲硝唑对肠内外阿米巴滋养体有强大杀灭作用。

2. 抗滴虫作用　甲硝唑对滴虫性阴道炎具有较好的治疗作用。

3. 抗厌氧菌作用　甲硝唑对革兰阳性或革兰阴性厌氧杆菌和球菌都有较强的抗菌作用，对脆弱类杆菌感染尤为敏感。

4. 抗贾第鞭毛虫作用   是治疗贾第鞭毛虫病的有效药物。

【临床应用】◆ …

（1）治疗急性阿米巴痢疾和肠道外阿米巴的首选药。但对肠腔内阿米巴原虫和包囊无明显作用。主要用于组织感染，无根治肠腔病原体感染的作用，不用于治疗无症状的包囊携带者。

（2）治疗阴道滴虫感染的首选药物。口服后可分布于阴道分泌物、精液和尿液中，对阴道毛滴虫有直接杀灭作用，但对阴道内的正常菌群无影响，对男女感染患者均有良好的疗效。

（3）常用于厌氧菌引起的产后盆腔炎、败血症和骨髓炎等的治疗；也可与抗菌药合用，以防止妇科手术、胃肠外科手术时的厌氧菌感染。

（4）治疗贾第鞭毛虫病的有效药物，治愈率达 90%。

【不良反应】◆ …

治疗量不良反应很少，口服有苦味、金属味感。有报道，患者可出现轻微的胃肠道反应和头昏、眩晕、肢体感觉异常等神经系统症状。甲硝唑可干扰乙醛代谢，导致急性乙醛中毒，出现恶心、呕吐、腹痛、腹泻和头痛等症状，服药期间和停药后不久，应严格禁止饮酒。孕妇禁用。

二氯尼特

二氯尼特为目前最有效的杀包囊药，单用对无症状的包囊携带者有良好效果。对于急性阿米巴痢疾，用甲硝唑控制症状后，再用本品可肃清肠腔内包囊，有效防止复发。对肠外阿米巴病无效。口服吸收迅速，给药后 1 h 血药浓度达峰值，分布全身。不良反应轻，偶有恶心、呕吐和皮疹等，大剂量时可导致流产。

氯喹

氯喹为抗疟药，也有杀灭肝和肺阿米巴滋养体作用。仅用于甲硝唑无效或禁忌的阿米巴肝脓肿。对肠内阿米巴病无效，应与肠内抗阿米巴病药合用，以防止复发。

二、抗滴虫病药

抗滴虫药用于治疗阴道毛滴虫所引起的阴道炎、尿道炎和前列腺炎。目前治疗的主要药物为甲硝唑。由于耐甲硝唑虫株的增多，现也用替硝唑治疗。替硝唑为甲硝唑的衍生物，也是高效低毒的抗滴虫药。

乙酰胂胺

乙酰胂胺能直接杀灭滴虫。遇耐甲硝唑滴虫株感染时，可考虑改用乙酰胂胺局部给药。此药有轻度局部刺激作用，可使阴道分泌物增多。常用其复方制剂。

第三节 抗血吸虫病药和抗丝虫病药

一、抗血吸虫病药

吡喹酮（环吡异喹酮）

吡喹酮具有安全有效、使用方便的特点，是当前治疗血吸虫病的首选药物。

【体内过程】◆ …

该药口服吸收快、完全，给药后 2 h 左右血药浓度达峰值，具首过消除效应，生物利用度低，$t_{1/2}$ 为 0.8～1.5 h，主要从尿中排出，也可经胆汁排泄。

【药理作用】◆ …

吡喹酮对日本血吸虫、埃及血吸虫、曼氏血吸虫单一感染或混合感染均有良好疗效，对血吸虫成虫有迅速强效的杀灭作用，对幼虫作用较弱；对其他吸虫，如华支睾吸虫、姜片吸虫、肺吸虫有显著杀灭作用；对各种绦虫感染和其幼虫引起的囊虫病、包虫病，也有不同程度的疗效。其灭虫机制为，在有效浓度时，可提高肌肉活动，引起虫体痉挛性麻痹，失去吸附能力，导致虫体脱离宿主组织。吡喹酮的作用有高度选择性，对哺乳动物细胞膜无上述作用。

【临床应用】◆ …

该药可治疗各型血吸虫病。适用于急性、慢性、晚期及有并发症的血吸虫病患者，也可用于肝脏华支睾吸虫病、肠吸虫病（如姜片虫病、异形吸虫病等）、肺吸虫病及绦虫病等。

【不良反应】◆ …

该药不良反应少且短暂。口服后可出现腹部不适、腹痛、腹泻、头痛、眩晕、嗜睡等，故服药期间避免驾车和高空作业。偶见发热、瘙痒、荨麻疹、关节痛、肌痛等，少数出现心电图异常。孕妇禁用。

二、抗丝虫病药

乙胺嗪（海群生）

该药口服吸收迅速，给药后血药浓度 1～2 h 达峰值，能广泛分布于全身组织和体液。其代谢迅速，$t_{1/2}$ 约为 8.5 h。碱化尿液可使药物排泄量减少。乙胺嗪在体外并无杀灭班氏丝虫、马来丝虫微丝蚴或成虫的作用，但在体内对其均有杀灭作用，其机理可能是乙胺嗪使微丝蚴肌肉组织发生超极化，失去活动能力，易于被宿主吞噬细胞破坏。用药后可以使血液中的微丝蚴迅速减少和消失，也可杀灭淋巴系统中的成虫，但需较大剂量或较长疗程。乙胺嗪是临床抗丝虫病的首选药。对马来丝虫病的疗效优于班氏丝虫病。对阴囊积液中的微丝蚴无效。

药物本身引起的毒性较低，由于体内微丝蚴和成虫被杀灭后释放出的大量异体蛋白，可引起过敏反应，表现为皮疹、寒战、发热、血管神经性水肿、哮喘等。

▌第四节　抗肠蠕虫药

在肠道寄生的蠕虫有线虫、绦虫和吸虫，在我国肠蠕虫病以线虫（如蛔虫、蛲虫、钩虫、鞭虫）感染最常见。抗肠蠕虫药是驱除或杀灭肠道蠕虫的药物。近年来，高效、低毒、广谱抗肠蠕虫药不断问世，使多数肠蠕虫病患者得到有效治疗（表 36-1）。

表 36-1　常用的抗蠕虫病药的选用

类型	首选	次选
蛔虫	甲苯达唑、阿苯达唑	噻嘧啶、哌嗪、左旋咪唑
蛲虫	甲苯达唑、阿苯达唑	噻嘧啶、哌嗪
钩虫	甲苯达唑、阿苯达唑	噻嘧啶
鞭虫	甲苯达唑	
囊虫	吡喹酮、阿苯达唑	
包虫	阿苯达唑	吡喹酮、甲苯达唑
绦虫	吡喹酮	氯硝柳胺

【知识拓展】◆

疟疾

疟疾是世界上流行最广、发病率和致死率最高的热带寄生虫传染病。据世界卫生组织统计，目前仍有 92 个国家和地区处于高度和中度流行中，每年发病人数约为 1.5 亿，死于疟疾者超过 200 万人。其中一半为 5 岁以下儿童，非洲死亡人数占 70%。我国女科学家屠呦呦和她的团队从青蒿中分离出了青蒿素，对疟原虫有着良好的抑制作用，并且对于氯喹、奎宁容易产生耐药的恶性疟疾等有良好的治疗效果，成为新一代的抗疟药。屠呦呦因发现治疗疟疾的新疗法，与其他两位外国科学家共同获得 2015 年诺贝尔生理学或医学奖。

学习检测

单项选择题

1. 控制疟疾症状发作的首选药是（　　　）。

    A. 氯喹　　　　　　　B. 伯氨喹　　　　　　C. 奎宁

    D. 青蒿素　　　　　　E. 乙胺嘧啶

2. 由我国科学家首选研制出来的抗疟药是（　　　）。

    A. 奎宁　　　　　　　B. 伯氨喹　　　　　　C. 氯喹

    D. 青蒿素　　　　　　E. 乙胺嘧啶

3. 抗血吸虫病效果最好的药物是（　　　）。

    A. 喹诺酮类　　　　　B. 酒石酸钾　　　　　C. 吡喹酮

    D. 乙胺嗪　　　　　　E. 氯喹

4. 抗肠蠕虫的首选药是（　　　）。

    A. 左旋咪唑　　　　　B. 甲苯咪唑　　　　　C. 喹碘方

    D. 氯喹　　　　　　　E. 替硝唑

5. 甲硝唑最常见的不良反应是（　　　）。

    A. 腹痛　　　　　　　B. 呕吐　　　　　　　C. 口腔金属味

    D. 腹泻　　　　　　　E. 厌食

常用药物制剂及用法

磷酸氯喹　间日疟，口服首剂 1.0 g，6 h 后 0.5 g，第 2、3 日各 0.5 g。抑制性预防疟疾，每次 0.5 g，1 次／周。肠外阿米巴病，口服 1 g／日，连服 2 日后，改为 0.5 g／日，总疗程为 3 周，小儿酌减，必要时可适当延长疗程。

二盐酸奎宁　严重患者静脉滴注，按体重 5～10 mg/kg（极量 500 mg），加入 500 mL 0.9% 氯化钠注射液，4 h 滴完，12 h 后重复一次，病情好转后改为口服。

甲氟喹　口服。用于耐多药恶性疟治疗，成人每次 1.0～1.5 g，儿童每次 25 mg/kg；用于耐多药恶性疟预防，250 mg／周，连用 4 周，以后每周 125 mg。

青蒿素　口服，首剂 1 g，6 h 后再服 0.5 g，第 2、3 日各服 0.5 g。

蒿甲醚　口服，首剂 160 mg，第 2 日起 1 次／日，每次 80 mg，连服 5～7 日；肌内注射油剂，首剂 160 mg，第 2 日起 1 次／日，每次 80 mg，连服 5 日。儿童，首剂 3.2 mg/kg，第 2～5 日 1.6 mg/kg，1 次／日。

双氢青蒿素　口服，1 次／日，成人 60 mg／日，成人首剂加倍；儿童剂量按年龄递减，连服 5～7 日。

磷酸伯氨喹　口服。根治间日疟，每次 13.2 mg，3 次／日，连服 7 日；用于消灭恶性疟原虫配子体时，26.4 mg／日，连服 3 天。

乙胺嘧啶　口服，预防用药，于进入疫区前 1 周开始服药，一般服至离开疫区后 4 周，成人每次 25 mg，儿童 0.9 mg/kg，1 次／周。

甲硝唑（灭滴灵）　口服。阿米巴痢疾，每次 0.5 g，2 次／日，疗程 5～7 日，或 2 g 顿服，疗程 3～5；肠外阿米巴病，2 g 顿服，疗程 7～10 日；阴道滴虫病和男性尿道滴虫感染，每次 0.25 g，3 次／日，共 7 日或 2 g 顿服；贾第鞭毛虫病，0.25 g，3 次／日，共 5～7 日或 2 g／日，连服 3 日。厌氧菌感染，7.5 mg/kg，静脉注射，每天 6 h／次，首剂加倍，共 7～10 日。

吡喹酮　口服。血吸虫病，每次 10 mg/kg，3 次／日，连服 2 天或每次 20 mg/kg，3 次／日，服 1 日；驱猪肉、牛肉绦虫，20 mg/kg，清晨顿服，1 h 后服硫酸镁导泻；驱短膜壳绦虫，25 mg/kg，顿服。

枸橼酸乙胺嗪（海群生）　口服，1 日疗法：1.5 g，1 次或分 3 次服；7 日疗法：每次 0.2 g，3 次／日，连服 7 日。

甲苯达唑片　口服。蛔虫和蛲虫病，200 mg 顿服；钩虫和鞭虫病，每次 200 mg，2 次／日，连服 3 日；第 1 次未见效果 2 周后再给予第 2 疗程；绦虫病，300 mg，3 次／日，连服 3 日。

阿苯达唑片（肠虫清片）　口服。蛔虫和蛲虫病，400 mg／日，顿服；钩虫和鞭虫病，每次 400 mg，2 次／日，连服 3 日；绦虫病，300 mg，每天 3 次，连服 3 天；囊虫症：200～300 mg，每天 3 次，10 日为一疗程，一般给予 2～3 个疗程，疗程间隔 15～21 日。4 岁以下儿童用量减半。

枸橼酸哌嗪片（驱蛔灵）　口服。驱蛔虫，成人 3.5～5 g，极量 4 g／日，儿童 0.15 g/kg，极量 3 g／日，睡前顿服，连服 2 日；驱蛲虫，成人每次 1.0～1.2 g，儿童 60 mg/kg，2 次／日，连服 7 日。12 岁以下儿童用量减半。

双羟萘酸噻嘧啶（驱虫灵）　口服。钩虫病，5～10 mg/kg，顿服，连服 2～3 日；蛔虫症，剂量同上，疗程 1～2 日；蛲虫病，剂量同上，连服 1 周。

氯硝柳胺　口服。驱猪肉、牛肉绦虫，清晨空腹服 1g，隔 1 h 后再服 1 g，2 h 后服硫酸镁导泻；驱短膜壳绦虫，清晨空腹嚼服 2g，继以 1 g／日，连服 7～8 日，必要时间隔 1 个月重复治疗；儿童，2～6 岁 1g／日，小于 2 岁 0.5 g／日。

第三十七章
抗恶性肿瘤药

学习目标

　　1. 掌握抗恶性肿瘤药的分类及代表药物的临床应用、不良反应。

　　2. 了解抗恶性肿瘤药和相关药物进展。

预习案例

　　患者，女，50岁，因乳腺癌入院治疗，化疗期间出现尿频、尿急、尿痛等症状。检查：镜下血尿、蛋白尿。诊断：出血性膀胱炎。

　　思考 ⋯⋯⋯⋯⋯⋯⋯⋯⋯⋯⋯⋯⋯⋯⋯⋯⋯⋯⋯⋯

　　该患者可能使用的化疗药是什么？该如何预防出血性膀胱炎？

恶性肿瘤发病率及恶性肿瘤的治疗原则

　　恶性肿瘤是严重威胁人类健康常见多发的慢性病。在我国，居民的恶性肿瘤年平均病死率占各类病死原因的第 2 位。目前，其治疗方法主要有外科手术、药物治疗、放射治疗。采用联合用药的方法，使疗效有显著提高，并明显减少了不良反应及耐药性的发生。在抗肿瘤药物中，传统的细胞毒抗肿瘤药物仍起主要作用，但以分子靶向药物为代表的新型抗肿瘤药物治疗手段已取得突破性进展，其重要性不断上升。

■ 第一节　抗恶性肿瘤药的分类

一、周期非特异性药物

　　对增殖细胞群中各期细胞有杀灭作用，没有选择性。此类药物作用较强，能迅速杀死肿瘤细胞。

　　从抗肿瘤的生化机制来看，抗肿瘤药物可以从多方面发挥作用。

　　（1）干扰核酸（RNA 和 DNA）合成（抗代谢药）。

　　（2）直接破坏 DNA 结构和功能。

　　（3）干扰转录过程阻止 RNA 合成。

　　（4）影响蛋白质合成。

　　（5）影响体内激素平衡，抑制肿瘤。

二、周期特异性药物

　　有选择性，仅对增殖细胞群增殖周期的某一期有较强的作用。此类药物作用较弱，要一定时间才能发挥杀伤作用，且达到一定剂量后效应不再增加。

　　根据药物化学结构和来源分类。

　　（1）烷化剂　氮芥类，乙撑亚胺类等。

　　（2）抗代谢物　嘌呤、嘧啶、叶酸类似物。

　　（3）抗肿瘤抗生素　丝裂霉素、放线菌素等。

　　（4）抗肿瘤植物药　长春碱、喜树碱、紫杉醇等。

■ 第二节　常用的抗恶性肿瘤药物

一、细胞毒类抗肿瘤药物

（一）影响核酸生物合成的药物

甲氨蝶呤

甲氨蝶呤的化学结构与叶酸相似，对二氢叶酸还原酶具有强大而持久的抑制作用，药物与酶结合后，使二氢叶酸不能变成四氢叶酸，使脱氧胸苷酸（dTMP）合成受阻，DNA 合成障碍。也可阻止嘌呤核苷酸的合成，故能干扰蛋白质的合成。临床上用于治疗儿童急性白血病和绒毛膜上皮癌；鞘内注射可用于中枢神经系统白血病的预防和缓解症状。不良反应包括消化道反应，如口腔炎、胃肠道毒性；骨髓抑制最为突出；长期大量用药可致肝、肾损害；妊娠早期应用可致畸胎、死胎。

5- 氟尿嘧啶（5-fluorouracil, 5-FU）

5-FU 在细胞内转变为 5- 氟尿嘧啶脱氧核苷酸后，而抑制脱氧尿苷酸转化为脱氧胸苷酸，从而影响 DNA 的合成。对消化系统癌和乳腺癌疗效较好，对宫颈癌、卵巢癌、绒毛膜上皮癌、膀胱癌、颈部肿瘤也有效。对骨髓和消化道毒性较大，可引起脱发、皮肤色素沉着，偶见肝、肾损害。

巯嘌呤（6-mercaptopurine, 6-MP）

巯嘌呤在体内先经过酶的催化变成硫代肌苷酸（TIMP）后，阻止肌苷酸转变为腺核苷酸及鸟核苷酸，干扰嘌呤，阻碍核酸合成。6-MP 起效慢，主要用于急性淋巴细胞白血病的维持治疗，大剂量对绒毛膜上皮癌亦有较好疗效。常见骨髓抑制和消化道黏膜损害，少数患者可出现黄疸和肝功能损害。

羟基脲

羟基脲能抑制核苷酸还原酶，阻止胞苷酸转变为脱氧胞苷酸，从而抑制 DNA 的合成。对治疗慢性粒细胞白血病有显著疗效，对黑色素瘤有暂时缓解作用。主要毒性为骨髓抑制，并有轻度消化道反应。肾功能不良者慎用。

（二）抑制蛋白质合成的药物

长春碱（长春花碱，vincaleukoblastine, VLB）及长春新碱（vincristine, VCR）

长春碱及长春新碱为夹竹桃科长春花植物所含的生物碱。长春碱类与微管蛋白结合，抑制微管聚合，从而使细胞有丝分裂停止于中期。对有丝分裂的抑制作用，VLB 的较 VCR 强。VLB 主要用于治疗急性白血病、恶性淋巴瘤及绒毛膜上皮癌。VCR 对儿童急性淋巴细胞白血病疗效好、起效快，常与波尼松合用作诱导缓解药。长春碱毒性反应主要包括骨髓抑制，长春新碱的毒性反应主要是神经毒性。

紫杉醇

紫杉醇是由短叶紫杉或我国红豆杉的树皮中提取的有效成分。紫杉醇类能促进微管聚合，同时抑制微管的解聚，从而使有丝分裂停止。对卵巢癌和乳腺癌有独特的疗效，对肺癌、食管癌、大肠癌也都有一定疗效。紫杉醇的不良反应主要包括骨髓抑制、神经毒性和过敏反应。

高三尖杉酯碱

高三尖杉酯碱是从三尖杉属植物的枝叶和树皮中提取的生物碱。可抑制蛋白合成的起始阶段，并使核蛋白体分解。对急性粒细胞白血病疗效较好，也可用于急性单核细胞白血病。不良反应包括骨髓抑制、消化道反应、脱发等，偶有心脏毒性等。

L- 门冬酰胺酶

L- 门冬酰胺是重要的氨基酸，某些肿瘤细胞不能自己合成，需从细胞外摄取。可将血清门冬酰胺水解而使肿瘤细胞缺乏门冬酰胺供应，致使生长受到抑制。正常细胞能合成门冬酰胺，受影响较少。主要用于急性淋巴细胞白血病。常见的不良反应有消化道反应等，偶见过敏反应，用前应做皮试。

（三）干扰转录过程的药物

干扰转录过程类的药物可嵌入 DNA 碱基对之间，干扰转录过程，阻止 mRNA 的合成，属于 DNA 嵌入剂。如多柔比星等蒽环类抗生素和放线菌素 D。

放线菌素 D

放线菌素 D 为多肽类抗恶性肿瘤抗生素。能嵌入到 DNA 双螺旋中相邻的鸟嘌呤和胞嘧啶（G–C）碱基之间，与 DNA 结合成复合体，阻碍 RNA 多聚酶的功能，阻止 RNA，特别是 mRNA 的合成。属细胞周期非特异性药物。抗瘤谱较窄，对恶性葡萄胎、绒毛膜上皮癌、霍奇金病和恶性淋巴瘤、肾母细胞瘤、骨骼肌肉瘤及神经母细胞瘤疗效较好。与放疗联合应用，可提高肿瘤对放射线的敏感性。消化道反应常见，如恶心、呕吐、口腔炎等；骨髓抑制较明显；少数患者可出现脱发、皮炎和畸胎等。

柔红霉素

柔红霉素为蒽环类抗生素，主要用于对常用抗肿瘤药耐药的急性淋巴细胞白血病或粒细胞白血病，但缓解期短。主要不良反应为骨髓抑制、消化道反应和心脏毒性等。

（四）影响 DNA 结构和功能的药物

环磷酰胺（cyclophosphamide, CTX）

环磷酰胺为氮芥与磷酸胺基结合而成的化合物。CTX 体外无活性，进入体内后经肝微粒体细胞色素 P450 氧化，而发挥细胞毒性作用。抗瘤谱广，对恶性淋巴瘤疗效显著，对多发性骨髓瘤、急性淋巴细胞白血病、肺癌、乳腺癌、卵巢癌、神经母细胞瘤和睾丸肿瘤等均有一定疗效。常见的不良反应有骨髓抑制、恶心、呕吐、脱发等，大剂量环磷酰胺可引起出血性膀胱炎。

塞替派

塞替派是乙烯亚胺类烷化剂的代表。抗瘤谱较广，主要用于治疗乳腺癌、卵巢癌、肝癌、黑色素瘤和膀胱癌等。主要不良反应为骨髓抑制，可引起白细胞和血小板减少。局部刺激性小，可作静脉注射、肌内注射及动脉内注射和腔内给药。

白消安（马利兰）

白消安口服吸收良好，小剂量即可明显抑制粒细胞生成。对慢性粒细胞性白血病疗效显著，对慢性粒细胞白血病急性病变无效。主要不良反应为消化道反应和骨髓抑制。久用可致肺纤维化、闭经或睾丸萎缩。

顺铂

顺铂为二价铂同一个氯原子和两个氨基结合成的金属配合物。进入体内后，先将所含氯解离，然后与 DNA 链上的碱基形成交叉联结，从而破坏 DNA 的结构和功能。具有抗瘤谱广、对乏氧肿瘤细胞有效的特点。对非精原细胞性睾丸瘤最有效，对头颈部癌、卵巢癌、膀胱癌、前列腺癌、淋巴肉瘤及肺癌有较好疗效。主要不良反应有消化道反应、骨髓抑制、周围神经炎、耳毒性，大剂量或连续用药可致严重而持久的肾毒性。

卡铂

卡铂抗恶性肿瘤活性较强，毒性较低。主要用于治疗小细胞肺癌、头颈部鳞癌、卵巢癌及睾丸肿瘤等。主要不良反应为骨髓抑制。

丝裂霉素

丝裂霉素能与 DNA 的双链交叉联结，可抑制 DNA 复制，也能使部分 DNA 链断裂。抗瘤谱广，用于胃癌、肺癌、乳腺癌、慢性粒细胞性白血病、恶性淋巴瘤等。不良反应主要为明显而持久的骨髓抑制；其次为消化道反应；偶有心、肝、肾毒性及间质性肺炎发生。注射局部刺激性大。

喜树碱（camptothecin, CPT）

喜树碱是从我国特有的植物喜树中提取的一种生物碱。喜树碱类能特异性抑制 TOPO–I 活性，从而干扰 DNA 结构和功能。喜树碱类对胃癌、绒毛膜上皮癌、恶性葡萄胎、急性及慢性粒细胞性白血病等有一定疗效，对膀胱癌、大肠癌及肝癌等亦有疗效。CPT 不良反应较大，主要有泌尿道刺激症状、消化道反应、骨髓抑制及脱发等。

二、非细胞毒类抗肿瘤药

雌激素类药

常用于恶性肿瘤治疗的雌激素是己烯雌酚，可通过抑制下丘脑及脑垂体，减少脑垂体促间质细胞激素的分泌，从而使雄激素分泌减少，也可直接对抗雄激素促进前列腺癌组织生长发育的作用，故对前列腺癌有效。雌激素类还用于治疗绝经期乳腺癌。

他莫昔芬（三苯氧胺）

他莫昔芬为合成的抗雌激素药物，是雌激素受体的部分激动剂，具有雌激素样作用，但强度仅为雌二醇的 1/2；也有一定抗雌激素的作用，从而抑制雌激素依赖性肿瘤细胞生长。主要用于乳腺癌，对雌激素受体阳性患者疗效较好。

雄激素类

雄激素类药中，常用于恶性肿瘤治疗的有二甲基睾酮、丙酸睾酮，可抑制脑垂体分泌促卵泡激素，使雌激素减少，并可对抗雌激素作用，雄激素对晚期乳腺癌，尤其是骨转移者疗效较佳。

糖皮质激素类

糖皮质激素常用于恶性肿瘤治疗的是泼尼松和泼尼松龙等。糖皮质激素能作用于淋巴组织，诱导淋巴细胞溶解。对急性淋巴细胞白血病及恶性淋巴瘤的疗效较好，作用快，但不持久，易产生耐药性；对慢性淋巴细胞白血病，除降低淋巴细胞数目外，还可降低血液系统并发症（自身免疫性溶血性贫血和血小板减少症）的发生率或使其减轻。常与其他抗肿瘤药合用，治疗霍奇金病及非霍奇金淋巴瘤。对其他恶性肿瘤无效，而且可能因抑制机体免疫功能而助长恶性肿瘤的扩展。仅在恶性肿瘤引起发热不退、毒血症状明显时，可少量短期应用以改善症状等。

三、分子靶向药物

分子靶向药物主要针对恶性肿瘤病理生理发生、发展的关键靶点进行治疗干预，一些分子靶向药物在相应的肿瘤治疗中已经表现出较佳疗效。尽管分子靶向药物对其所针对的肿瘤有较为突出的疗效，并且耐受性较好、毒性反应较轻，但一般认为在相当长的时间内它还不能完全取代传统的细胞毒类抗肿瘤药物，更常见的情况是两者联合应用。与常规化疗、放疗合用一般会有更好的疗效。按化学结构可分为单克隆抗体类和小分子化合物类。

利妥昔单抗（美罗华）

利妥昔单抗是一种针对 CD20 抗原的人鼠嵌合型单克隆抗体。利妥昔单抗可与 CD20 特异性结合导致 B 细胞溶解，从而抑制 B 细胞增殖，诱导成熟 B 细胞凋亡。临床用于治疗非霍奇金淋巴瘤。主要不良反应为发热、畏寒和寒战等与输液相关的不良反应。

舒尼替尼（索坦）

舒尼替尼为抗肿瘤血管生成药，亦可抑制酪氨酸激酶。临床用于治疗晚期肾癌、胃肠道间质瘤和晚期胰腺癌。不良反应有疲乏、发热、腹泻、恶心、黏膜炎、高血压、皮疹等。

■ 第三节　抗恶性肿瘤药的不良反应

目前，临床使用的细胞毒抗肿瘤药物对肿瘤细胞和正常细胞尚缺乏理想的选择作用，即药物在杀伤恶性肿瘤细胞的同时，对某些正常的组织也有一定程度的损害。分子靶向药物可以特异性的作用于肿瘤细胞的某些特定分子位点，而这些位点在正常细胞通常不表达或者很少表达。因此，分子靶向药物通常安全性高和耐受性好，毒性反应较轻。抗恶性肿瘤药物的不良反应有很多是共同的。

1. *骨髓抑制*　大多数抗肿瘤药物均有不同程度的骨髓抑制。通常先出现白细胞减少，然后出现血小板降低，一般不会引起严重贫血。

2. *消化道反应*　恶心和呕吐是抗肿瘤药物的最常见毒性反应。化疗引起的恶心、呕吐根据发生时间分为急性和迟发性两种类型。前者常发生在化疗后 24 h 内；后者发生在化疗后 24 h 后。另外化疗也可引起口腔炎、口腔溃疡、舌炎、食管炎等，应注意口腔清洁卫生，防治感染。

3. *脱发*　多数抗肿瘤药物都能引起不同程度的脱发。在化疗时给患者戴上冰帽，使头皮冷却，局部血管痉挛或止血带结扎于发际，减少药物到达毛囊而减轻脱发，停止化疗后头发仍可再生。

4. *心脏毒性*　以多柔比星最常见，可引起心肌退行性病变和心肌间质水肿。

5. *呼吸系统毒性*　主要表现为间质性肺炎和肺纤维化，主要药物有博来霉素、丝裂霉素、甲氨蝶呤等。长期大剂量使用博来霉素可引起间质性肺炎及肺纤维化。

6. 肝脏毒性　部分抗肿瘤药物，如 L- 门冬酰胺酶可引起肝脏损害。

7. 肾和膀胱毒性　大剂量环磷酰胺可引起出血性膀胱炎。

8. 神经毒性　长春新碱最容易引起外周神经病变。

9. 过敏反应　多肽类化合物或蛋白质类的抗肿瘤药物，如 L- 门冬酰胺酶。

10. 其他　恶性肿瘤、不育和致畸。

【知识拓展】◆

抗肿瘤用"导弹"

抗肿瘤药物可以与某些亲肿瘤的物质结合，这些物质一旦进入患者体内，就会向肿瘤细胞集中，抗癌药物也会随之而去，专门攻击肿瘤细胞而不会伤及无辜，称为导向治疗，其原理类似于军事上的导弹。

■ 学习检测

单项选择题

1. 长期应用抗癌药的主要不良反应是（　　）。

　　A. 口腔炎　　　　　　　　　　　　B. 抑制骨髓造血功能

　　C. 出血性膀胱炎　　　　　　　　　D. 周围神经炎

　　E. 肾脏毒性

2. 环磷酰胺常见的不良反应是（　　）。

　　A. 出血病膀胱炎　　　　　　　　　B. 胃肠道反应

　　C. 骨髓抑制　　　　　　　　　　　D. 抑制生殖

　　E. 肝肾损害

3. 白消安是（　　）的首选药。

　　A. 急性白血病　　　B. 肺癌　　　　　C. 绒癌

　　D. 肝癌　　　　　　E. 慢性粒细胞性白血病

4. 下列对骨髓无抑制作用的药物是（　　）。

　　A. 秋水仙碱　　　　　　　　　　　B. 甲氨蝶呤

　　C. 阿糖胞苷　　　　　　　　　　　D. 肾上腺皮质激素

　　E. 氟尿嘧啶

常用药物制剂及用法

氟尿嘧啶 静脉注射，每日 10～12 mg/kg，连用 3～5 日后改为隔日 5～6 mg/kg，总量 5～10 g 为一疗程。必要时间隔 1～2 个月开始第 2 个疗程。

环磷酰胺 静脉滴注，每日 4 mg/kg，每日或隔日一次，总量 8～10 g 为 1 个疗程。

塞替派 静脉注射、动脉注射或肌内注射，每日每次 0.2 mg/kg，连用 5～7 日，以后改为每周 2～3 次，总量为 200～400 mg；体腔注射，每次 20～40 mg，1～2 次/周。

白消安 口服，2～8 mg/日，分 3 次空腹服用，有效后用维持量，0.5～2 mg/日，1 次/日。

丝裂霉素 静脉注射，每日每次 2 mg 或 10 mg，每周 1 次，总量 60 mg 为 1 个疗程。

顺铂 静脉注射或静脉滴注，30 mg/日，连用 5 日为 1 个疗程，疗程间隔 2～4 周，可用药 4～5 个疗程。

长春碱 静脉注射，每次 0.2 mg/kg，每周 1 次，总量 60～80 mg 为 1 个疗程。

长春新碱 静脉注射，每次 0.1～0.2 mg/kg，每周 1 次，总量 20～30 mg 为 1 个疗程。

紫杉醇 静脉滴注，常用剂量为 150～170 mg/m²。

他莫昔芬 口服，20～40 mg/日，分 1～2 次服用。